# 心律失常射频消融经典病例策略与技术

主 编 朱文青 李京波 罗心平 曹 江

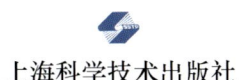

上海科学技术出版社

图书在版编目（CIP）数据

心律失常射频消融经典病例：策略与技术 / 朱文青等主编. -- 上海：上海科学技术出版社，2025.1.
ISBN 978-7-5478-6946-8

Ⅰ. R541.705

中国国家版本馆CIP数据核字第2024JT8251号

**心律失常射频消融经典病例：策略与技术**
主编 朱文青 李京波 罗心平 曹 江

上海世纪出版(集团)有限公司 出版、发行
上海科学技术出版社
(上海市闵行区号景路159弄A座9F-10F)
邮政编码201101　www.sstp.cn
山东韵杰文化科技有限公司印刷
开本 787×1092　1/16　印张 13.5
字数 300千字
2025年1月第1版　2025年1月第1次印刷
ISBN 978-7-5478-6946-8/R·3164
定价：148.00元

本书如有缺页、错装或坏损等严重质量问题，请向印刷厂联系调换

# 内容提要

本书收录了32例心律失常射频消融经典病例，涵盖临床常见的各类心律失常，包括房性心律失常（心房颤动、心房扑动、房性心动过速、房性期前收缩等）、室性心律失常（室性期前收缩、室性心动过速）、阵发性室上性心动过速、预激综合征等。通过"病史资料""临床诊断""术前讨论：电生理及消融策略""电生理检查、标测与消融结果""临床启示""专家点评"等板块，对每个病例进行回顾性分析和总结，展示临床策略和手术思路，有利于读者强化专业理论素养及精进实战技能。

本书中的病例均来自三甲医院，由临床经验丰富的资深术者完成，配以大量精美图片和详实注释，指导性强，可供心血管病专业、心脏电生理及心电图专业，尤其是从事心律失常射频消融工作的临床医师学习和参考。

# 作者名单

### 主　编
朱文青　李京波　罗心平　曹　江

### 副主编
程　宽　李　剑　黄　冬　郭志福

### 编　委
（按姓氏汉语拼音排序）

| | | | | |
|---|---|---|---|---|
| 曹　江 | 陈庆兴 | 陈衍恺 | 程　宽 | 顾文韬 |
| 郭志福 | 黄　冬 | 黄松群 | 黄新苗 | 李　剑 |
| 李　帅 | 李京波 | 凌云龙 | 刘桂剑 | 刘荣良 |
| 罗心平 | 庞　旸 | 孙育民 | 王延鹏 | 吴帮卫 |
| 熊楠青 | 徐　烨 | 赵奕凯 | 朱文青 | |

# 前　言

　　心律失常是临床上最常见的人类死亡原因，是主要的致死的心脑血管疾病原因，虽然有各种抗心律失常药物在临床上应用并取得了良好的疗效，但由于药物副作用，影响了抗心律失常药物的正常和长期应用。近年来有关心律失常的治疗方法和技术不断更新和完善，给心律失常治疗带来了新的曙光，尤其是心脏介入技术（三维）的兴起和进步，使得心脏解剖和电生理更加清晰，但由于心律失常机制复杂和其对心脏的特殊影响，大家对心律失常的认识仍不足，治疗实践和技术操作仍存在诸多困难。尽管如此，对心脏电生理检查和治疗技术的探索正如火如荼地进行着，学术活动也在推陈出新，不断丰富。目前加入心脏电生理研究和心律失常治疗队伍的专业人员愈来愈多，为了能够更好地培养全面型人才，不断提升年轻的心内科医师尤其是电生理专科医师的理论和实践水平，增强其心理素质，提高其医疗道德素养，我们以"视野联盟"学术交流平台为基础，不断地探索和总结各种病例的特点和诊治经验。

　　"视野联盟"是由复旦大学附属中山医院、复旦大学附属华山医院、上海交通大学医学院附属第六人民医院和中国人民解放军海军军医大学第一附属医院电生理亚专科共同发起的学术交流平台。在该平台上，医师们通过病例讨论的形式进行学术交流，从术前的问诊、术前讨论，到术中可能出现的问题，一步一步地深入分析；针对具体病例中可能存在的问题和解决方法，让年轻的同行积极主动地思考和探讨，同时身临其境般地参与手术。在讨论中，前辈老师们的积极参与和引导，不仅丰富了学习的气氛，而且促进了师生间、同事间的和谐关系，为高效、和谐的学术交流提供了良好的基础。

本书以病例为基础，对具体病例中诊治的共性问题和特殊问题进行阐述，并纳入了各类病种的诊治标准和操作规范，有利于加快年轻医师的培养进程。

在此感谢每一位关注"视野联盟"发展的人。由于编者水平有限，书中难免会有疏漏和不足之处，欢迎各位批评和斧正，谢谢。

编 者

2024年10月写于上海

# 目　录

病例 1 · 心脏外科术后心房扑动 / 001

病例 2 · 阵发性室上性心动过速 / 010

病例 3 · 右冠窦瓣下成功消融心外膜室性早搏 / 014

病例 4 · 冷冻消融术后复发阵发性房颤 / 019

病例 5 · 下腔静脉起源持续性房颤 / 024

病例 6 · 显性旁道前传掩盖房室传导阻滞 / 031

病例 7 · 上腔静脉起源持续性房颤 / 036

病例 8 · 症状性频发房性早搏 / 043

病例 9 · 特发性左心房瘢痕相关性房扑 / 049

病例 10 · 左心室 Summit 室性早搏合并双径路 / 057

病例 11 · 双间隔旁道 / 064

病例 12 · 多极导管标测左心室特发性室性心动过速 / 071

病例 13 · 一张宽窄交替心动过速的腔内图分析 / 076

病例 14 · 右侧游离壁旁道 / 080

病例 15 · 上腔静脉重连接相关房颤 / 086

病例 16 · 三尖瓣环游离壁房性心动过速 / 091

*病例 17* · 房颤消融术后房扑 / 098

*病例 18* · 上腔静脉起源房性心动过速 / 104

*病例 19* · 心肌梗死后电风暴 / 113

*病例 20* · ATP 寻踪——复发的左侧旁道 / 119

*病例 21* · 抽丝剥茧，内外兼修——Marshall 静脉酒精消融在持续性房颤中的应用 / 126

*病例 22* · 狡兔三窟，一网打尽——两种形态室性早搏 / 132

*病例 23* · 左前分支近段室性早搏 / 138

*病例 24* · 左上间隔室性心动过速 / 144

*病例 25* · 先天性心脏病外科术后心动过速 / 152

*病例 26* · 左右为难——后间隔室性早搏的"W"困境 / 160

*病例 27* · 内外兼修，化繁为简——外科术后房扑 / 167

*病例 28* · "隐形"的分支——左前分支室性早搏 / 175

*病例 29* · 希氏束旁旁道 / 184

*病例 30* · 第五心腔——后间隔旁道 / 193

*病例 31* · 三尖瓣峡部依赖房扑 / 197

*病例 32* · 房室结折返性心动过速 / 201

# 病例1

# 心脏外科术后心房扑动

复旦大学附属中山医院心内科　程　宽

【病史资料】

61岁，男性，反复心悸1年余，再发2个月。

现病史：患者于2021年7月，在外院诊断为梗阻性肥厚型心肌病，持续性心房颤动（简称房颤），全身麻醉下行心外科手术，据出院小结记载主要术式为左心室流出道疏通术+房颤射频消融术+左心耳切除术，但房颤消融的具体术式不详。患者术后恢复可，2个月前（术后约4个月）再发心悸，外院心电图（ECG）示持续性心房扑动（简称房扑）+完全性左束支传导阻滞，予以利伐沙班20 mg qd+美托洛尔缓释片47.5 mg qd口服。但患者仍有心悸，伴活动时胸闷、气短。

既往史：高血压病史20年，平时予以厄贝沙坦150 mg qd+氨氯地平5 mg qd口服，血压控制平稳。

辅助检查：心脏彩超（UCG）提示，左心房（LA）内径49 mm，右心房（RA）内径增大（上下径54 mm），左心室射血分数（LVEF）67%，左心室内径正常，室间隔基底段增厚（13~15 mm），余左心室壁厚度正常，左心室流出道未见梗阻，左心室各节段收缩活动未见明显异常。

【临床诊断】

持续性房扑，完全性左束支传导阻滞，房颤消融术后。

梗阻性肥厚型心肌病，左心室流出道疏通术后。

高血压。

【术前讨论：电生理及消融策略】

患者为中老年男性，多年高血压且合并有梗阻性肥厚型心肌病，容易出现左心房乃至双心房扩大，属于房颤的好发人群。患者在外院接受了心外科手术，在进行左心室流出道疏通术的同时，进行房颤消融+左心耳切除术，有助于患者窦性心律的维持及减少长期的血栓栓塞事件。但术后4个月出现持续性房扑，提示此前的房颤消融有一定效果，而房颤消融术后渡过空白期后出现房扑提示此前的消融径线可能存在漏点或不完全阻滞等情形。鉴于无法获得患者之前的手术记录，难以确定当时的房颤消融术式，故再次消融的策略主要依赖基质标测，通过基质标测协助判断既往消融径线，再结合激动+拖带标测，确定房扑的机制特别是其关键峡部，从而锁定本次消融的可能区域。

## 【电生理检查、标测与消融结果】

**1. 初步标测** 术前ECG仍示房扑+完全性左束支传导阻滞(图1-1)。术中先通过右侧股静脉途径放置冠状窦(CS)电极(可调弯10极标测导管),腔内电图(图1-2)提示10极标测导管记录的心房激动比较规则,周长稳定(369 ms,频率为163次/min),严格来说为"房性心动过速(AT)"。其激动顺序以$CS_{1,2}$电极对激动早,其次为$CS_{3,4}$~$CS_{9,10}$电极逐渐变晚。以$CS_{1,2}$和$CS_{7,8}$电极进行起搏拖带,其心室起搏后间期(PPI)-心动过速周长(TCL)为25~30 ms,且CS电极所展现出来的心房激动顺序在起搏和心动过速时保持不变,提示$CS_{1,2}$和$CS_{7,8}$电极所在位置在心动过速折返环上(图1-3和图1-4)。根据CS电极的激动顺序,以及初步的拖带结果,提示该心动过速大概率是折返机制,且左心房二尖瓣环峡部可能参与心动过速,临床上最多见的是绕二尖瓣环峡部顺钟向折返的房扑,此类房扑的确也经常见于既往有持续性房颤消融史的患者。通常情况下,术者很可能会做出如上初步判断,并直接考虑行房间隔穿刺至左心房标测。

**2. 发现问题及判断** 在术中,术者发现了一个不太符合常理的"线索",即心动过速的周长较长(369 ms)、频率较慢,而常见的绕二尖瓣环峡部折返的房扑其周长多数在220~260 ms。这就意味着本例患者心动过速要么折返环较大或在折返环某处有极缓慢的传导(导致折返所耗费的时间较长),要么并非折返机制。因此,术者将可调弯10极标测导管撤出冠状窦并临时置于右心房与上腔静脉交界附近(图1-5)、右心房下外侧游离壁进行起搏拖带,呈隐匿性拖带(PPI-TCL为8 ms,激动顺序不变)。拖带结果表明,右心房及左心房后下($CS_{7,8}$电极)、侧壁($CS_{1,2}$电极)均毗邻折返环,强烈提示本例心动过速不是单纯围绕二尖瓣环峡部折返的房性心动过速,很可能涉及双心房。重新将10极标测导管置于冠状窦后,决定先从右心房开始进行高密度标测。

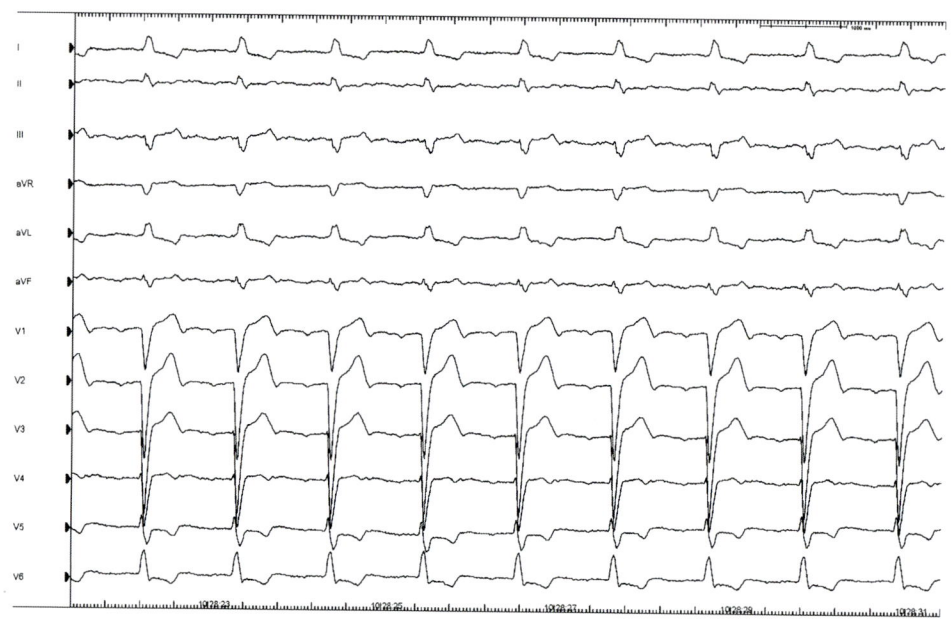

图1-1 体表心电图房扑(3∶1房室传导),伴左束支传导阻滞

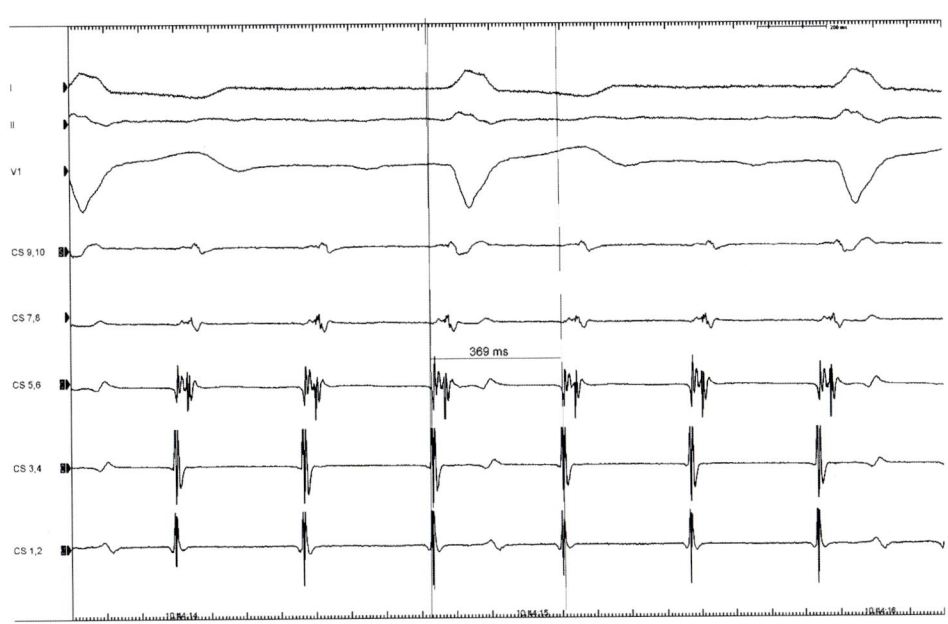

图1-2 腔内图提示房性心动过速,周长369 ms,CS 10极标测导管显示的心房激动顺序为远端至近端(左心房底部激动方向从游离壁向间隔侧)

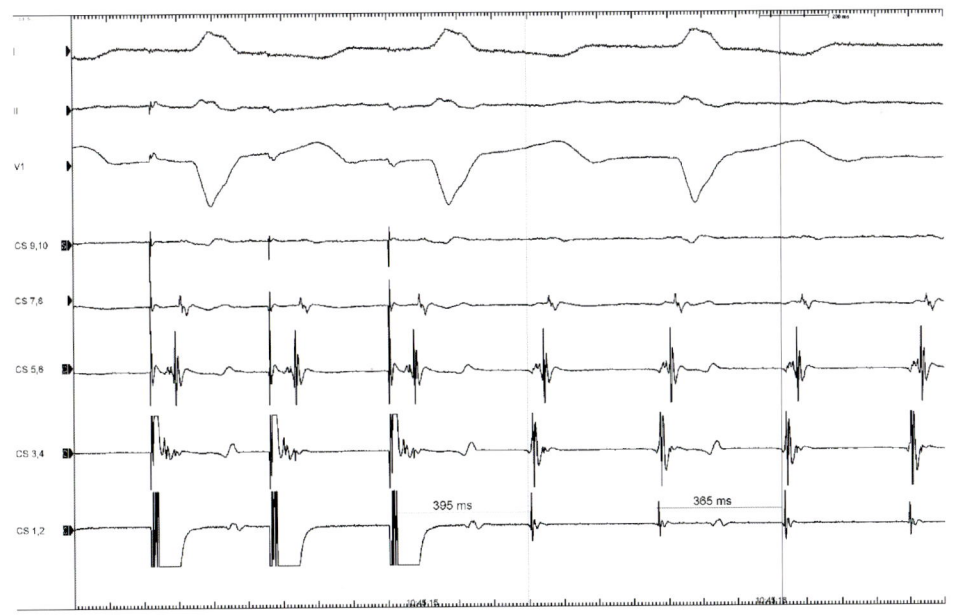

图1-3 CS$_{1,2}$拖带PPI-TCL约为30 ms,提示左心房侧游离壁毗邻折返环

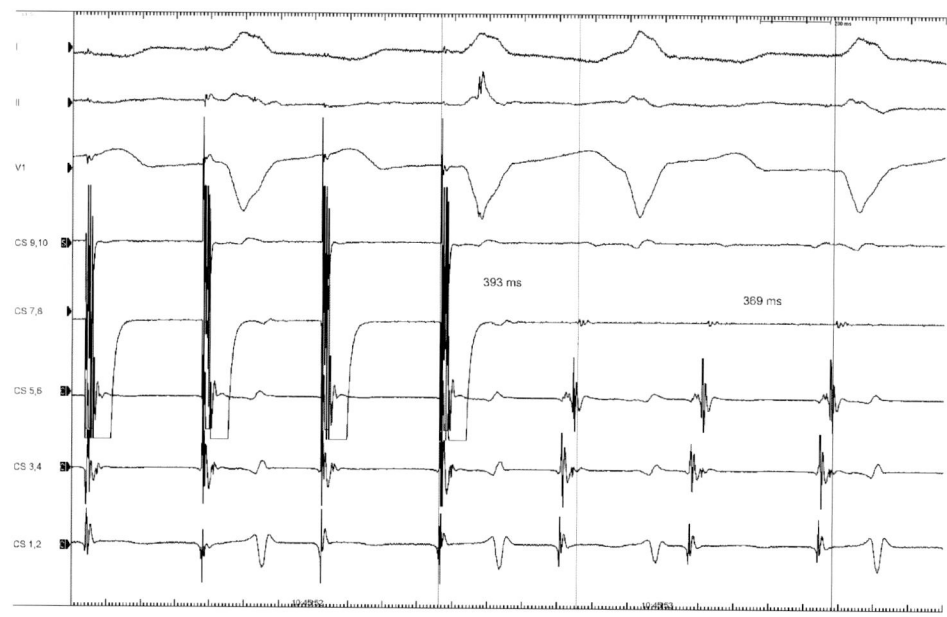

图1-4 CS$_{7,8}$拖带PPI-TCL约为24 ms，提示左心房下后壁近间隔毗邻折返环

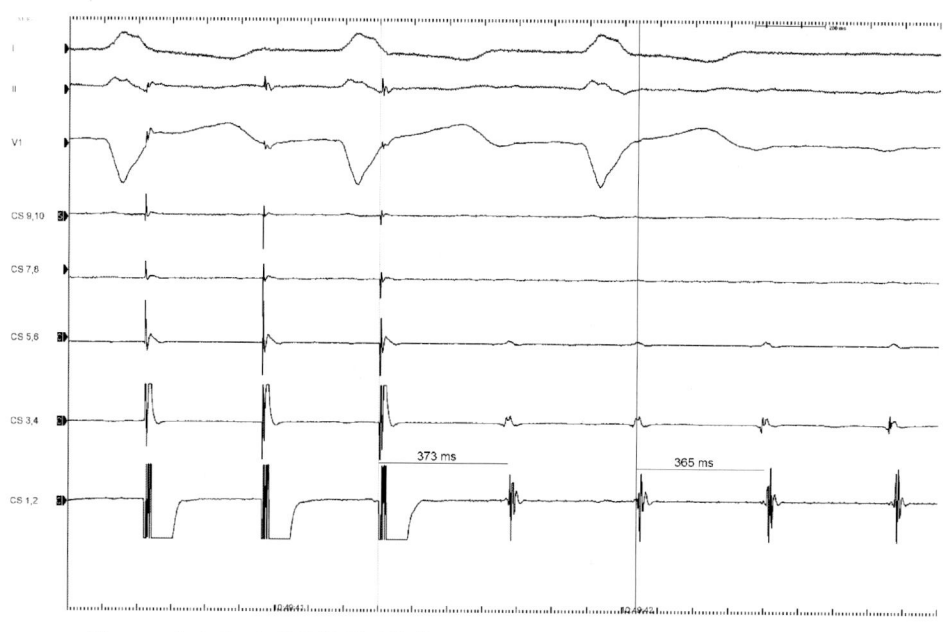

图1-5 右心房-上腔静脉附近拖带PPI-TCL约为8 ms，提示该处毗邻折返环

**3. 右心房、左心房高密度标测**　再穿刺股静脉置鞘管后，以Pentaray标测导管电极进行右心房（包括冠状窦）高密度标测（图1-6），电压标测提示右心房间隔面窦口上缘高度从三尖瓣环至心房后壁界嵴有一条条带状瘢痕区（电压设置0.1～0.5 mV），因自然病程中很少有如此规则的瘢痕区形态，故推测可能与既往消融有关。激动标测提示右心房呈顺钟向激动且能标测出整个周长，但激动图有缺失条带，即激动从游离壁由下向上并至高位，从间隔面由高位向低位传导时，在前述的瘢痕区上方出现阻滞，该激动遂由右心房间隔面较高位置沿某一路径传导至冠状窦远端（$CS_{1,2}$电极），并从左心房侧壁沿冠状窦传导至窦口，一路向上传导遇到瘢痕区而阻滞，另一路沿三尖瓣峡部向右心房游离壁传导完成折返（局部有"红接紫"）。激动图中所缺失的时间条带即为左心房的位置所对应的激动。遂再穿刺房间隔成功后，进行左心房高密度标测（图1-7）。电压图提示4根肺静脉均呈电隔离，左心房后壁有瘢痕区（提示既往曾进行后壁BOX术式消融），上述标测结果提示既往的消融对该区域的干预是充分的。电压图还显示，左心房间隔面也有一低电压区（对应于右心房间隔的瘢痕区），提示既往的术中很可能在心房间隔面进行过线性消融。激动图则提示，左心房激动最早在间隔面且较弥散，并由间隔向着游离壁、侧壁（$CS_{1,2}$电极）传导，左心房的传导时间恰好是右心房（包括冠

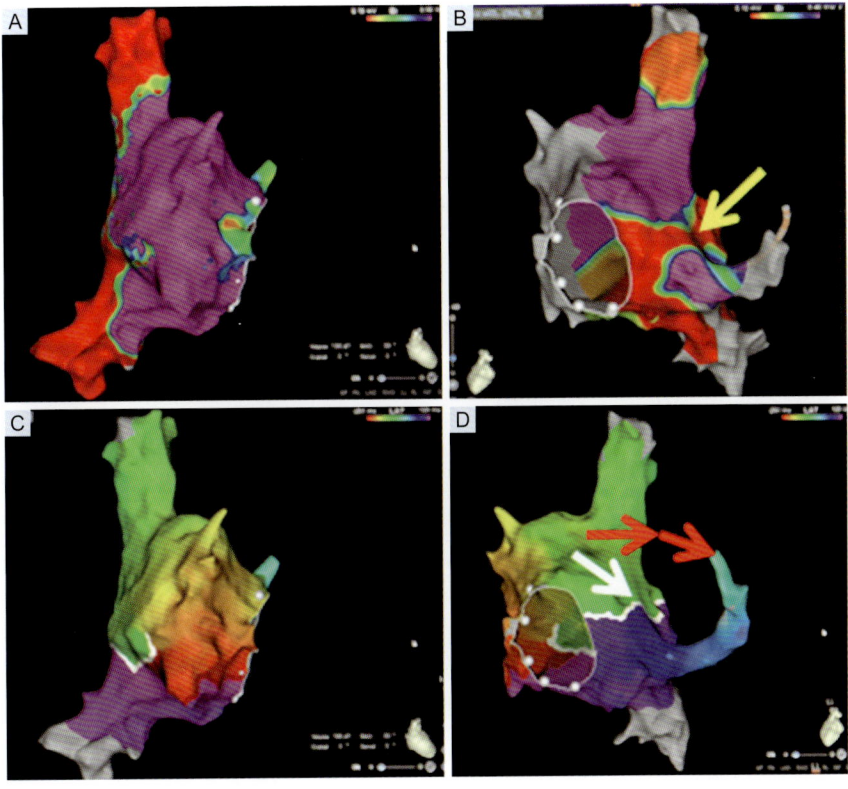

图1-6　右心房高度密标测。A、B. 电压图；C、D. 激动图。标测提示间隔面有一条条带状的瘢痕区（B图，黄色箭头），间隔侧的激动从上向下传导时在瘢痕区阻滞（D图，白色箭头），该激动从高位右心房传导至冠状窦远端（$CS_{1,2}$），但有传导时间的缺失（红色箭头）

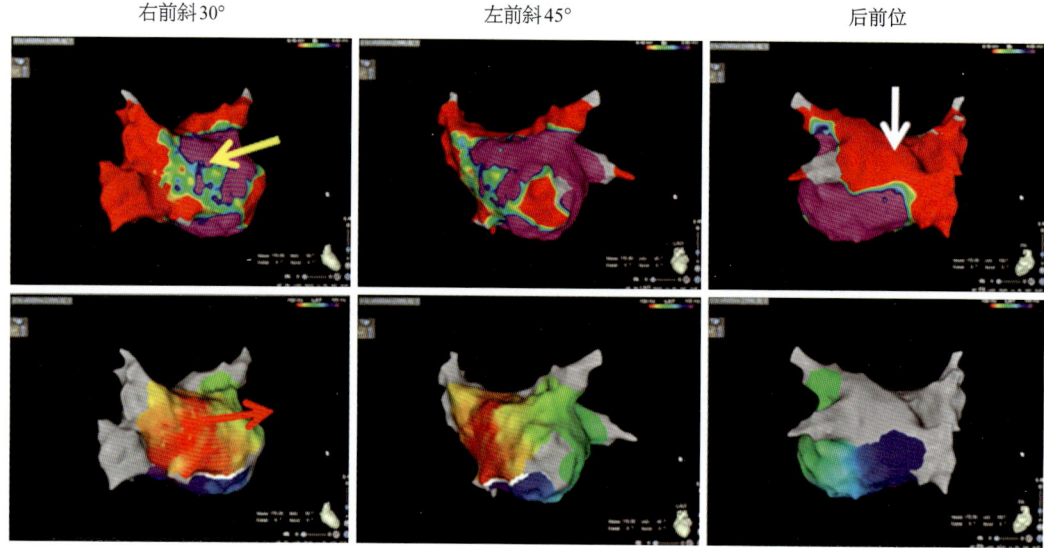

图1-7 左心房高密度标测,上行为电压图,下行为激动图。标测提示前壁间隔面有低电压瘢痕区（黄色箭头）,4根肺静脉及后壁无电位（白色箭头）,左心房激动方向从间隔面向游离壁传导（红色箭头）

状窦）激动图中所缺失的时间条带。将两个心房的激动图整合起来（图1-8）,可以很清晰地显示出整个双心房参与的折返路径：右心房游离壁由下向上至高位右心房,随即一路向下传导并受阻于间隔瘢痕区,另一路沿着瘢痕区上方间隔面的连接（可能通

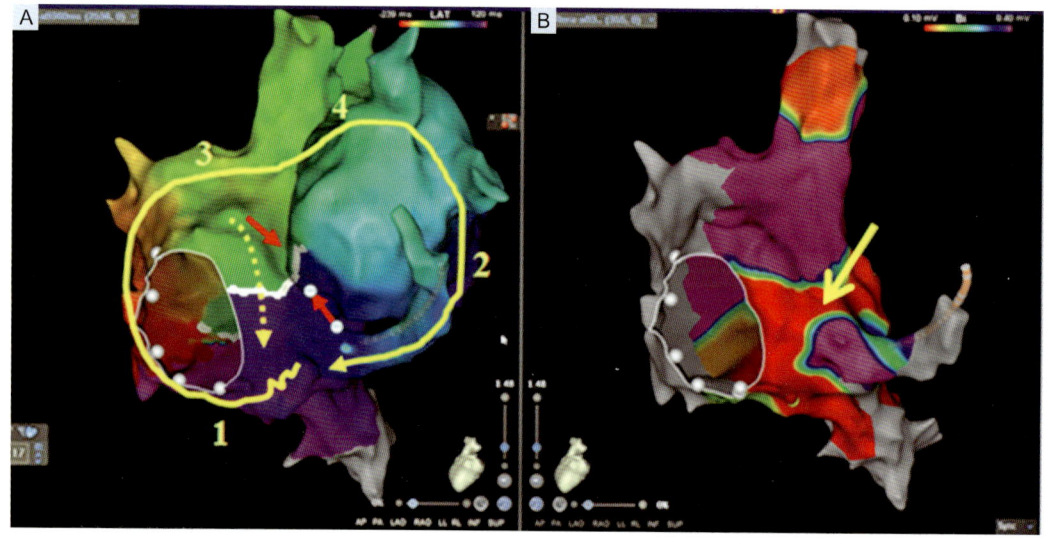

图1-8 双心房高密度标测。A. 激动图,提示双心房大折返,1代表三尖瓣-下腔静脉峡部,2代表二尖瓣峡部,3为右心房和上腔静脉交界,4代表Bachmann束在左心房的插入端。B. 电压图,房间隔有一条瘢痕区（黄色箭头）。激动从右心房间隔由上向下传导,从左心房游离壁向窦口传导再沿间隔面向上传导时,均阻滞于该区域（A图,红色箭头）。若不存在该瘢痕区,右心房间隔激动由上而下传导（A图,黄色虚线箭头）,心动过速有可能表现为典型三尖瓣-下腔静脉峡部（顺钟向）

过Bachmann束或间隔的直接电连接），由右心房传导至左心房，并继续扩布至游离壁的$CS_{1,2}$电极，再由冠状窦自游离壁传导至窦口间隔，向上传导时再次受阻于间隔瘢痕区，另一路跨过三尖瓣-下腔静脉峡部后传导至右心房侧壁，从而完成整个的大折返（图1-8A）。因为是右心房、左心房游离壁均参与的大折返，折返路径长，故其周长较长（369 ms）。

**4. 消融策略与结果** 针对本例双心房折返性房性心动过速，消融以下3个位置，理论上均有可能打断其折返环路：① 三尖瓣-下腔静脉峡部；② 右心房与左心房的间隔面的电连接（包括瘢痕区上部、瘢痕区下部的窦口处）；③ 二尖瓣峡部。三尖瓣-下腔静脉峡部是传导路径的必经之处，且对其进行消融最容易完成，阻滞终点容易判断。本例的实战消融也是选择该条径线作为靶点。在消融过程中终止了房性心动过速，继续消融达到时双向阻滞。冠状窦口与峡部游离壁侧的传导时间（SA间期）达288 ms，这一数值较大的原因也是其传导受到间隔瘢痕区的阻止，被迫要"绕道"跨至另一侧心房的游离壁再返回。反复电生理检查，不能诱发心律失常。整个手术耗时不到2 h，过程顺利。随访1年余，效果理想。

【临床启示】

双心房折返性心动过速（biatrial tachycardia, BiAT）是指折返环同时包含了左心房和右心房的一类心动过速，通常见于广泛基质改良后，尤其好发于既往左心房前壁或间隔消融的患者，以及某些心外科手术后的患者。

2014年Namdar等报道，风湿性心脏病、二尖瓣狭窄患者经房间隔途径行二尖瓣置换术后，随访中出现房扑，电生理术中标测提示绕二尖瓣环折返，在左心房前壁（有一狭窄的峡部）消融后房扑改变，出现第二种房扑，标测提示绕房间隔卵圆窝周围的双心房折返，在局部消融后终止房扑。

2015年Mikhaylov等报道，807例房颤消融患者有28例为围绕二尖瓣环折返的房扑（PMF），其中二尖瓣（MI）峡部线消融15例，左心房前壁线（AnL）消融13例。在前壁线消融的病例中，4例（31%）引起BiAT，术中常见现象表现为消融前壁线时，房扑周长有所延长（10~30 ms）但不终止，而CS电极（$CS_{1,2}$~$CS_{9,10}$）记录的心房激动顺序在消融过程中始终无明显改变。在临床实践中，我们也曾多次见识过此文献所描述的这种电学现象，若术者过度依赖CS电极的激动顺序判断心动过速折返环，就容易忽略了折返环的潜在变化。故术中发生这种现象时，应高度警惕折返路径的改变，及时进行再标测。该文献指出，双心房联合标测有助于诊断BiAT。其折返路径：沿二尖瓣环侧方和后方，通过冠状窦进入右心房，沿房间隔上行，再通过Bachmann束进入左心房（顺钟向）。消融Bachmann束在右心房或左心房的插入端，可终止该种房性心动过速。

2018年Kitamura等报道，8例患者的9种BiAT（7例有房颤消融史，包括间隔和左心房前壁，1例有房间隔补片心脏外科手术史）。利用网篮标测，进行双心房超高密度标测后将单环BiAT分为3型（各3例）（图1-9）。1型：通过Bachmann束和冠状窦连接，两心房游离壁参与大折返，因折返环较大，周长在415 ms左右；2型：Bachmann束和冠状窦连接，右心房的间隔与左心房游离壁参与，周长为307 ms左右；3型：两房

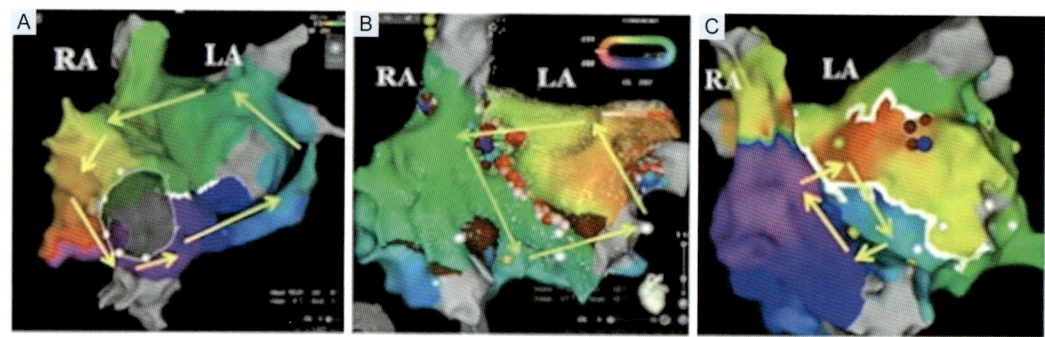

图1-9 单环双房折返心动过速的3种类型。A. 1型；B. 2型；C. 3型

的间隔面折返，折返环最短，周长为295 ms左右。前两型（即1型和2型）为依赖房室瓣环者，首选靶点是典型解剖峡部（三峡或二峡）。3型折返环较小且涉及间隔而更具挑战性，因为比较毗邻房室结，消融可能导致房室传导阻滞，根据激动路径选择最小的线或点消融可能更安全。

2021年，国内学者张劲林等报道了一组心脏外科手术术后双心房大折返性房性心动过速的电生理特点并探讨了消融策略，指出：双心房下后部连接处作为折返环路的关键部分，与其他房间连接通道（包括Bachmann束、卵圆窝、冠状窦口）共同构成双心房大折返性房性心动过速传导通路。通过高密度标测有助于明确传导路径，识别并分类BiAT，在双心房下后部房间隔连接处行双侧消融可终止该类型房性心动过速。

2022年桑才华等首次描述了左心房心外膜传导在双心房折返中的作用，包括Marshall韧带、心大静脉-左心房连接、左心房后壁-冠状窦肌束连接、隔肺束相关的双心房折返，提出需仔细标测明确折返路径并针对性地制定消融策略，在消融的同时还应兼顾对心房生理功能的保护。

本例是房颤消融术后涉及双心房的大折返性房性心动过速。顺利地完成消融并取得较好的治疗效果，其关键是在标测和消融过程中，没有"走弯路"。首先，抓住心动过速符合折返但周长较长这一线索，通过10极标测导管在左心房和右心房多部位的粗标与拖带，摒弃了先入为主、简单地以为是绕二尖瓣峡部折返的潜在误判，提早建立起双心房折返的概念和思路轮廓。然后通过Pentaray标测导管先后进行右心房、左心房高密度标测，进一步印证了之前初步印象的正确。通过双心房标测，对照电压基质和激动图，确定了心动过速的机制是双心房折返。电压图证实间隔存在条带状瘢痕区，它的存在导致激动不能通过间隔进行上、下传导，须要"绕道"至另一心房的游离壁后再返回，即两个心房的游离壁参与的大折返，这样长的传导路径也就解释了其周长较长，总体上比较符合Kitamura总结描述的1型。最后，根据折返路径，选择最经典、最容易完成的三尖瓣-下腔静脉峡部作为消融靶点，快速达到消融终点。

【专家点评】

双心房大折返性房性心动过速是近年来备受关注的一类心律失常，特别是对于曾进行广泛基质改良消融、左心房前壁或间隔消融和某些心外科手术后的患者，以及在消融过程中房扑周长延长但冠状窦电极激动顺序"不变"、房扑不终止时，应高度警惕此种大折返性房性心律失常的存在。在标测过程中，应具备大局观，对左心房、右心房进行联合标测，且应注意冠状窦、房间隔、Bachmann束等可能对心房间的电传导起桥接作用的结构。

本病例结合激动与基质标测，在消融前明确了房扑的折返环及关键峡部，消融很快终止了房扑，有效且高效的消融结果建立在精准的标测基础上。

## 参考文献

[1] Namdar M, Gentil-Baron P, Sunthorn H, et al. Postmitral valve replacement biatrial, septal macroreentrant atrial tachycardia developing after perimitral flutter ablation[J]. Circ Arrhythm Electrophysiol, 2014, 7(1): 171-174.

[2] Mikhaylov EN, Mitrofanova LB, Vander MA, et al. Biatrial tachycardia following linear anterior wall ablation for the perimitral reentry: incidence and electrophysiological evaluations[J]. J Cardiovasc Electrophysiol, 2015, 26(1): 28-35.

[3] Kitamura T, Martin R, Denis A, et al. Characteristics of single-loop macroreentrant biatrial tachycardia diagnosed by ultrahigh-resolution mapping system[J]. Circ Arrhythm Electrophysiol, 2018, 11(2): e005558.

[4] Zhang J, Hu W, Zhao A, et al. Macroreentrant biatrial tachycardia relevant to interatrial septal incisions after mitral valve surgery: electrophysiological characteristics and ablation strategy[J]. Heart Rhythm, 2020, 17(12): 2135-2144.

[5] Lai Y, Guo Q, Sang C, et al. Revisiting the characteristics and ablation strategy of biatrial tachycardias: a case series and systematic review[J]. Europace, 2023, 25(3): 905-913.

# 病例 2

# 阵发性室上性心动过速

复旦大学附属中山医院心内科　程　宽

【病史资料】

42岁，男性，阵发性心悸5年，加重1年，于2021年6月住院。

现病史：发作时ECG提示阵发性室上性心动过速（PSVT）。因发作渐趋频繁，此次入院拟行导管射频消融手术。

既往史：无其他病史。

辅助检查：UCG未见明显异常。

【临床诊断】

阵发性室上性心动过速。

【术前讨论：电生理及消融策略】

对比窦性心律ECG（图2-1）与PSVT发作时ECG（图2-2），在发作时V1导联QRS波群终末部出现小r′（假r），Ⅱ导联和Ⅲ导联QRS波群终末部出现s波或比窦性心律时变深（假s），以上提示心动过速的RP′间期极短（<70 ms），提示PSVT为慢快型房室结折返性心动过速（AVNRT）的可能性最大，属于常见类型，按常规电生理操作即可。

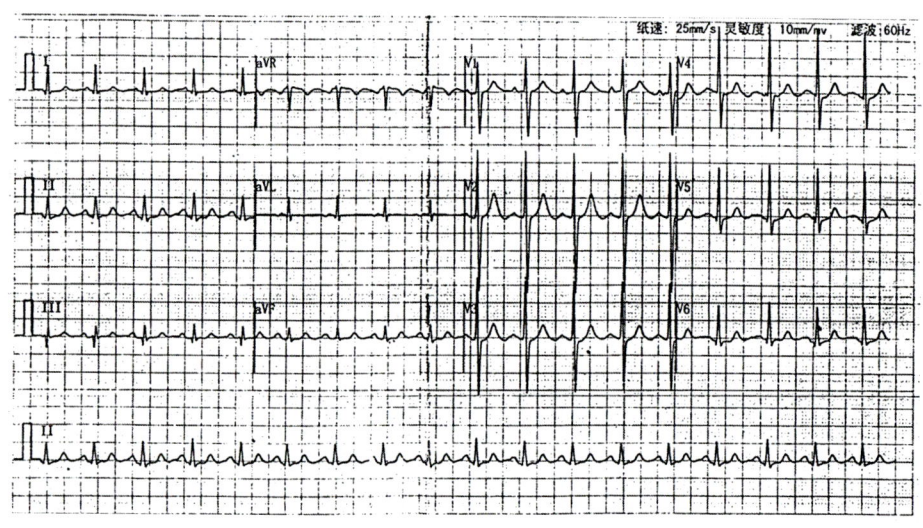

图2-1　窦性心律心电图

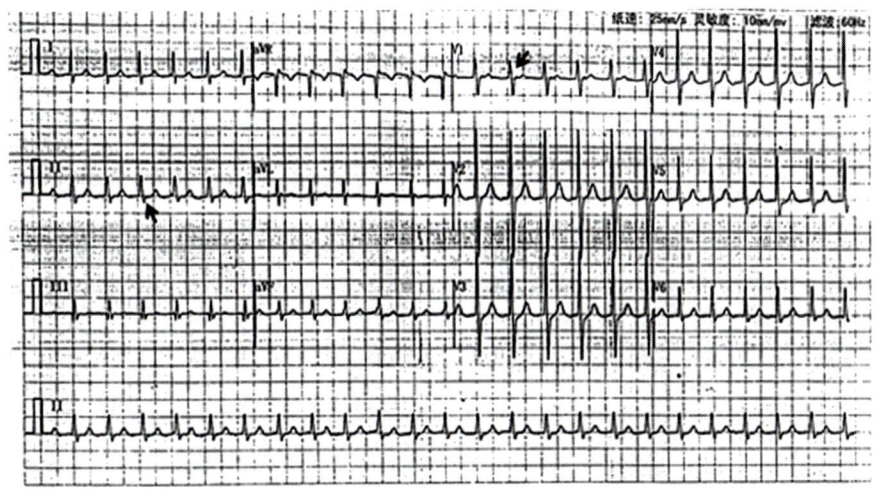

图2-2 PSVT发作时心电图，与窦性心律相比，Ⅱ导联假s，V1导联假r'（箭头所示）

## 【电生理检查、标测与消融结果】

1. **术中穿刺** 术中穿刺左锁骨下静脉过程顺利，回流血为暗红色静脉血，但导丝置入后，实际走行姿态与常规的走行姿态不符合（图2-3）。图中标示了正后位（AP）透视下，正常情况下导丝的走行，以及误入锁骨下动脉时的导丝走向。本例置入导丝后沿脊柱左侧下行，后向右侧进入右心房。根据这一线索，术者考虑这位患者合并永存左上腔静脉（PLSVC）畸形。笔者曾报道，单中心2 260例PSVT患者的统计分析有17例（0.75%）合并PLSVC，其中约1/3是术前UCG中未能检出而在术中才发现。该17例患者中有多达14例（76.5%）被诊断为AVNRT，且几乎均为慢快型。因此，根据患者术前ECG及术中初步穿刺操作的线索，进一步支持室上性心动过速（SVT）的机制大概率为AVNRT。

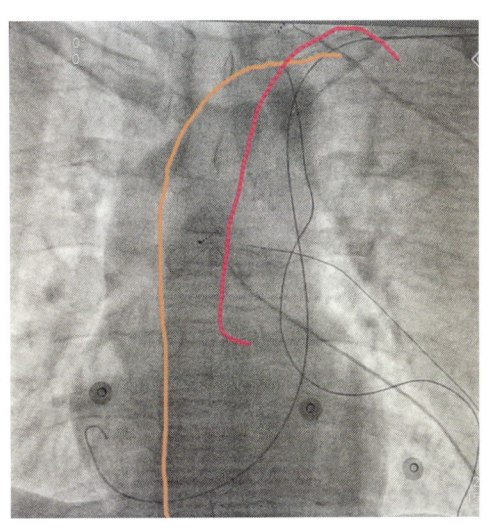

图2-3 左锁骨下静脉置入导丝时（正后位透视），在PLSVC内下行后越过脊柱向右走行至右心房，黄色线示意通常情况下导丝走行至下腔静脉，红色线示意罕见情况下穿刺误入锁骨下动脉并进入升主动脉时的导丝走行姿态

2. **进一步操作** 为了方便CS 10极标测导管记录腔内图（避免近端、远端需要顺序反接），改用穿刺股静脉途径放置了10极标测导管于冠状窦内，4极心室导管于右心室。需注意的是，若未能及时识别存在PLSVC及其粗大的冠状窦开口，在放置4极心室电极时，很可能误入巨大的冠状窦内酷似进入右心室（右前斜或正后位不易识别回归），继续误推送至"心尖"有导致冠状窦破裂出血的风险，应小心留意，建议采用左前斜体位加以验证。

3. **电生理检查与射频消融** 本例经电生理检查极易诱发PSVT发作，并经电生理检查鉴别确诊其类型为慢快型AVNRT，进一步证实了前述推断。再穿刺右侧股静脉置入Swarts长鞘后，送入标测消融导管至右心房。在三维标测系统（CARTO）系统指导下，进行了右心房三尖瓣环、希氏束及冠状窦开口和PLSVC、上腔静脉（SVC）等结构的三维建模，并通过冠状窦造影证实了PLSVC及其粗大窦口（图2-4）。应注意，在冠状窦和PLSVC操作导管建模时应轻柔。在三维系统指导下，对慢径区进行消融（图2-5）。反复电生理检查，不能再诱发，且无慢径传导现象，长期随访结果正常。

【临床启示】

PLSVC是在正常胚胎发育过程中左心房斜静脉没有完全退化而残留所致，其在人群中的确切发生率并不十分清楚。因研究人群

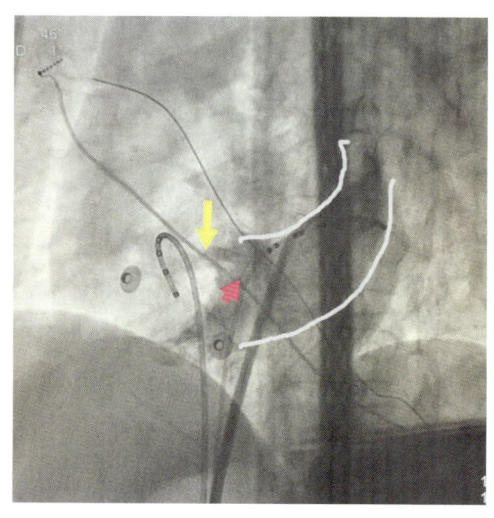

图2-4 通过冠状窦造影显示窦口粗大畸形，黄色箭头提示希氏束位置，红色箭头提示慢径消融靶点，白色线条描画出冠状窦及窦口异常粗大

及检测方法不同（UCG、心脏CT等），各研究报道的检出率有差异，在普通人群中为0.2%～0.6%，SVT合并PLSVC者为0.27%～6.76%。PLSVC显著的特点是通过扩大的CS向右心房引流，部分患者还可能合并无顶冠状窦、冠状窦开口闭锁、右侧上腔静脉缺如等异常。笔者既往报道的17例PLSVC者（占PSVT患者的0.75%）约1/3不能被术

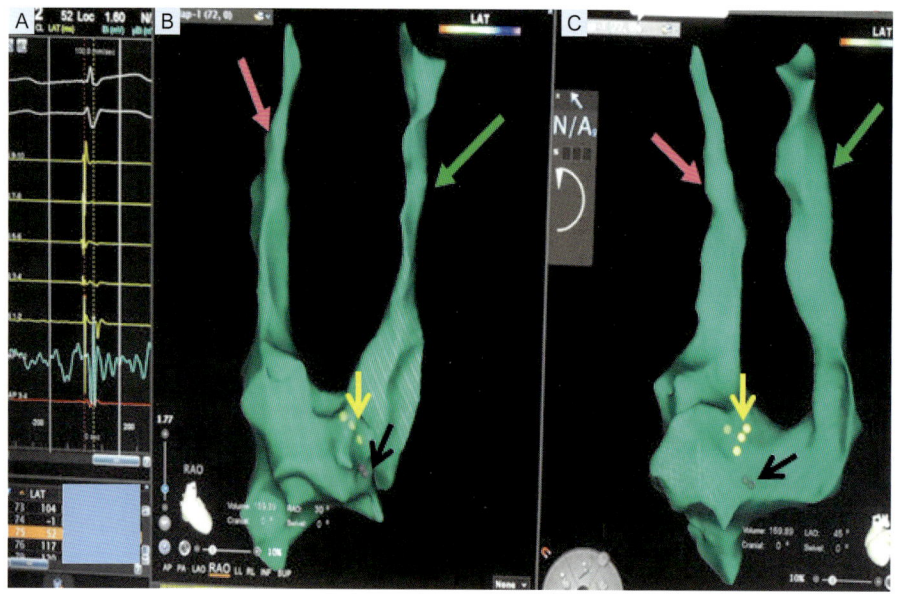

图2-5 CARTO系统所建三维图。A. 提示放电过程中的交界性心律；B. RAO（右前斜）；C. LAO（左前斜）。红色箭头示上腔静脉，绿色箭头示PLSVC，黄色箭头为记录希氏束的位置，黑色箭头提示慢径消融靶点

前常规UCG诊断，提示临床工作中容易低估PLSVC的存在。由于这种血管异常对导管消融、起搏器置入等与冠状窦置管密切相关的心导管介入操作有较大影响，故应增强认识，提高术中及时应变能力。

各种心律失常如PSVT、房性心动过速（AT）和心房颤动（AF）均可合并PLSVC，并有成功射频消融的报道。笔者的回顾性研究发现，因PSVT而行射频消融者，不伴PLSVC者其类型51.5%为AVNRT，而伴PLSVC者这一比例升高至76.5%，两组有统计学差异。这可能与冠状窦开口异常扩张更易导致局部电学不均一性而促进AVNRT发生有关。该结果有助于对PSVT合并PLSVC者进行术前预估，以及术中鉴别诊断。

慢径区是导管消融AVNRT的靶点，合并PLSVC者慢径消融的位置可能与普通患者存在差异。虽然早期报道在常规慢径区即右后间隔三尖瓣隔瓣与冠状窦之间消融成功，但更多的文献报道及笔者所在单位（以下简称本中心）的结果提示，慢径成功靶点一半甚至更高比例（47.4%～77.9%）位于冠状窦开口内，该比例远高于不伴PLSVC者。原因可能与冠状窦开口扩张导致Koch三角结构扭曲、慢径容易移位至冠状窦内有关。故而对此类患者应重视在冠状窦内标测，甚至要标测至深达冠状窦内4 cm。因窦口扩张、局部活动度较大，且希氏束及快径位置通常位于窦口上缘，慢径随窦口扩张而位置变得相对较高接近上缘，故标测、消融慢径时保持导管头端的稳定性尤为重要，以降低损伤正常房室传导路径的风险。常规采用长鞘支撑改善导管的操控，可提高消融成功率，尽可能地避免发生房室传导阻滞等不良后果。

**【专家点评】**

PLSVC是一种少见的先天性心脏发育异常，通常情况下患者不会有明显相关症状，但可合并AVNRT、房性心动过速、心房颤动等快速心律失常，以及某些缓慢型心律失常。在进行起搏电生理等相关的介入操作时，PLSVC可明显增加操作难度。本例通过三维重建、冠状窦造影等技术，确认了粗大畸形的窦口结构，并据此选择了有效的慢径靶点，获得了良好的消融效果，并避免了操作并发症。

## 参考文献

[1] 程宽，陈庆兴，庞旸，等.合并永存左上腔静脉的室上性心动过速导管消融结分析[J].中国心脏与起搏电生理杂志，2021，35（4）：320-324.

[2] 杨桂棠，王祖禄，梁延春，等.永存左上腔静脉并发室上性心动过速的射频消融治疗[J].心脏杂志，2012，24（4）：483.

[3] 王云龙，梁卓，王芸，等.永存左上腔合并阵发性室上性心动过速的电生理特征和射频消融治疗[J].中国心血管杂志，2017，22（3）：176.

[4] Hwang J, Park HS, Kim J, et al. Supraventricular tachyarrhythmias in patients with a persistent left superior vena cava[J]. Europace, 2018, 20(7): 1168.

[5] Uhm JS, Choi JI, Baek YS, et al. Electrophysiological features and radiofrequency catheter ablation of supraventricular tachycardia in patients with persistent left superior vena cava[J]. Heart Rhythm, 2018, 15(11): 1634.

# 病例 3

## 右冠窦瓣下成功消融心外膜室性早搏

复旦大学附属中山医院心内科　庞　旸

【病史资料】

43岁，男性，室性早搏10年，心慌加重2个月。

现病史：患者10年前体检ECG示室性早搏，24 h动态心电图（Holter）示室性早搏3万余次，当时无心悸，无胸闷、胸痛、气急、心悸。2012年及2017年在当地医院行射频消融术，均未成功，其间曾短暂服用美托洛尔治疗，无效而停用。2022年4月1日外院查动态心电图示：窦性心律伴窦性心律不齐，房性早搏3次，双源性室性早搏23 783次（其中一源性仅1次）。2个月余前开始有时有心悸，心悸多于休息时出现，有时伴胸闷、胸痛，持续数分钟后自行缓解，无头晕、黑矇、晕厥，2023年2月12日当地医院ECG示窦性心律，频发室性早搏。现为进一步行心脏电生理检查及射频消融术收住院。患者发病以来，精神可，胃纳可，大小便无异常，夜眠可，体重无明显改变。

既往史：否认高血压、糖尿病史。既往用药：先后口服普罗帕酮、莫雷西嗪治疗，但效果不佳。

辅助检查：胸部X线片示两肺少许慢性炎症。UCG示静态状态下超声心动图未见异常。ECG示窦性心律，频发室性早搏（图3-1）。血生化示血常规、肝肾功能、电解质水平、甲状腺功能未见异常。心肌肌钙蛋白（cTnT）0.005 ng/mL，脑利尿钠肽（BNP）47.1 pg/mL。

【临床诊断】

频发室性早搏。

【术前讨论：电生理及消融策略】

患者为43岁男性，UCG排除器质性心脏病，考虑为特发性室性心律失常，既往患者心电图上室性早搏与窦性心律QRS波群移行均在V3导联，但室性早搏时R/S更大，Ⅰ导联rS形态，aVL QS形态，QRS波群宽度126 ms，提示流出道起源室性早搏，右心室流出道（RVOT）可能，不能完全除外左心室流出道（LVOT）。患者比较特殊之处在于曾于外院两次行射频消融治疗，但均未成功（非术后复发，而是即刻未成功），因时间较久，患者丢失了当时的具体手术资料，但自述手术时长3～4 h。结合患者病史及心电图表现，虽然患者室性早搏移行在V3（窦性心律移行也在V3），但室性早搏时的V3 R/S要显著高于窦性心律，所以临床上并不能完全除外LVOT起源室性早搏。患者前两次手术应该对

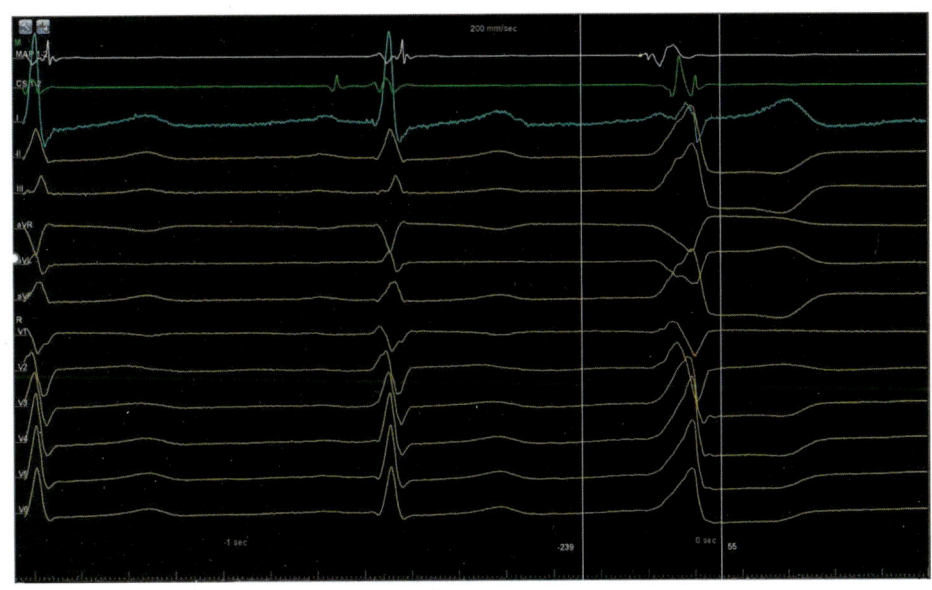

图 3-1 室性早搏体表心电图

常规 RVOT 部位进行了标测及消融，且手术时间较长，应该也对 LVOT 部位进行了常规标测，但均失败，提示患者的室性早搏不一定是单纯的内膜起源，既往也曾有类似心电图表现的室性早搏患者，在 RVOT 及 LVOT 消融均失败。

【电生理检查、标测与消融结果】

1. 标测电极放置　经股静脉途径置入 CS 10 极标测导管，室性早搏时 CS 远端（$CS_{1,2}$）的 V 波明显落后于体表 QRS 波群（CS 电极放置并未特别深）（图 3-2）。

2. RVOT 标测　激动标测提示 RVOT 间隔部激动最为提前，在间隔侧瓣下标测靶点提前体表心电图约 21 ms，但双极电位及单极电位起始部位均较为粗钝（图 3-2），在该部位未尝试消融。继续倒 U 导管至肺动脉瓣上，在瓣下靶点对应的瓣上位置（左肺动脉窦）标测到理想靶点，室性早搏时可见电位反转，并可标记到提前的碎裂电位，单极电位起始部陡峭，但似乎可见极其微小的 r 波，局部起搏与临床室性早搏不完全一致（图 3-3），在该部位消融 10 s（功率模式，能量 30～35 W）见早搏消失（提示早搏位置较深或在邻近部位起源，非局部内膜面起源），局部巩固消融 40 s×3 次，但观察 3 min 后早搏再次出现，在瓣上靶点附近细标，多次巩固消融，但均消融时有效，停放电后不久室性早搏再次出现，且室性早搏形态无明显改变，提示室性早搏非 RVOT 起源。

3. LVOT 标测　穿刺右侧股动脉，首先在 LVOT 瓣上标测，在右冠窦（RCC）标测到最早激动部位，局部提前体表心电图 16 ms（明显晚于 RVOT 靶点），且局部单极电位也可见小 r 波，局部起搏无法夺获心室。倒 U 导管至 LVOT 瓣下位置继续标测，均未发现理想靶点（瓣下激动最早处局部双极电位晚于体表 QRS 波群，单极可见 r 波），遂尝试在 RVOT 靶点对应的 LVOT 内膜面进行解剖消融（该部位激动标测晚于体表心电图）

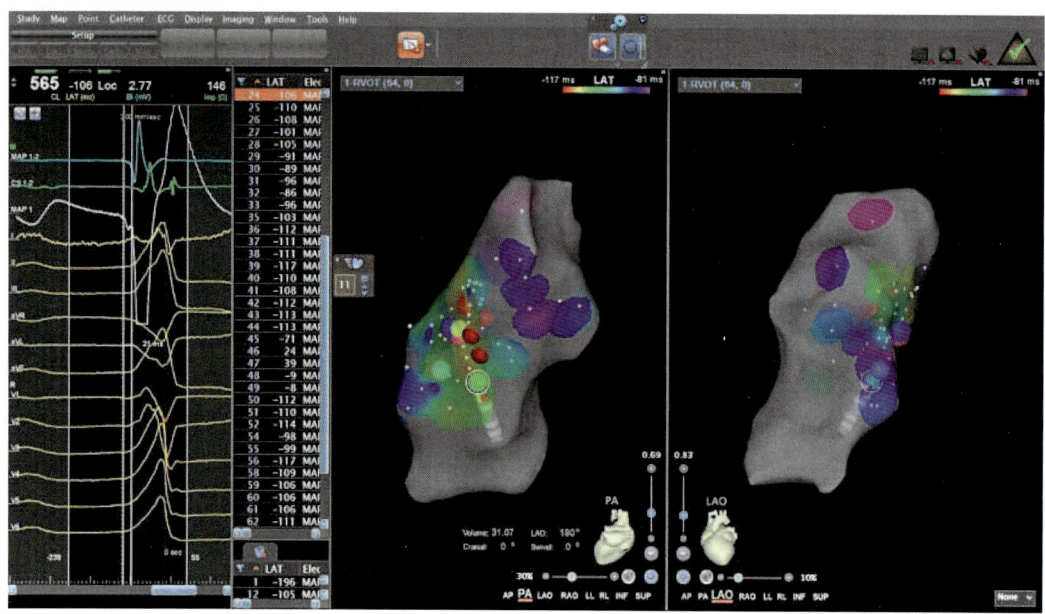

图 3-2 RVOT 瓣下激动标测。RVOT 瓣下在间隔侧标测到最早激动部位（绿色点），局部提前体表心电图约 21 ms，但双极电位及单极电位起始部位均较为粗钝

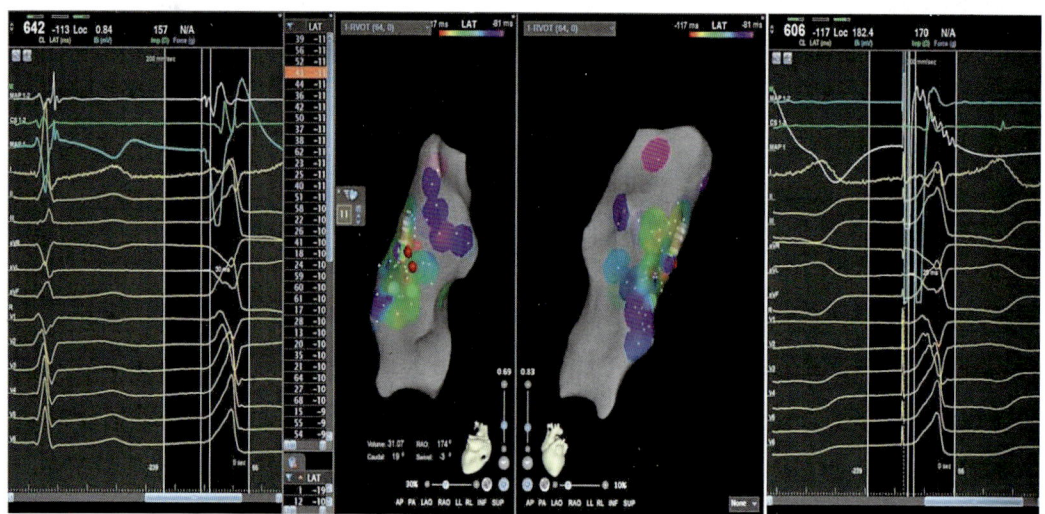

图 3-3 肺动脉窦激动标测与起搏标测。RVOT 瓣上在左肺动脉窦内标测到最早激动部位（紫红色点），室性早搏时可见电位反转，并可标记到提前的碎裂电位，单极电位起始部陡峭，但似乎可见极其微小的 r 波，起搏标测与临床室性早搏不完全一致

（图 3-4），局部起搏形态与临床室性早搏完全不同（图 3-4），消融 2 s 见早搏消失，考虑为室性早搏间隔深部或外膜起源，遂局部巩固消融 90 s×3 次（功率模式 35～40 W），观察 30 min 未见早搏出现，反复予以异丙肾上腺素静脉滴注诱发均未见室性早搏出现，手术成功。

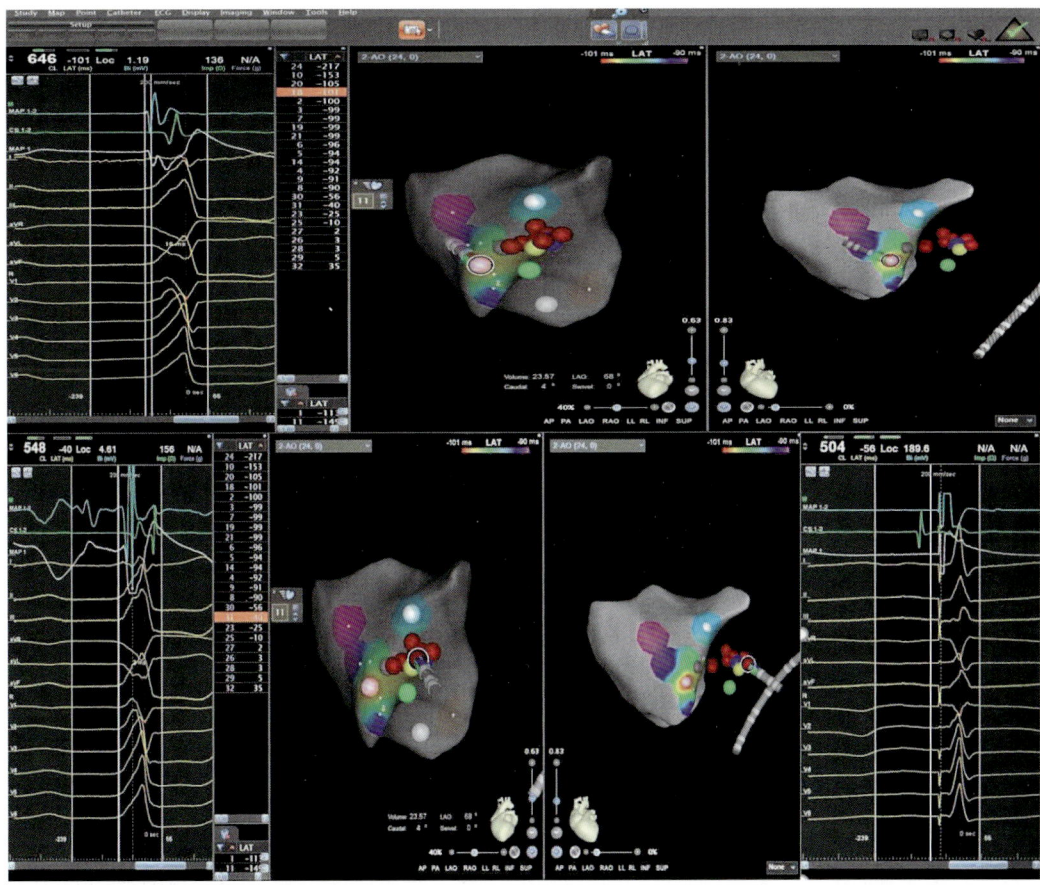

图 3-4　LVOT 激动标测与起搏标测。LVOT 在 RCC 标测到最早激动部位（粉色点），局部提前体表心电图 16 ms（明显晚于 RVOT 靶点），且局部单极电位也可见小 r 波，局部起搏无法夺获心室。倒 U 导管至 LVOT 瓣下位置继续标测，均未发现理想靶点（瓣下激动最早处局部双极电位晚于体表 QRS 波群，单极可见 r 波），遂尝试在 RVOT 靶点对应的 LVOT 内膜面进行解剖消融（深蓝色点部位激动标测晚于体表心电图），局部起搏形态与临床室性早搏完全不同，消融 2 s 早搏消失

4. 随访　术后 1 个月，3 个月随访 24 h 动态心电图提示室性早搏数量均小于 50 次 /24 h。

【临床启示】

本例患者体表心电图表现与常见的左肺动脉窦起源室性早搏略有不同（室性早搏移行），尽管激动标测结果在 RVOT 最为理想，但起搏形态不完全一致，这往往提示 RVOT 内膜面并非室性早搏的起源部位，真正的室性早搏起源部位可能位于间隔深部或局部偏外膜，对于这类患者，在出口部位的消融往往无效，需要进行解剖消融［LVOT 瓣上、瓣下，甚至在心大静脉（GCV）远端］，最终患者在激动标测及起搏标测均不理想的部位消融成功，三维重建图提示最终靶点距离 RVOT 靶点距离 12 mm（图 3-5），进一步验证了患者室性早搏起源于间隔深部或心外膜。

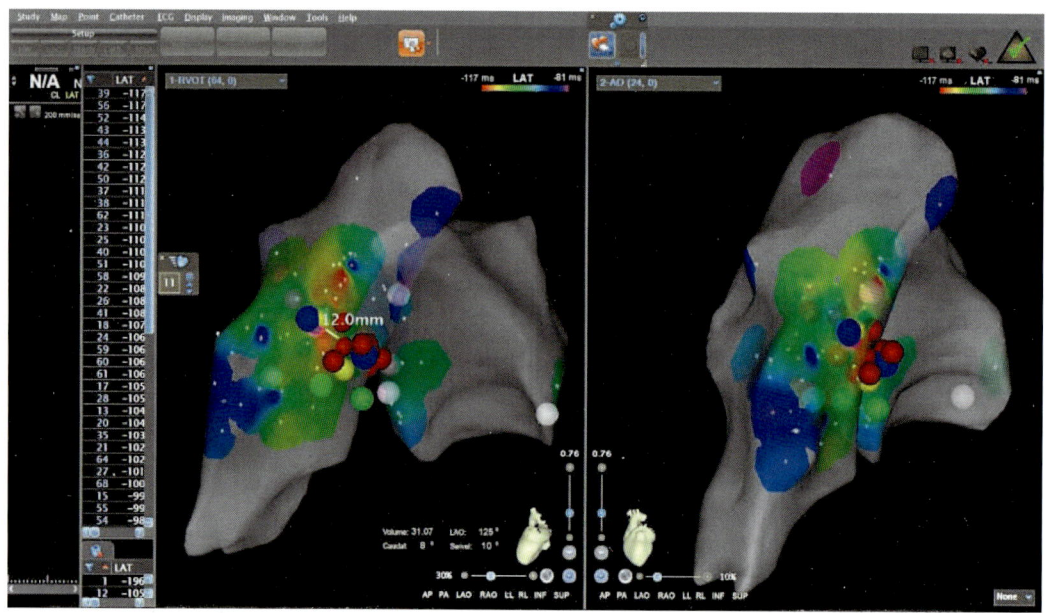

图 3-5　消融靶点解剖图。LVOT 瓣下靶点距 RVOT 靶点距离 12 mm（两个深蓝色点）

**【专家点评】**

本例患者是一例临床上较少见的解剖消融成功的心外膜室性早搏起源病例，对于这类患者，在消融前我们应尽可能对所有可能的室性早搏起源部位进行细致标测，包括 RVOT、LVOT 瓣上及瓣下位置，以及 GCV 甚至前室间静脉（AIV），同时要结合激动标测及起搏标测结果。目前很多术者更依赖于激动标测结果，往往忽视了起搏标测的作用，但对这类患者激动标测与起搏标测结果的不一致恰恰提示了这个患者的室性早搏起源部位可能位于间隔深部或心外膜，及早得到这一鉴别结果能避免在全面标测前的盲目放电。而对于这类患者的解剖消融，研究表明许多患者可在 RCC/LCC 瓣下位置消融成功，部分患者需在 LVOT 瓣上位置巩固消融。本中心还有一例患者在左右流出道均消融失败，最后在 RVOT 瓣下提高功率至 40 W 消融后室性早搏形态改变，最后在 RVOT 前壁瓣下位置消融成功（出口改变）。

### 参考文献

[1] Zhang J, Tang C, Zhang Y, et al. Pulmonary sinus cusp mapping and ablation: a new concept and approach for idiopathic right ventricular outflow tract arrhythmias[J]. Heart rhythm, 2018, 15: 38-45.

[2] Liao Z, Zhan X, Wu S, et al. Idiopathic ventricular arrhythmias originating from the pulmonary sinus cusp: prevalence, electrocardiographic/electrophysiological characteristics, and catheter ablation[J]. Journal of the American College of Cardiology, 2015, 66: 2633-2644.

[3] Liang Z, Ren XJ, Zhang T, et al. Mapping and ablation of RVOT-type arrhythmias: comparison between the conventional and reversed U curve methods[J]. J Interv Card Electrophysiol, 2018, 52(1): 19-30.

[4] Liang Z, Liu X, Li XJ, et al. Ventricular arrhythmias ablated successfully in the subvalvular interleaflet triangle between the right and left coronary cusps: electrophysiological characteristics and catheter ablation[J]. Heart Rhythm, 2021, 18(12): 2148-2157.

# 病例 4

## 冷冻消融术后复发阵发性房颤

复旦大学附属中山医院心内科  庞 旸

【病史资料】

69岁，女性，发作性心慌11年。

现病史：患者11年前无明显诱因下出现心悸不适，持续数分钟至数小时，外院ECG示阵发性房颤。2015年9月8日外院冠状动脉造影示前降支（LAD）狭窄30%，予以胺碘酮（可达龙）、阿司匹林、阿托伐他汀治疗。3年前因胃部不适停用胺碘酮。曾服用华法林治疗，后自行停用。2017年11月26日动态心电图示窦性心律，平均心率68次/min，房性早搏118次，3阵短阵房性心动过速，T波改变。2021年3月10日再发心悸不适，外院查心电图示房颤，1天后自行转复。2021年3月患者于我院行房颤冷冻消融治疗，术后2个月患者诉有心慌发作，症状较前相似，此后患者自行停用胺碘酮，继续口服利伐沙班抗凝治疗，但心慌症状仍有反复，1年发作数次，每次持续数小时，ECG提示房颤，现患者为再次行消融治疗收入我科。

既往史：否认高血压、糖尿病史。

辅助检查：UCG示左心房增大（前后径50 mm），升主动脉增宽。ECG：窦性心律，T波改变。肺静脉CT静脉造影（CTV）示右肺下叶背段静脉提前分支，右肺中叶静脉提前分支（图4-1）。血生化示血常规、肝肾功能、电解质、甲状腺功能均正常。cTnT 0.013 ng/mL，BNP 100 pg/mL。

2021年冷冻消融记录：左上肺静脉，多次调整位置封堵效果不佳，故采用分段隔离法，先冻偏上偏后部位，最低冷冻温度在-33℃，冷冻120 s，再冷冻偏前偏下部位，最低温度-33℃，冷冻120 s，成功隔离；左下肺静脉，封堵良好后进行冷冻，可见封堵效果佳，冷冻最低温度在-37℃，冻至180 s；右上肺静脉，存在中肺静脉，造影见封堵欠佳，故先冷冻后上顶部位，冷冻10 s后起搏膈神经，最低冷冻温度在-30℃，冷

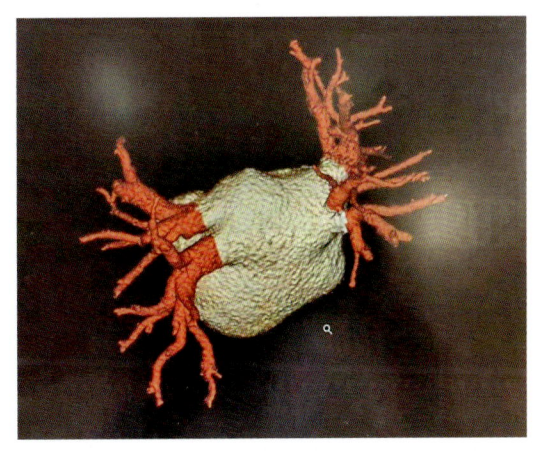

图4-1 肺静脉CTV

冻150 s，之后调整球囊位置至偏前下，巩固冷冻消融120 s（最低温度在-30℃），观察无肺静脉电位；右下肺静脉，多次调整球囊位置均无法实现完美封堵，故采用分段隔离，先在偏上位置冷冻，冷冻10 s时进行膈神经起搏，最低冷冻温度在-31℃，肺静脉电位无，冷冻120 s，再调整球囊位置至偏前偏下，巩固冷冻120 s，最低温度在-31℃，完成冷冻消融后，检查左上下肺静脉及右上肺静脉内无电位恢复。

【临床诊断】

阵发性房颤，冷冻消融术后。

【术前讨论：电生理及消融策略】

患者2年前曾行房颤冷冻消融术，但术后仍有反复房颤发作，对于阵发性房颤患者，消融后复发最常见的原因为肺静脉传导恢复，且患者由于其肺静脉解剖不理想，因此在左上肺静脉、右上肺静脉及右下肺静脉在冷冻消融术中均未实现完全封堵，尽管经分段消融策略实现肺静脉电隔离，但肺静脉传导恢复及存在间隙或缺口（Gap）的可能性非常高；另外一方面，患者左心房增大明显（50 mm），应考虑存在非肺静脉房颤触发灶，且既往冷冻手术中未行基质标测，存在左心房严重纤维化可能。因此，此次消融术中首先应明确肺静脉传导恢复情况，必要时行前庭扩大消融；然后应明确左心房基质，对于低电压区域进行机制改良。此外，若术中房颤未发，应常规行BURST诱发，根据诱发情况判断有无肺静脉外触发灶可能，并进一步干预。

【电生理检查、标测与消融结果】

1. **左心房基质标测**　经股静脉置入CS电极，房间隔穿刺置入Pentary电极标测，发现4根肺静脉内均无电位，但右肺前庭，后交叉处存在电位（提示冷冻消融位置偏深），左心房电压标测结果提示左心房电压基本正常，仅在间隔偏下部位存在小片状低电压区（图4-2）。

2. **肺静脉前庭消融**　在右肺静脉前庭及交叉处巩固消融至无电位，在左上肺后顶部前庭处巩固消融。

3. **房颤消融过程**　因左心房电压基本正常，因此先行冠状窦BURST刺激诱发，结果发现$CS_{9,10}$ 240 ms可反复诱发短阵房颤，冠状窦上AA激动相对规整，但周期不规律，波动在230～270 ms，且激动顺序不固定，持续数十秒到数分钟，可自行终止。故先行顶部线消融，但房颤仍能反复诱发，故在房颤时行左心房基质标测（图4-3），发现房颤时左心房后壁电压正常，且激动相对规整，少部分区域可及碎裂电位，间隔侧可见部分碎裂电位，前壁可见大片低电压区及碎裂电位。故先在左心房后壁，间隔侧碎裂电位处消融，但效果不佳，在前壁碎裂电位处消融时发现冠状窦内AA周长及激动顺序逐渐稳定，故先行左心房前壁线消融，消融过程中房颤转为房扑（图4-4），AA周长为265 ms，$CS_{9,10}$ A波提前，在冠状窦近端及远端拖带，发现提前程度相仿（PPI-TCL=20 ms），提示围绕二尖瓣环折返房扑，先完成前壁线消融，再在房扑下行左心房及右心房激动标测，发现右心房被动激动，左心房围绕MA折返房扑，故进一步行二峡线性消融，完成二峡线内膜面消融后AA周长延长5～10 ms，将导管置入冠状窦内，在二峡线对应的外膜面进行消融，消融后房扑周长再延长5～10 ms，但未终止，回到内膜面，在原内膜面消融径线中点偏底部巩固消融时房扑终止转窦。将消融导管置入左心

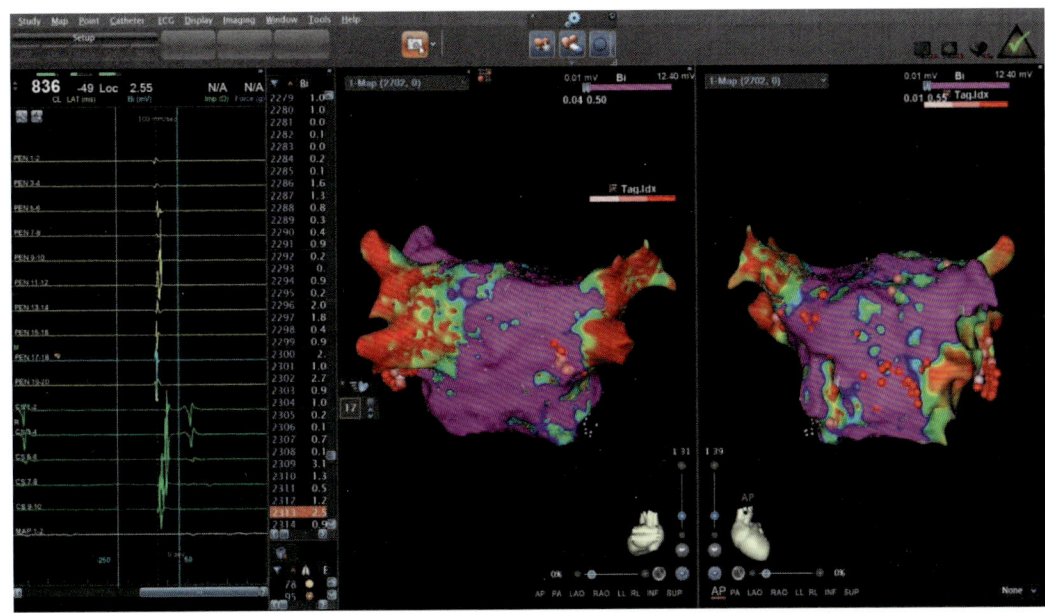

图 4-2 左心房基质标测：4 根肺静脉内均无电位，但右肺前庭、后交叉处存在电位（提示冷冻消融位置偏深），左心房电压标测结果提示左心房电压基本正常，仅在间隔偏下部位存在小片状低电压区

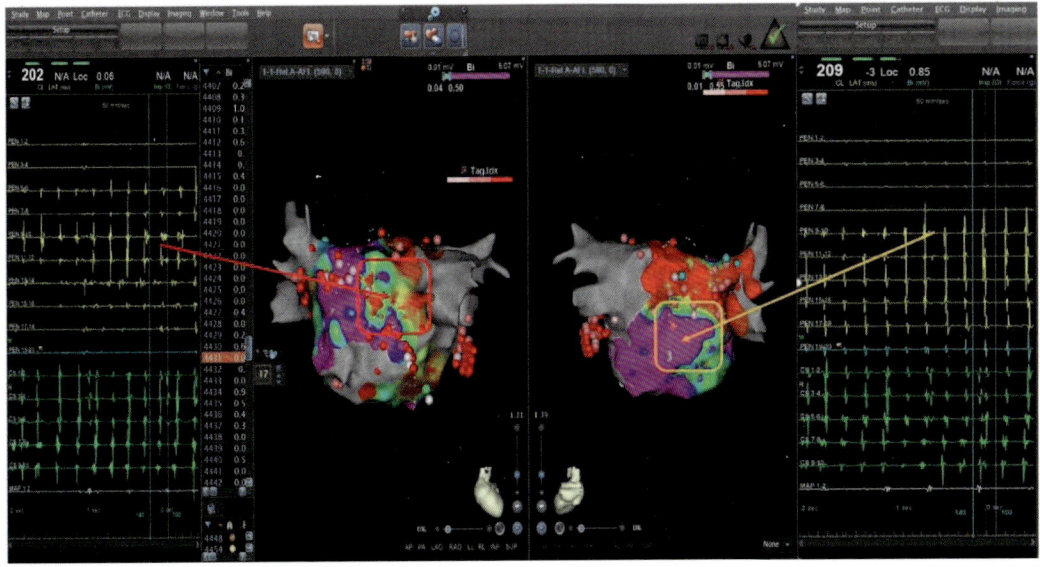

图 4-3 房颤状态下基质标测：左心房后壁电压正常，且激动相对规整，少部分区域可及碎裂电位，间隔侧可见部分碎裂电位，前壁可见大片低电压区及碎裂电位

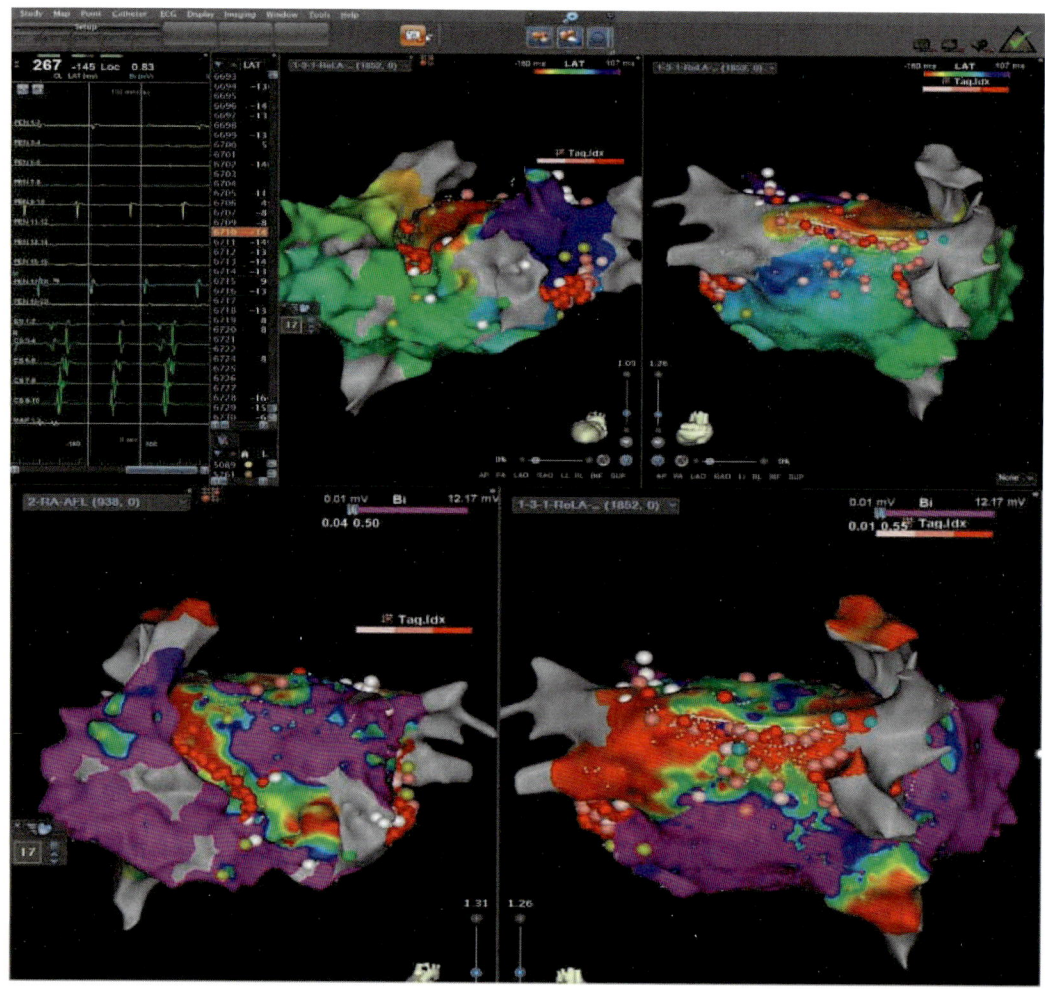

图4-4 房扑激动标测及电压标测：AA周长为265 ms，$CS_{9,10}$ A波提前，在CS近端及远端拖带，发现提前程度相仿，提示围绕二尖瓣环折返房扑，进一步左心房及右心房激动标测，发现右心房激动被动，左心房围绕MA折返房扑，电压标测提示右心房电压基本正常

耳内起搏发现二峡线未阻滞，故在起搏下行激动标测，在二峡线传导提前处（Gap处）巩固消融实现二峡线阻滞。之后再次反复心房BURST检查（CS 300～220 ms S1S1）均无法再次诱发心动过速，手术结束。

【临床启示】

本例患者为冷冻消融术后复发的阵发性房颤病例，出乎术者的预料，患者肺静脉内电位并未恢复，因此我们更应关注肺静脉外可能存在的触发灶及维持机制，通过刺激诱发寻找碎裂电位，术者通过前壁改良将房颤转为二峡房扑，并最终通过二峡线内外膜面的消融实现窦性心律恢复，且消融后刺激不能诱发房颤，已可以作为本次手术终点，患者术后随访3个月，房颤未再发作。

【专家点评】

阵发性房颤患者目前的长期成功率在70%左右，单次消融后复发最常见的原因为肺静脉内传导恢复，但仍有相当一部分患者与其他肺静脉内触发灶相关（如上腔静脉及其他左心房机制异常）。本例患者二次手术发现所有肺静脉均无电位，且窦性心律下左心房电压基本正常，反而给术者提出了更高的要求，需要去寻找可能的肺静脉外触发灶及维持机制。通过房颤发作时的基质标测，术者最终将目标定在左心房前壁，通过对左心房前壁的干预成功将房颤转为房扑，并最终成功完成了房扑消融，并通过消融后心房反复刺激验证的消融终点。通过本病例我们也发现，即使窦性心律下电压正常的心房组织也会成为房颤触发及维持机制，需要术者在房颤状态下进一步标测及鉴别。

# 病例 5

# 下腔静脉起源持续性房颤

复旦大学附属中山医院心内科　陈庆兴

【病史资料】

72岁，男性，反复心悸伴胸闷3年，加重1年。

现病史：10个月前当地医院动态心电图提示全程持续性房颤，平均心率82次/min。口服拜瑞妥15 mg qd及胺碘酮0.2 g qd治疗，近期仍有反复心慌发作。

既往史：2型糖尿病，冠心病，经皮冠状动脉介入术（PCI）术后；肺恶性肿瘤（MT）术后。

辅助检查：入院UCG示左心房增大，左心房前后径（LA）45 mm，射血分数（EF）73%。入院ECG示房颤，肢体导联低电压（图5-1）。

【临床诊断】

持续性房颤。

冠心病，PCI术后。

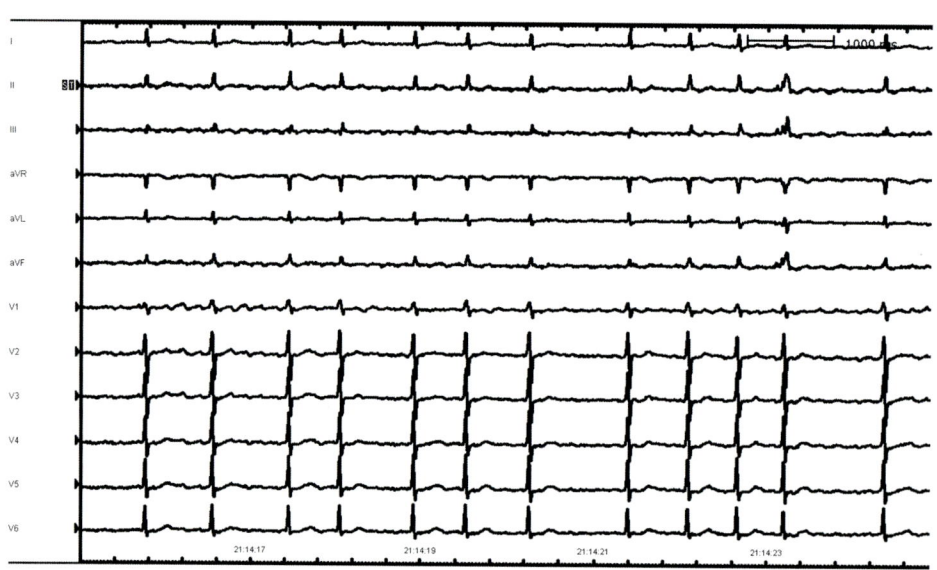

图5-1　入院ECG明确房颤诊断，P波消失，代之以f波，RR绝对不规则；f波形态初步分析：V1导联可疑负向，下壁导联负向，Ⅰ导联平

肺MT术后。

2型糖尿病。

【术前讨论：电生理及消融策略】

常规穿刺股静脉经下腔静脉放置CS电极，记录CS心房电位，CS电位示AA绝对不规则，AA周长小于180 ms，明确电生理诊断为房颤。$CS_{5,6}$～$CS_{9,10}$为近场电位，$CS_{1,2}$～$CS_{3,4}$多为远场电位，但CS近端导管较远端上A波更高频且领先（图5-2）。

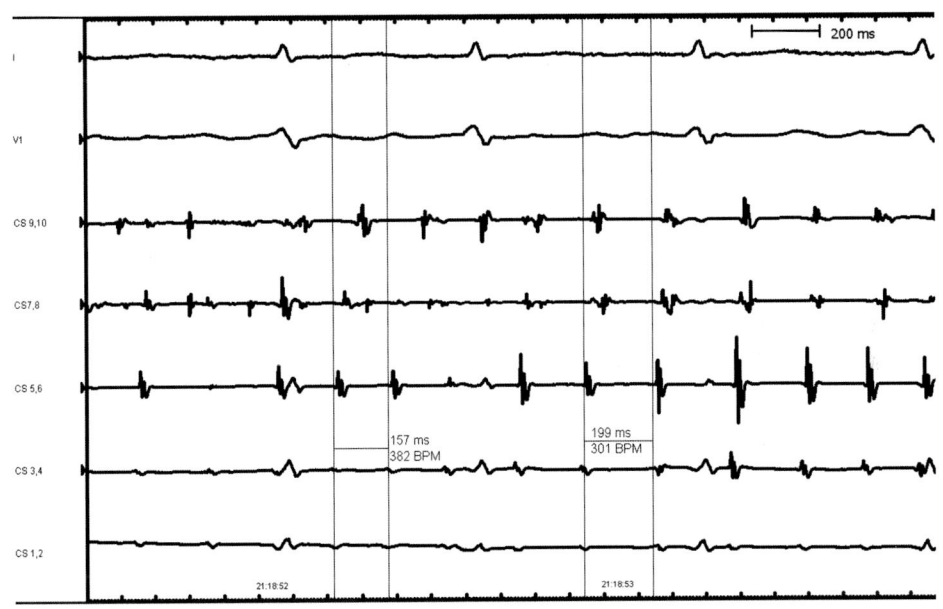

图5-2 基础状态下冠状窦内标测导管上的电位，AA周长绝对不规则，AA周长小于180 ms，明确电生理诊断为房颤。$CS_{5,6}$～$CS_{9,10}$为近场电位，$CS_{1,2}$～$CS_{3,4}$多为远场电位，但CS近端导管较远端上A波更高频且领先

患者为持续性房颤，病程无法明确，可以肯定已持续10个月以上，UCG提示左心房增大。本中心消融策略为大环肺静脉电隔离+后壁BOX+前壁CAFé电位消融+窦性心律下基质改良。

【电生理检查、标测与消融结果】

常规两次房间隔穿刺，送Pentaray标测导管至左心房行基质标测，结果显示房颤状态下，患者左心房容积为119 mL，各壁基质尚可（电压>0.5 mV为正常基质），左心房前顶部稍许低电压区域（图5-3）。因此，根据基质标测术前消融策略略有改变，倾向于肺静脉电隔离+CAFé消融位置，再根据具体情况调整消融策略。

肺静脉单圈隔离，Pentaray标测导管显示肺静脉内无电位；常规于左右侧肺静脉前后交叉巩固消融；消融左侧肺静脉前嵴部过程中，冠状窦内电位变化相对规则，$CS_{9,10}$～$CS_{1,2}$传导；乍一看以为房扑，且为三尖瓣峡部依赖的房扑（图5-4）。但仔细测量AA仅为相对规则，周长略有变化，AA周长为258～281 ms（图5-5）。此时，使用Pentaray标测导管于左心房内行简要激动标测，提示被动激动，左心房内各壁A波频率同冠状

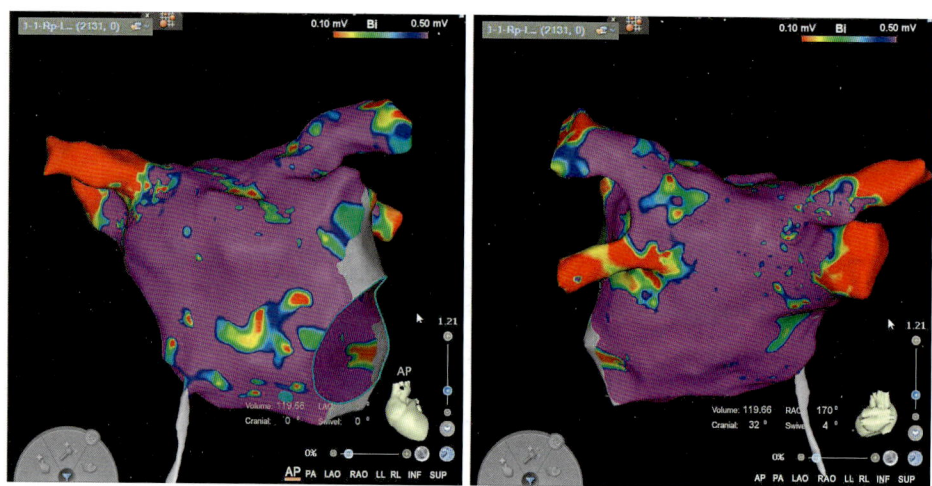

图5-3　左图为后前位，右图为前后位；左心房基质标测显示房颤状态下，患者左心房容积为119 mL，各壁基质尚可（电压>0.5 mV为正常基质），左心房前顶部稍许低电压区域

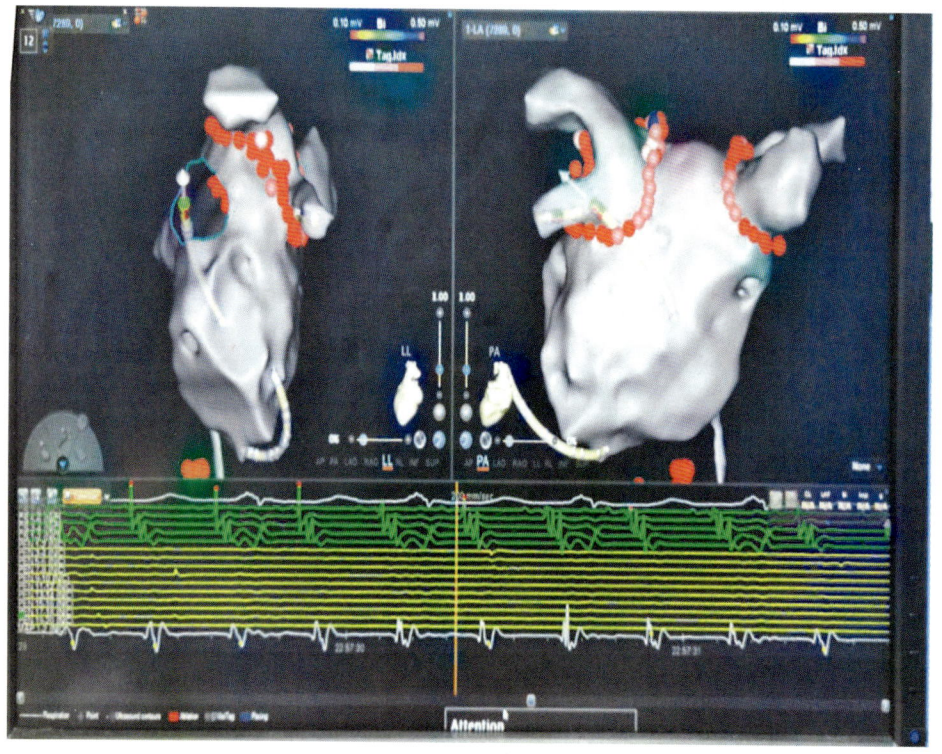

图5-4　肺静脉电隔离，Pentaray标测导管显示肺静脉内无电位；冠状窦内AA变化相对规则，疑似房扑

窦。接着行冠状窦近远端拖带，拖带结果显示$CS_{3,4}$呈显性拖带；$CS_{7,8}$呈隐匿性拖带（图5-6）；遂退消融导管至右心房，拟行右心房激动标测，如无特殊即行三尖线性消融。

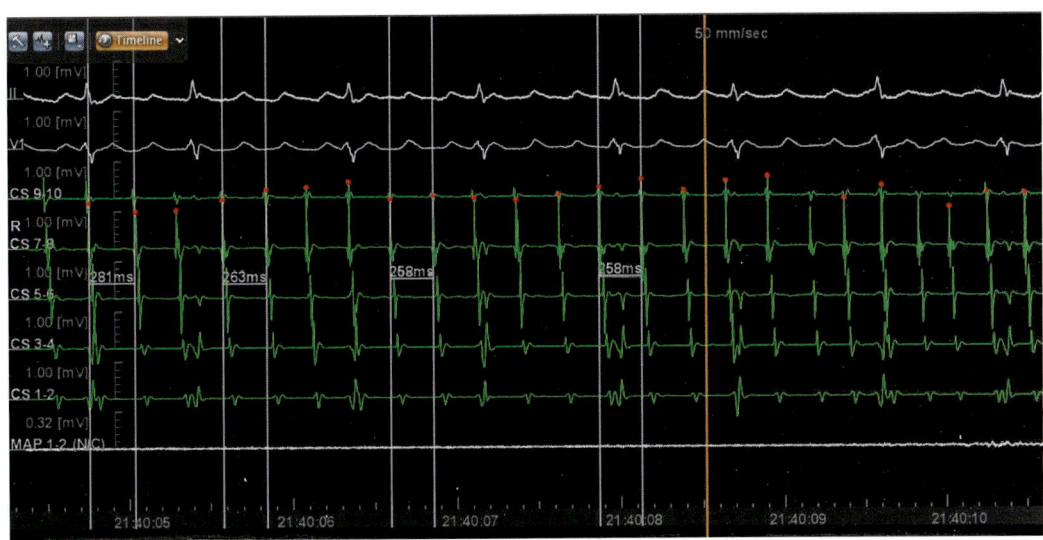

图5-5 肺静脉电隔离后冠状窦内电位，仔细测量冠状窦上AA仅为相对规则，周长略有变化，AA间期为258～281 ms

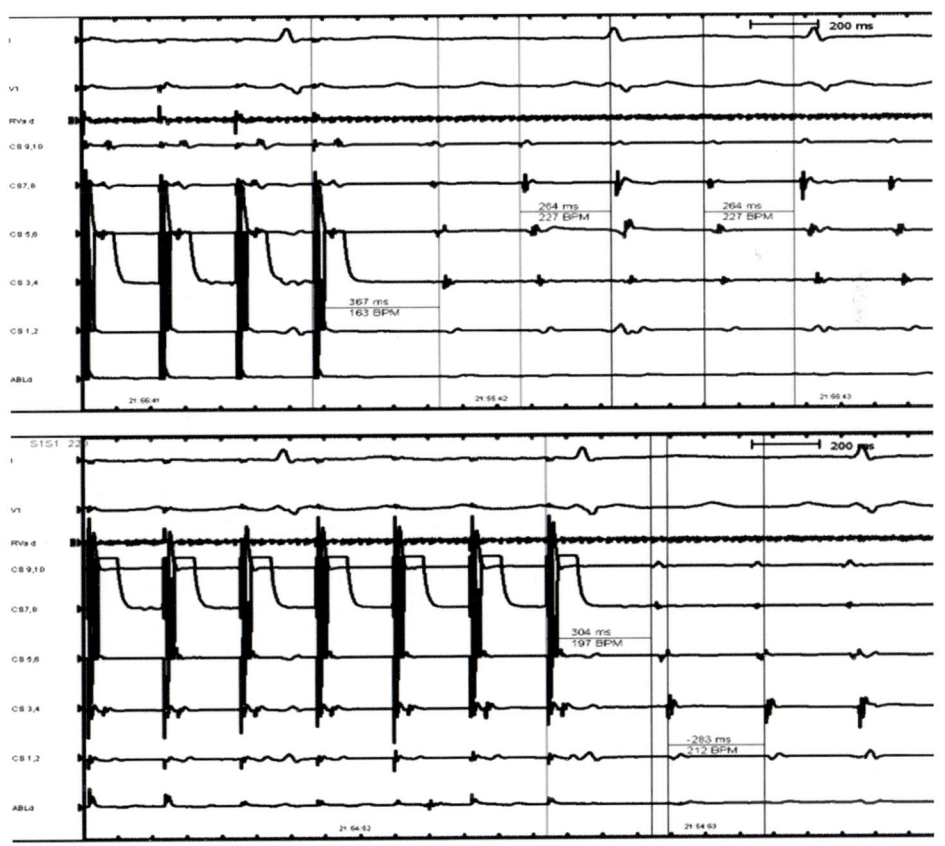

图5-6 $CS_{3,4}$拖带房扑，PPI-TCL=367 ms－264 ms=103 ms，呈显性拖带；$CS_{7,8}$拖带房扑，PPI-TCL=304 ms－283 ms=21 ms，呈隐匿性拖带

下腔静脉标测时发现，下腔静脉内A波高频，下腔静脉内A波与右心房及左心房的A波比例为2∶1（图5-7）。下腔静脉靠间隔侧，局部靶点放电，放电2 s后即刻转为窦性心律。局部巩固3~4个点下腔静脉内再无高频电位（图5-8）。

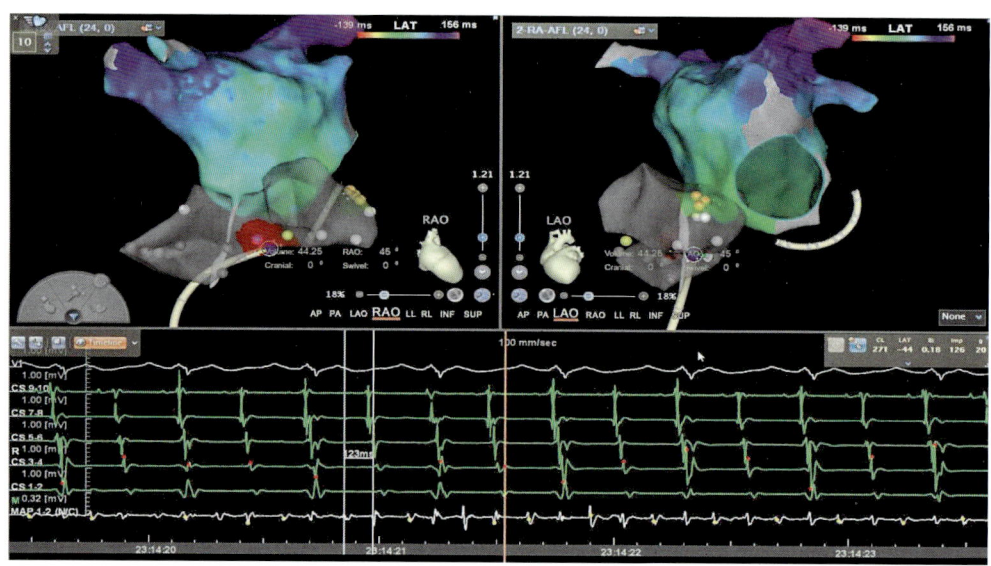

图5-7　下腔静脉标测时发现，下腔静脉内A波高频，下腔静脉内A波与右心房及左心房的A波比例为2∶1

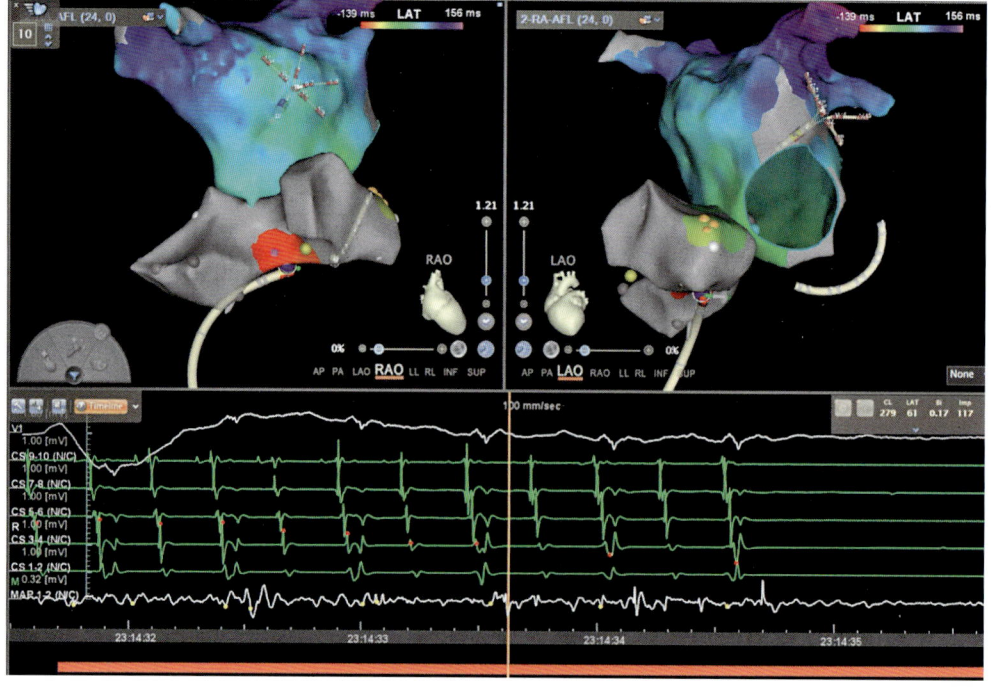

图5-8　下腔静脉靠间隔侧（蓝色点位置），局部靶点放电，放电2 s后即刻转为窦性心律

【临床启示】

AA相对规则，但不完全规则，仔细测量，AA变化无固定规律，提示仍为房颤可能，只是于标测部位呈不等比传导；常常发生于房颤消融过程中，肺静脉或后壁隔离后，也与CAFé电位的消融策略有异曲同工之妙。正如本病例，AA相对不规则，但仍为不规则，需积极寻找更高频的触发灶，下腔静脉处AA间期为120～140 ms，即为始动因素。

持续性房颤消融策略并不是一成不变，需要根据消融过程具体情况变化而变化。对于持续性房颤1年以内，左心房基质尚可的，UCG左心房前后径不是特别大的（左心房前后径45 mm），加线需慎重。

【专家点评】

肺静脉起源的局灶电活动能够触发和/或驱动房颤，因此肺静脉电隔离是目前导管消融治疗房颤的基石。然而，部分患者存在非肺静脉来源的触发灶，包括左心房后壁、上腔静脉、界嵴、卵圆窝、冠状窦、欧氏嵴、Marshall静脉及房室瓣环邻近心房组织。未能在手术中识别出非肺静脉来源的触发灶可能会导致房颤术后复发。

本病例肺静脉电隔离后，AA相对规则，类房扑样改变，但仔细测量后发现AA不完全规则，提示仍为房颤可能，此时术者仔细保持，积极寻找非肺静脉来源的触发灶是合理的选择，对于新近术者需加强训练。最终于下腔静脉寻找到高频碎裂电位并消融成功，是一个非常精彩的病例。但本病例未在肺静脉电隔离后类房扑状态下行完整右心房激动标测证实心房激动传导顺序略显不足。但于下腔静脉口标测高频电位，AA间期在120～140 ms仍应提示房颤触发灶可能性大，且局部靶点消融即刻有效也提供佐证。

传统上认为下腔静脉内不存在电活动，不会引起房颤。本中心曾在*JACC: Clinical Electrophysiology*杂志上发表一篇临床研究，提出下腔静脉也可能成为房颤的触发或驱动灶，并探讨了下腔静脉来源房颤的发生率、心电图和心内电生理特点。该研究共纳入661例首次接受导管消融治疗的阵发性房颤患者，在成功隔离肺静脉后，进一步寻找触发房颤的异位病灶。该研究主要结果：

1. 发生率　在肺静脉电隔离后的30 min观察期内，最终在6名受试者（0.91%）中观察到了下腔静脉来源的异位心搏触发和/或驱动阵发性房颤的现象。

2. 电生理特点及消融　下腔静脉电位为高频的复合电位（时程<50 ms，振幅>0.05 mV），在窦性心律下位于心房远场电位后，房性心律失常时出现电位反转，下腔静脉电位早于记录到的右心房远场电位。下腔静脉内触发和/或驱动灶向右心房的传导表现出不等比传导及隐匿性传导阻滞的特点；与本病例吻合。此外，下腔静脉及右心房间的缓慢传导表现为两者间的低振幅长程碎裂电位。

本研究中的下腔静脉内触发灶均偏向心尖侧（3例位于间隔侧，3例位于前侧），也与本病例有相近表现。

3. 下腔静脉来源的P'波心电图形态特点　根据心房电传导特点，P'波在下壁导联应为负向，提示出口位于心房间隔下部，但本病例P'波类似F波，呈宽锯齿状，可能出口为间隔处，右心房及左心房激动与三尖瓣峡部依赖逆钟向转位的激动顺序大体相同。本病例及本中心既往研究表明，下腔静脉是罕见却潜在的触发房颤的异位心搏来源。在下腔静脉局部消融能够安全且有效地消除触发灶。

---

### 参考文献

[1] January CT, Wann LS, Calkins H, et al. 2019 AHA/ACC/HRS focused update of the 2014 AHA/ACC/HRS guideline for the management of patients with atrial fibrillation: a report of the American College of Cardiology/American Heart Association Task Force on Clinical Practice Guidelines and the Heart Rhythm Society[J]. J Am Coll Cardiol, 2019, 74: 104-132.

[2] Nie Z, Chen S, Lin J, et al. Inferior Vena Cava as a Trigger for Paroxysmal Atrial Fibrillation: Incidence, Characteristics, and Implications[J]. JACC Clin Electrophysiol, 2022, 8(8): 983-993.

[3] Yamane T, Miyazaki H, Inada K, et al. Focal source of atrial fibrillation arising from the ostium of the inferior vena cava[J]. Circ J, 2005, 69: 756-759.

# 病例6

# 显性旁道前传掩盖房室传导阻滞

复旦大学附属中山医院心内科 刘桂剑

【病史资料】

女性,41岁,反复心悸15年,再发2个月。

患者15年前反复发作心悸,常规心电图提示心室预激,5年前在当地医院行心电生理检查提示右后间隔及希氏束旁旁道伴房室折返性心动过速(AVRT),当时于理想靶点处消融成功,术后患者心悸发作频率明显减少。2个月前患者再发心悸,动态心电图提示全程为窦性心律伴B型预激。

【临床诊断】

预激综合征。

【术前讨论:电生理及消融策略】

患者体表心电图(图6-1)V1导联呈rS,δ(+),Ⅰ、aVL(+)提示旁道位于右侧游离壁,Ⅱ、Ⅲ、aVF(-),提示右后侧壁旁道。在三尖瓣环细标,找到最早的前传V波部位进行消融。

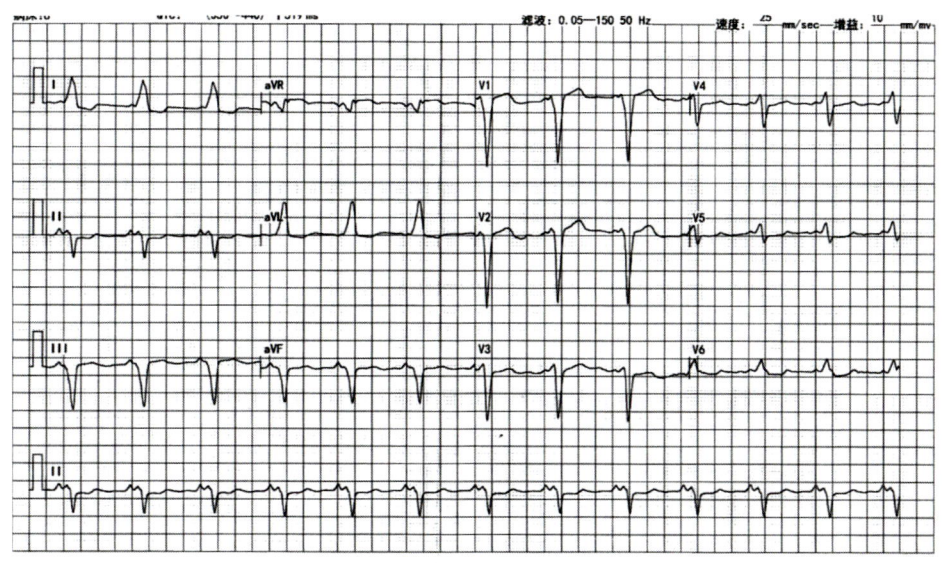

图6-1 术前体表心电图

【电生理检查、标测与消融结果】

1. 电生理检查　穿刺右侧股静脉送10极标测导管于冠状窦，10极标测导管于右心室和希氏束。患者基础状态下电极中A波和V波均不融合。

右心室递增刺激：逆传A波呈向心性逆传，无递减传导，未能诱发心动过速（图6-2）。

行心房刺激：400/270 ms扫描到旁道不应期后无下传的V波（图6-3）。

2. 导管消融　再穿刺右侧股静脉，置8.5F SL1长鞘，送冷盐水蓝把大头于右心

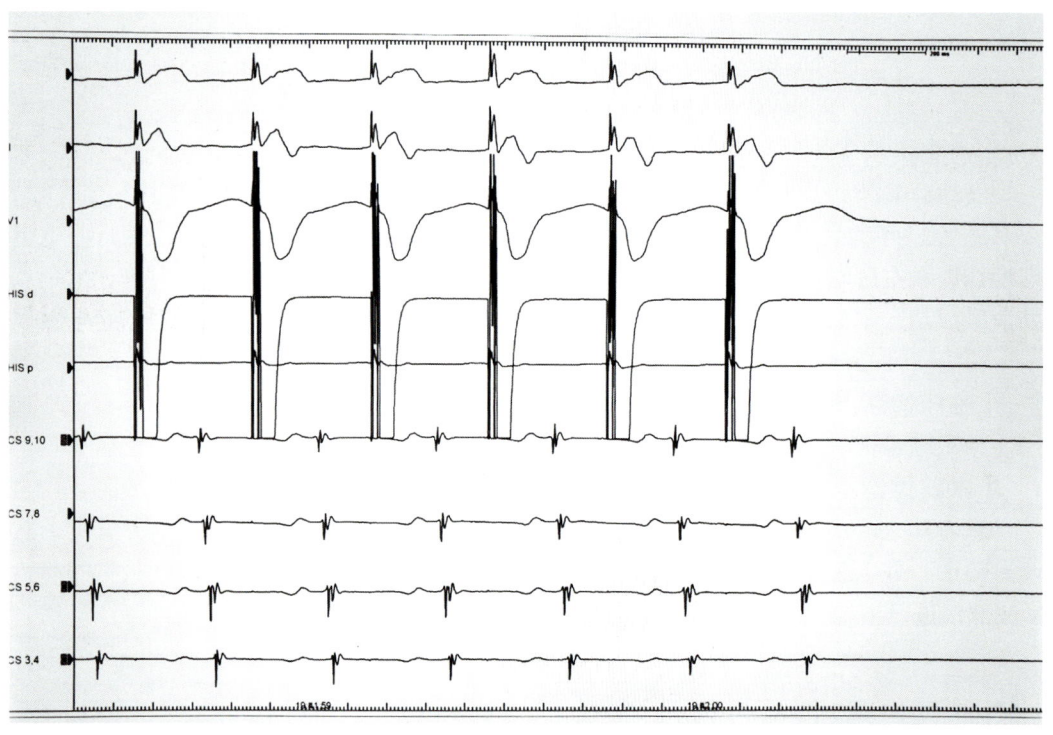

图6-2　心室刺激S1S1 300 ms时，VA 1∶1逆传

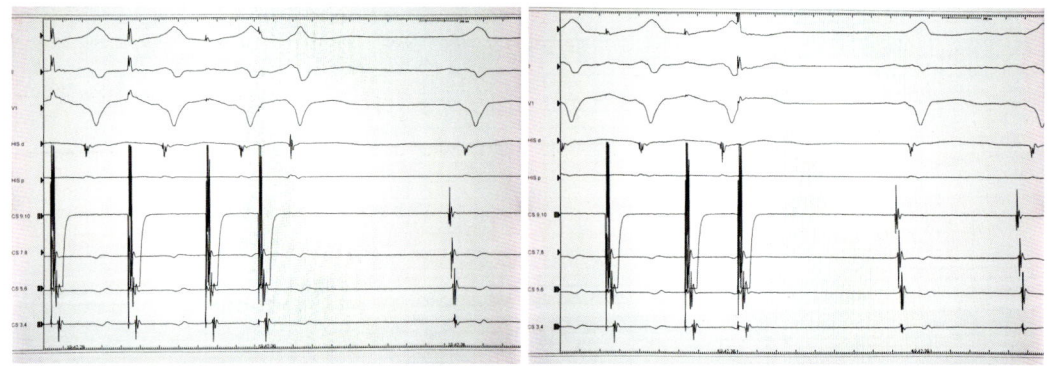

图6-3　心房扫描（左图S1S2 400/280 ms，右图400/270 ms）左图S2后的QRS波群与之前3个QRS波群形态明显变化，提示患者存在房室结下传。但当扫描到旁道不应期后（右图），无下传V波

房，在CARTO系统指导下沿三尖瓣环进行标测，提示间隔侧A波和V波不融合，在游离壁三尖瓣环约8点处，A波和V波融合（图6-4），数秒后预激消失，QRS波群变窄（图6-5），但即刻显示房室传导呈二度Ⅰ型房室传导阻滞（图6-6）。立即停止放电，数秒后旁道恢复传导。考虑为旁道前传掩盖了房室结传导阻滞。与患者及家属谈话并告知，如消融旁道，患者有可能需要植入起搏器，商量后决定放弃消融预激。

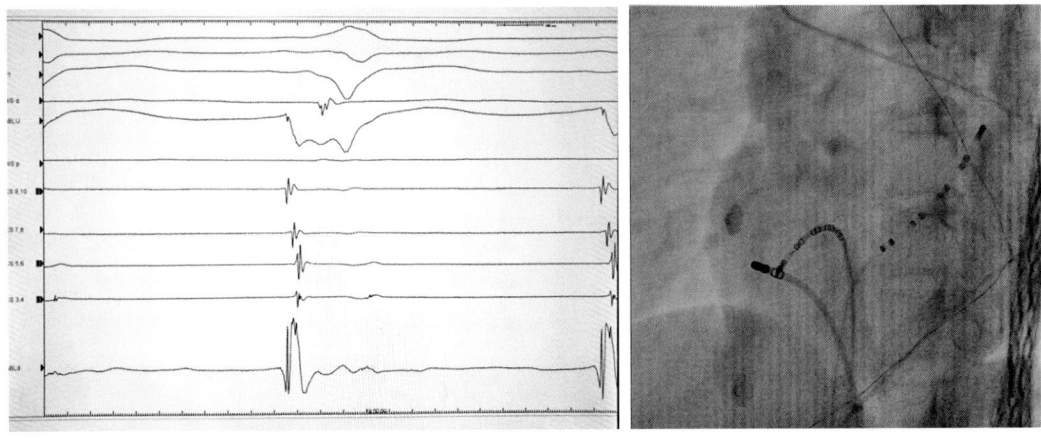

图6-4　在三尖瓣环8点位置标测到A波和V波最融合处

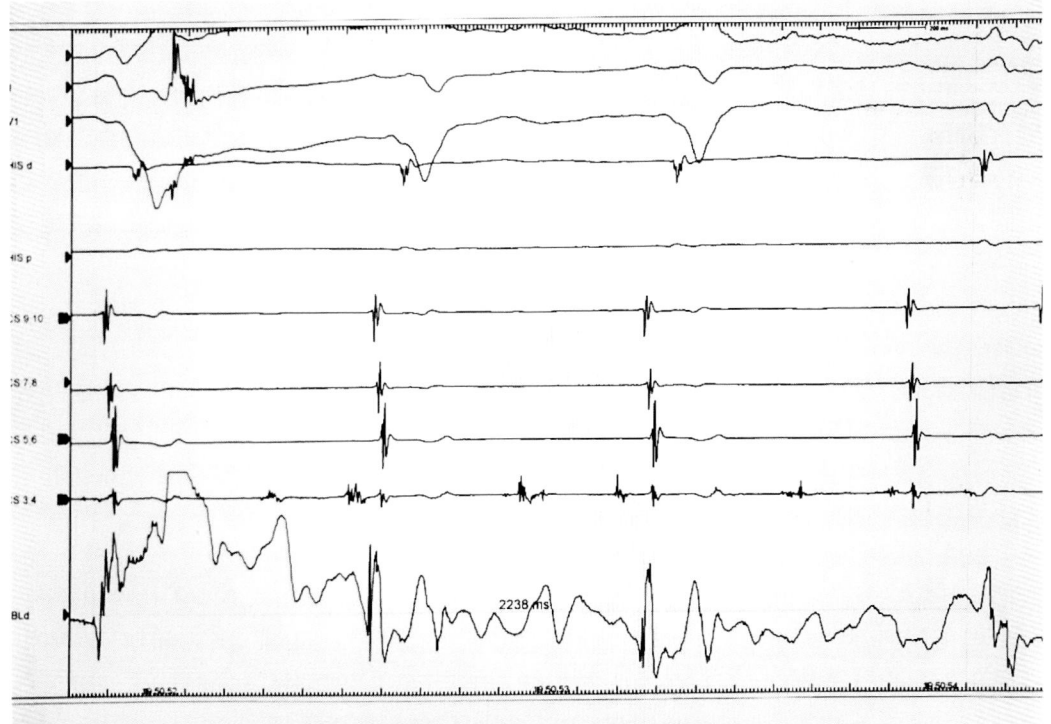

图6-5　放电2.2 s后预激波消失，证实旁道前传阻滞

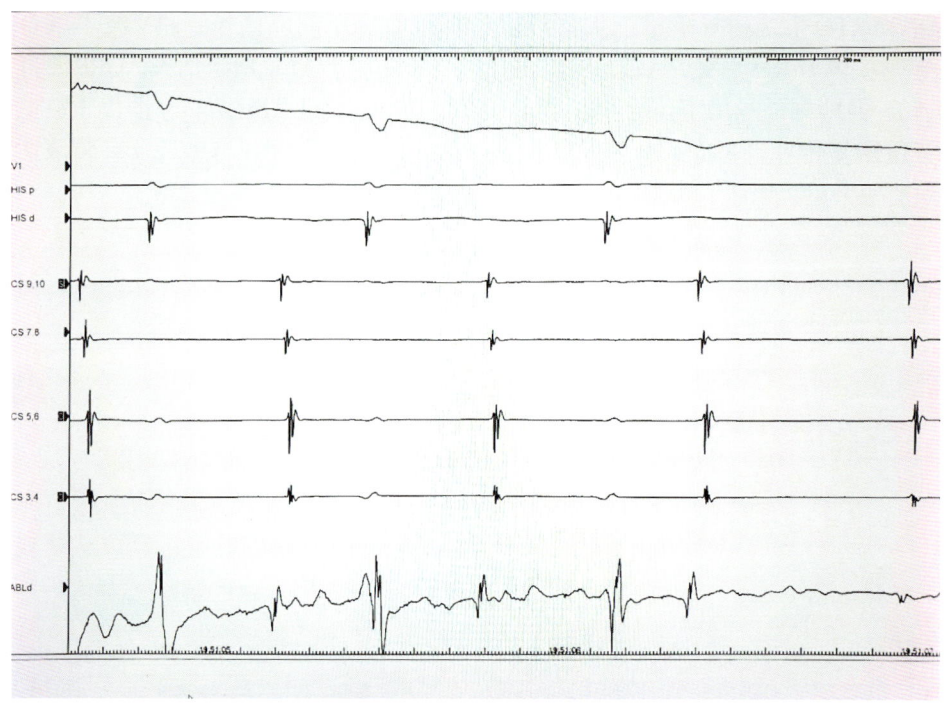

图6-6 放电过程中出现二度Ⅰ型房室传导阻滞

**【临床启示】**

电生理检查心室递增刺激，V波到A波无递减传导，提示经旁道逆传。行心房递增刺激，旁道前传不应期时心房激动未下传心室。在三尖瓣8点的位置找到A波和V波最融合处消融后，旁道前传消失，此时房室结传导功能才得以显现。本例患者存在二度房室传导阻滞。询问患者，近半年虽有心悸，但与既往阵发性室上性心动过速发作的症状不同。故与患者及家属谈话，如继续消融，患者有可能需要植入起搏器。商量后决定放弃消融预激。

本例患者旁道前传掩盖了患者存在的房室传导阻滞。患者既往曾行旁道消融，不排除有医源性损伤房室结希氏束的可能。旁道前传掩盖异常房室传导的病例并不罕见。对于消融前无窄QRS心动过速发作的心室预激患者需要警惕房室结希氏束传导功能是否有异常。对于心房和心室刺激不能诱发顺向性心动过速的患者，心房程序和分级递增刺激不引起体表心电图上心室预激程度改变的患者，旁道前向不应期时心房不能下传心室者，要警惕完全性房室传导阻滞的可能。

既往文献报道，预激综合征患者消融前常规测量PJ间期有助于发现传导阻滞。预激综合征的患者通常PJ间期正常。当预激综合征合并房室传导阻滞及束支传导阻滞时，可出现PJ间期延长。建议对于预激综合征的患者术前测量PJ间期，当PJ间期延长时需要分析正常传导通路的阻滞部位及阻滞程度：① 当AVRT能够诱导同时QRS波群形态正常时，需要考虑合并束支传导阻滞。② 如果AVRT不能诱发，如合并房颤时QRS波群形态固定，均为心室预激，需要考虑合并三度房室传导阻滞。

**【专家点评】**

显性预激消融前,需要注意患者是否存在房室传导阻滞的情况。心内电生理检查心房递增刺激不引起心电图上心室预激程度改变的患者,心房和心室刺激不能诱发顺向型房室折返性心动过速的患者,旁道前向不应期时心房不能下传心室者,要密切注意有无房室传导阻滞。

对于存在房室传导阻滞的患者,旁道是否消融,需根据患者旁道特征及患者意愿综合判断。如患者合并房颤、房扑,旁道不应期短（<250 ms）,建议消融旁道,以避免经旁道下传引起快速心室率。同时视房室传导阻滞的情况决定是否植入起搏器。

## 参考文献

[1] 马坚,王方正,陈新,等.预激综合征合并完全性房室阻滞的诊断及治疗[J].中华心律失常学杂志,1998,2(1):33-36.

[2] Zhang Y, Liu R, Chen Y. Association of WPW syndrome and first-degree atrioventricular block: electrocardiographic diagnosis[J]. HERZ, 2014, 39(7): 834-836.

# 病例 7

# 上腔静脉起源持续性房颤

复旦大学附属中山医院心内科　徐　烨

【病史资料】

男性，51岁，胸闷、心悸5个月。

现病史：患者5个月前反复出现胸闷、心悸、黑矇。心电图提示房颤。服用利伐沙班抗凝1个月后入院，拟行射频消融治疗。

既往史：高血压病史3年，口服钙通道阻滞药（CCB）和血管紧张素Ⅱ受体阻滞剂（ARB），血压控制可。

辅助检查：体温36.6℃；脉搏125次/min；呼吸16次/min；血压130/75 mmHg。入院ECG提示房颤（图7-1）。入院UCG提示左心房增大（图7-2）。

神情，一般情况可。胸廓无畸形，两肺呼吸音清，未及干湿啰音。心界不大，心率125次/min，心律不齐，未闻及明显杂音。下肢无水肿。

【临床诊断】

持续性房颤。

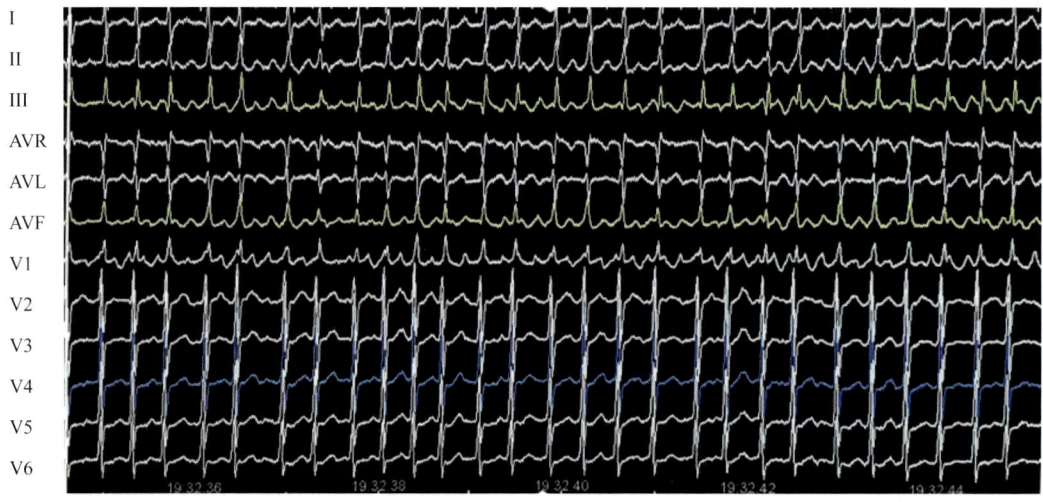

图7-1　房颤（f波在V1导联正向，下壁导联正向/正负双向，Ⅰ导联正向）

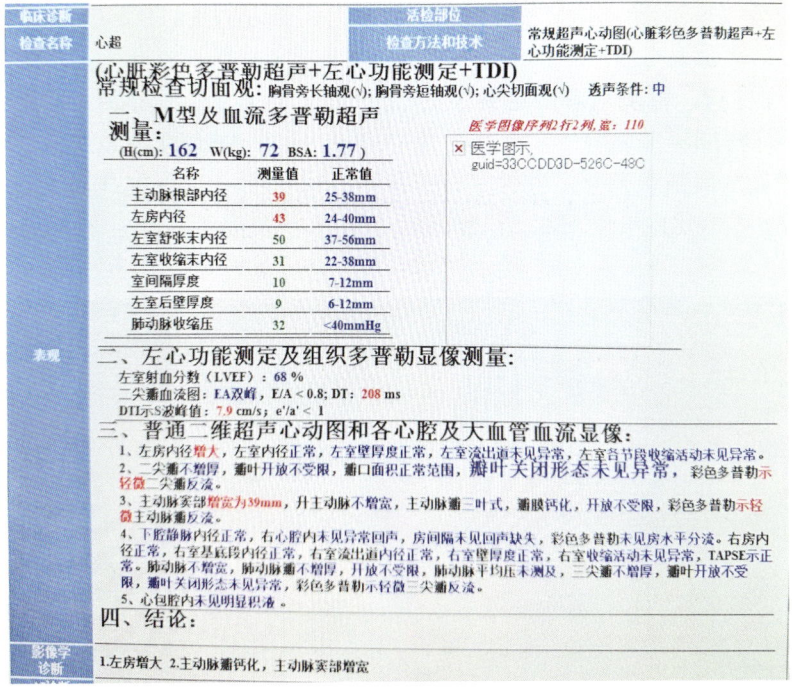

图7-2 超声心动图：左心房前后径42 mm

【术前讨论：电生理及消融策略】

常规穿刺右侧股静脉，经下腔静脉放置可调弯10极标测导管于冠状窦，记录冠状窦内电位，冠状窦内电位示AA绝对不规则，AA间期小于200 ms，诊断为房颤。$CS_{5,6} \sim CS_{9,10}$的A波为近场电位，电位高频、锐利，且呈现向心性传导，$CS_{1,2} \sim CS_{3,4}$为远场电位（图7-3）。

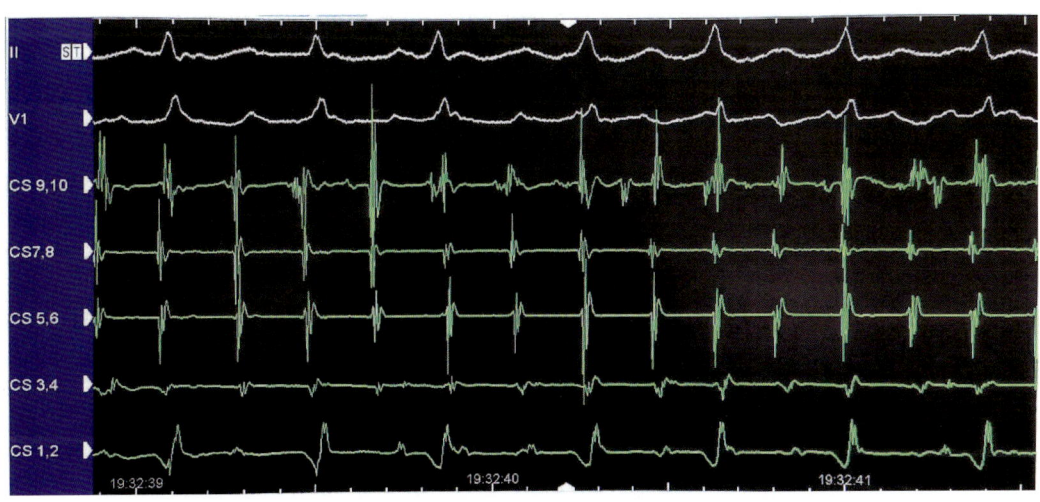

图7-3 心腔内心电图：冠状窦内电位示AA绝对不规则，AA间期小于200 ms，$CS_{5,6} \sim CS_{9,10}$的A波为近场电位，电位高频、锐利，且呈现向心性传导，$CS_{1,2} \sim CS_{3,4}$为远场电位

患者为持续性房颤，病程无法明确，明确有房颤超过5个月，UCG提示左心房增大。本中心的消融策略为环肺静脉电隔离术，再根据术中情况进行下一步治疗计划。

【电生理检查、标测与消融结果】

常规两次房间隔穿刺后，补充肝素100 U/kg，送Pentaray标测导管至左心房行基质标测，结果显示房颤状态下，患者左心房容积为90 mL（切除左心耳以后），两侧肺静脉均有电位。左心房内电压正常，机制尚可（图7-4和图7-5）。

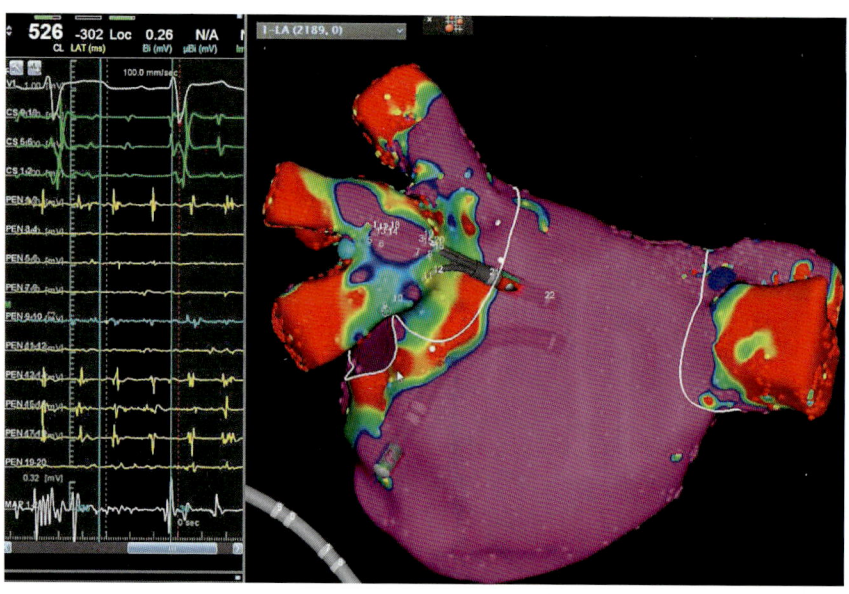

图7-4　左肺静脉内可见肺静脉电位

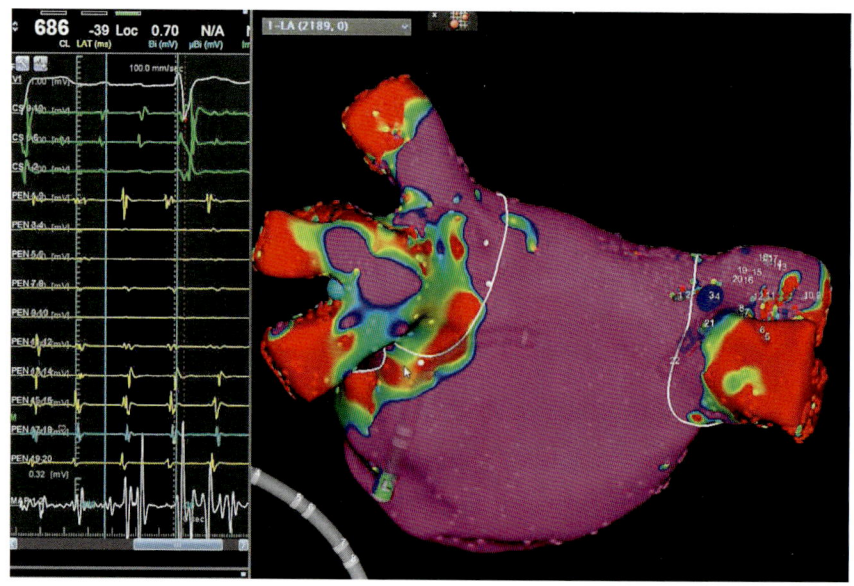

图7-5　右肺静脉内可见肺静脉电位

肺静脉单圈隔离，Pentaray标测导管显示肺静脉内无电位；于左侧肺静脉关键部分进行巩固消融。消融左肺静脉嵴部时，房颤的周长发生变化，且相对规则（图7-6和图7-7）。在验证肺静脉电隔离后，且确定患者的房扑较为规则，且以$CS_{7,8}$～$CS_{9,10}$略早，$CS_{1,2}$较晚。故撤出Pentaray标测导管于右心房。进行右心房内的激动标测（图7-8）。在进行标测后，发现AA间期存在变化，提示腔隙结构，排除局灶性房性心动过速。将Pentaray标测导管放于上腔静脉发现前壁记录到较CS快频率电位；心房侧频率慢（图7-9）。因此，进行上腔静脉隔离术。

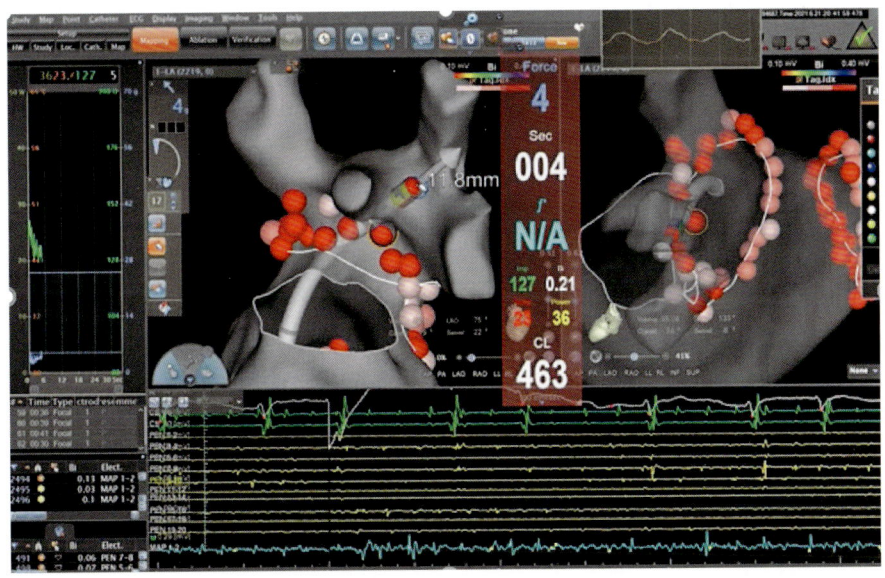

图7-6　左肺静脉嵴部进行消融时，冠状窦内频率相对较快且不规则

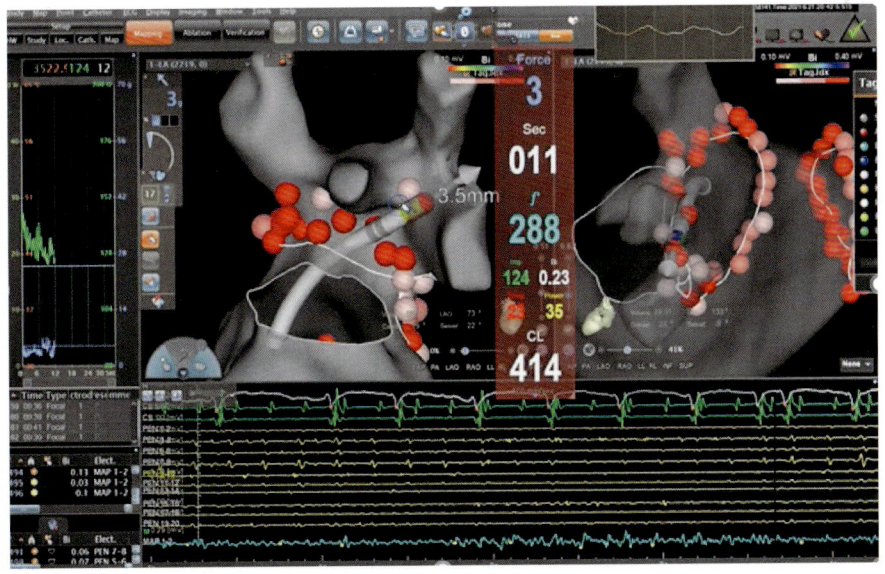

图7-7　消融后可见冠状窦内电位相对规则，且AA间期较消融前延长

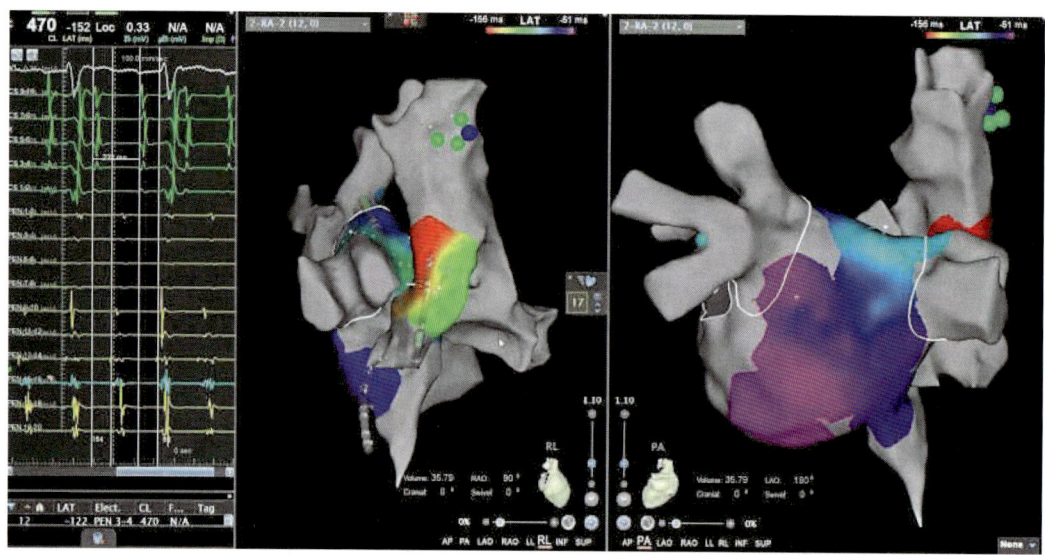

图7-8 进行标测后,发现AA间期存在变化,且心房未见缓慢传导区,提示病灶存在于腔隙结构,往右心房及左心房传导,排除局灶性房性心动过速

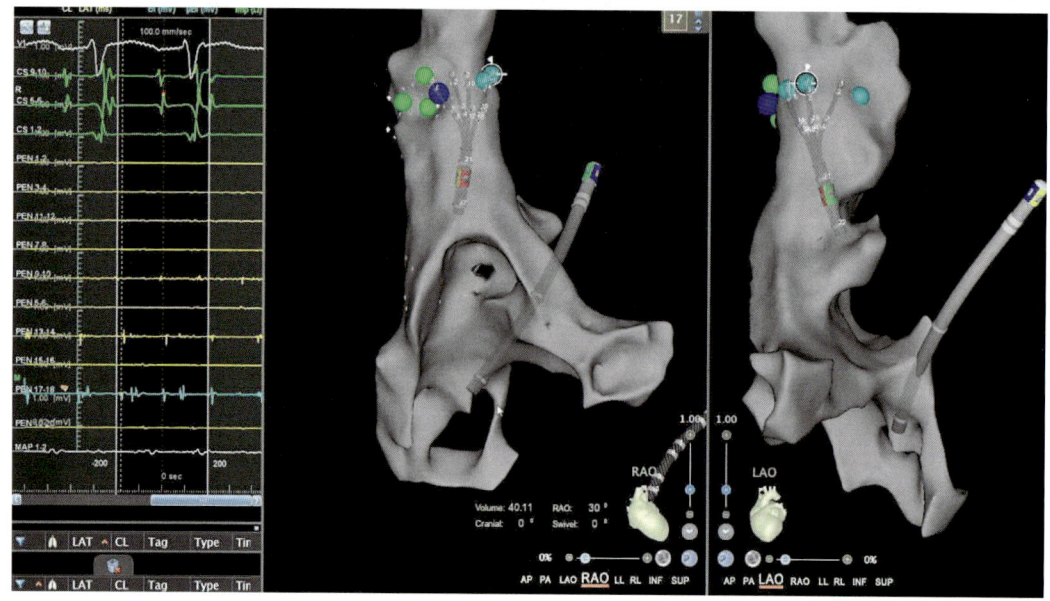

图7-9 Pentaray于上腔前壁记录到较CS快频率电位,心房侧频率慢

隔离上腔静脉的顺序依次从间隔部、后壁、侧壁、前壁进行隔离,在上腔静脉靠游离壁侧,局部靶点放电,放电即刻可见冠状窦内AA间期延长,1s后即刻转为窦性心律(图7-10)。继续完成上腔静脉隔离。

【临床启示】

体表心电图下壁导联的f波以正向为主,且振幅较高,但有时又欠规则,在临床工作中,需要多行心电图检查并测量,为术中制定合理的消融策略。

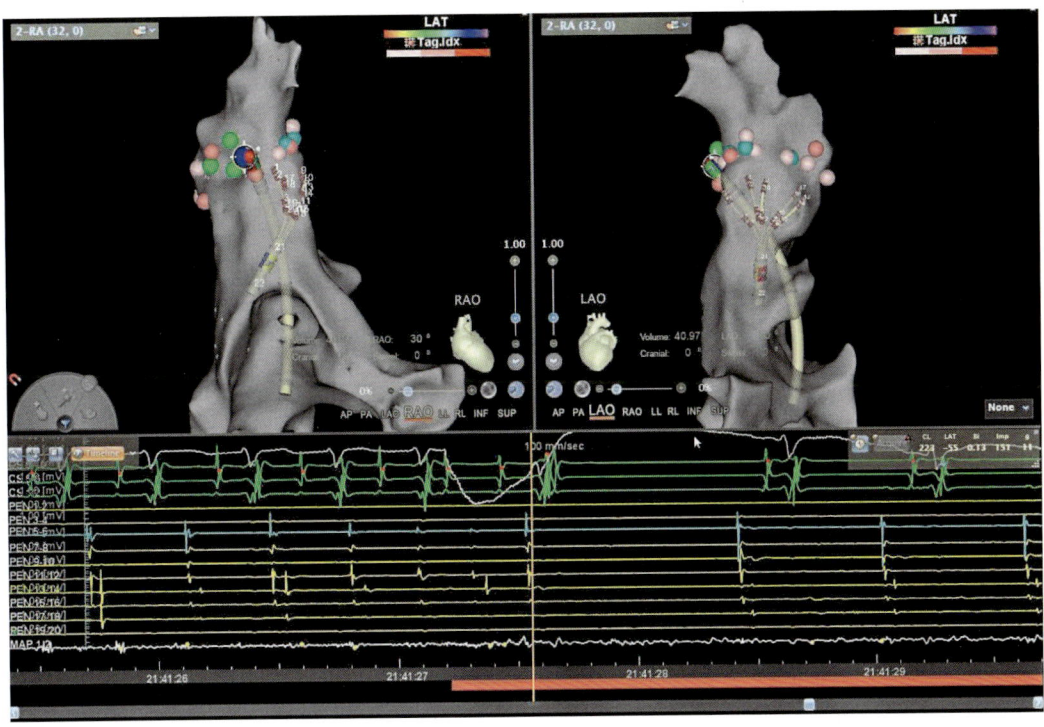

图7-10 上腔静脉靠侧壁（蓝色点位置），局部消融导管可见碎裂电位，放电1 s后即刻转为窦性心律。考虑局部存在低电压区域

房颤消融，肺静脉电隔离术仍是基石。只有在完成肺静脉电隔离后才能发现隐藏在背后的"秘密"（机制），对于持续性房颤前庭的干预也是必需的，我们可以根据电位进行消融线的设计。

房颤下进行上腔静脉隔离消融，我们需要考虑以下几点：① 首先我们选择Pentaray标测导管进行建模，有条件时可以借助心腔内超声（ICE）明确上腔静脉-右心房连接处的位置。② 对于消融线的位置选择需要在功能性窦房结区域稍高1 cm处。③ 消融过程中要形成不成闭合的环，进行点消融，勿做线性消融。④ 消融顺序为上腔静脉间隔面开始，其次后壁，最后为前壁。⑤ 机制明确后可以考虑电复律后再行隔离，以免伤及窦房结功能。⑥ 放置4极电极至上腔进行膈肌起搏，以及时发现膈神经损伤。

【专家点评】

在目前的观点中，无论是阵发性房颤还是持续性房颤，肺静脉电隔离是治疗房颤的基石。当然对于完成肺静脉电隔离后的进一步治疗策略，还有多种争议。如果在阵发性房颤的患者中存在非肺静脉来源的触发灶，我们需要进行进一步的验证、诱发和消融。

对于持续性房颤，如本病例在肺静脉电隔离后，AA相对规则，腔内心电图表现为房扑。但仔细测量后发现AA不完全规则，提示不是折返机制，可能是腔隙性结构的传出阻滞导致的，这时要考虑到右心房的上腔静脉、冠状窦、下腔静脉起源。本病例进行左右心房的激动标测后证实为上腔静脉起源。在房颤下进行上腔静脉隔离，需要胆大心细，本病例相当精彩，最后恢复窦性心律也证实了我们的猜测。

窦房结的位置存在有很大的差异性，在窦性心律下心房的活动呈现顺时针螺旋状，上腔静脉内的电传导突破位置很多，且会产生变异。大部分都在前部，膈神经区域和窦房结附近区域。所以在房颤下进行上腔静脉隔离需要慎重且细心。如果对于新的术者还是建议在窦性心律下进行上腔静脉隔离术。对于存在有左心房低电压的非阵发性房颤的患者，进行上腔静脉的消融可以提高手术的成功率，所以在进行左心房建模、标测时一定要注意左心房的电压机制。另外，对于存在有活跃的上腔静脉电位，比如长肌袖，我们需要更充分地完成肺静脉电隔离，并进行较长时间的观察和检验。

## 参考文献

［1］Yamashita S, Tokuda M, Isogai R, et al. Spiral activation of the superior vena cava: the utility of ultra-high-resolution mapping for caval isolation[J]. Heart Rhythm, 2018, 15: 193−200.

［2］Omuro T, Yoshiga Y, Ueyama T, et al. An impact of superior vena cava isolation in non-paroxysmal atrial fibrillation patients with low voltage areas[J]. J Arrhythm, 2021, 37(4): 965−974.

［3］Nyuta E, Takemoto M, Sakai T, et al. Importance of the length of the myocardial sleeve in the superior vena cava in patients with atrial fibrillation[J]. J Arrhythm, 2021, 37(1): 43−51.

# 病例 8

# 症状性频发房性早搏

复旦大学附属中山医院心内科　凌云龙　陈庆兴　朱文青

【病史资料】

女性，32岁，公司职员，2022年4月无明显诱因下出现反复心悸不适，否认胸闷、胸痛、黑矇、晕厥症状。2022年11月11日至当地医院就诊，动态心电图提示房性早搏7 688次/24 h，先后服用美托洛尔缓释片、盐酸普罗帕酮片治疗，患者仍有心悸。2023年1月30日复查动态心电图提示房性早搏14 140次/24 h，3月20日拟行房性早搏射频消融治疗收入院。

入院心电图示窦性心律、频发性房性早搏，超声心动图未见异常（左心室内径28 mm，EF 69%），肺静脉CTV示两肺静脉及其分支走行正常。

【临床诊断】

频发性房性早搏。

【术前讨论：电生理及消融策略】

患者术前超声心动图未见异常，无结构性心脏病病史，可考虑利用12导联体表心电图房性早搏的p波形态初步定位早搏起源位置指导消融，但由于房性早搏p波常受T波干扰不易识别，术前判断房性早搏起源有一定难度。房性早搏体表心电图定位类似局灶性房性心动过速（图8-1和图8-2），左心房最常见的起源部位为肺静脉，其次为二尖瓣

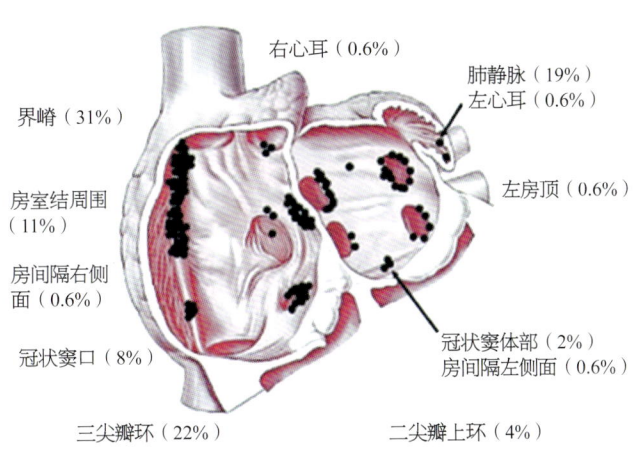

图 8-1　局灶性房性心动过速起源位置示意图

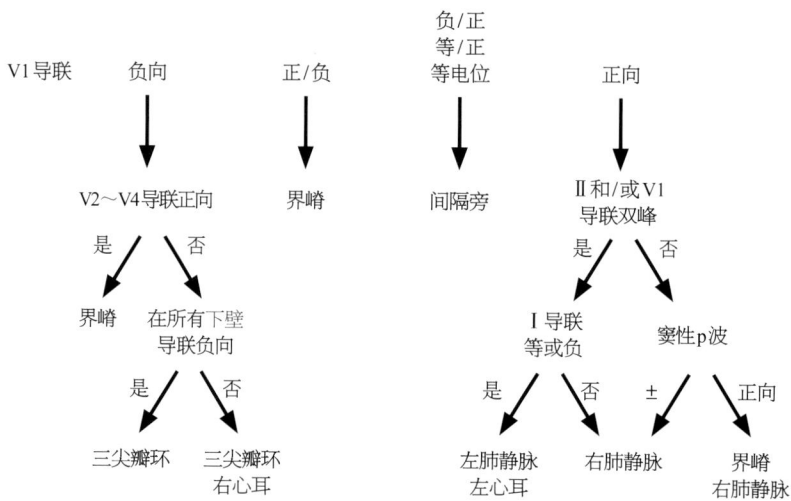

图 8-2 局灶性房性心动过速体表心电图定位示意图

环上部、左心耳、左侧间隔等。右心房起源界嵴常见，其次为三尖瓣环，另外还有冠状窦口、房间隔、上腔静脉、右心房基底部等。观察本例 12 导联体表心电图房性早搏 p 波 V1 导联多呈正向（图 8-3），有时呈负向（图 8-4），下壁导联 p 波为正向，初步定位左心房起源可能性大，但毗邻结构的精准定位还需要腔内电图及三维标测进一步明确，对于肺静脉起源的房性早搏可采用同侧环肺静脉电隔离，对于非肺静脉起源的房性早搏可采用局灶消融。

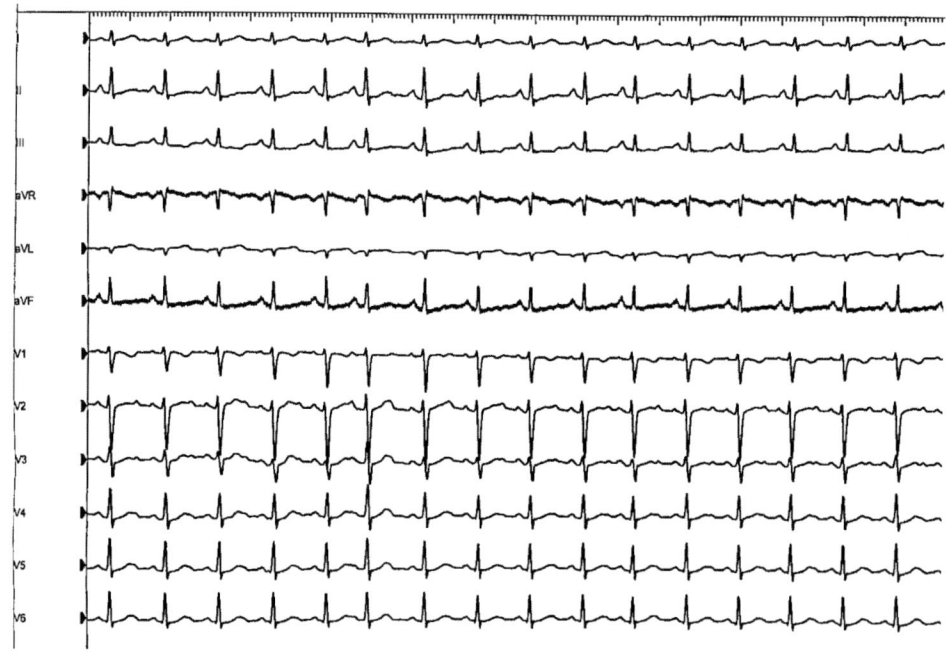

图 8-3 12 导联体表心电图示房性早搏 p 波 V1 导联呈正向，下壁导联为正向

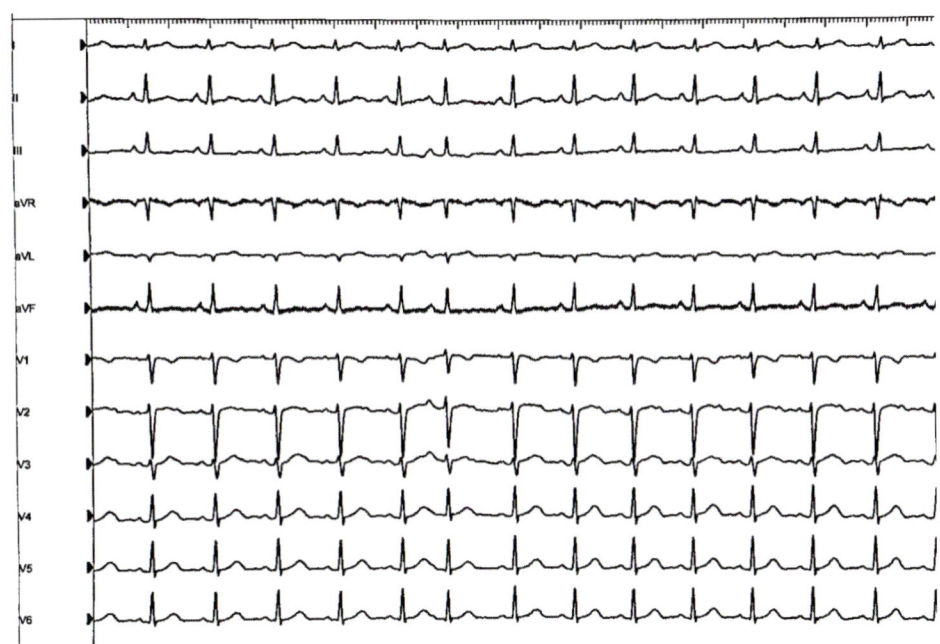

图 8-4　12 导联体表心电图示房性早搏 p 波 V1 导联呈负向，下壁导联为正向

**【电生理检查、标测与消融结果】**

患者取平卧位，常规消毒后铺巾。基础状态下心率为 90 次/min。取 1% 利多卡因局部麻醉后分别穿刺左锁骨下及股静脉，分别置入 6F 鞘后，分别送 10 极标测导管于右心室和希氏束，送 10 极标测导管于冠状窦。行右心室心尖部递增刺激及扫描，逆传时 A 波呈文氏传导，VA 逆传递减，不能诱发心动过速。心房递增刺激及扫描，于扫描时不能诱发心动过速，无跳跃，结合体表心电图房性早搏时下壁导联 p 波为正向，遂送 10 极标测导管至上腔静脉，并不明显领先体表 p 波，且 V1 导联多呈正向，时呈负向，提示左心房可能性大。遂再分别穿刺右侧股静脉 1 处，行房间隔穿刺成功，鞘管置入左心房，并行左心房肺静脉造影。肝素化后，经长鞘送压力感知型冷盐水灌注消融导管及 Pentaray 标测导管入左心房，在 CARTO3 系统指导下以 Pentaray 标测导管重建左心房及肺静脉三维电解剖模型。左心房电位均落后，仅有右上肺静脉电位略领先，但落后于上腔静脉，再送冷盐水灌注消融导管于右心房，构建右心房及上腔静脉三维模型，患者交替发作两种房性早搏，于右心房与上腔静脉交界处前游离壁标测最早点，局部领先 $CS_{9,10}$ A 波 74 ms，领先体表 p 波 35 ms（图 8-5），参数预设温度 43 ℃/功率 30 W 放电，压力 5g，20 s×3 次，因患者诉疼痛终止。此时患者仅发作另一种房性早搏，标测提示右心房与上腔静脉交界处后游离壁，较前靶点下一大头水平标测到最早点，领先 $CS_{9,10}$ 71 ms，体表 p 波 45 ms（图 8-6），以预设温度 43 ℃/功率 30 W 放电，压力 5g，20 s×3 次（消融指数在 230～280），放电后患者房性早搏消失，但每处放电时患者心率加速（110～120 次/min）（考虑窦房结刺激），且房室传导会呈一度到三度阻滞（考虑强烈迷走反射引起传导阻滞），故终止窦房结附近消融，为进一步巩固消融，遂送消融导管至

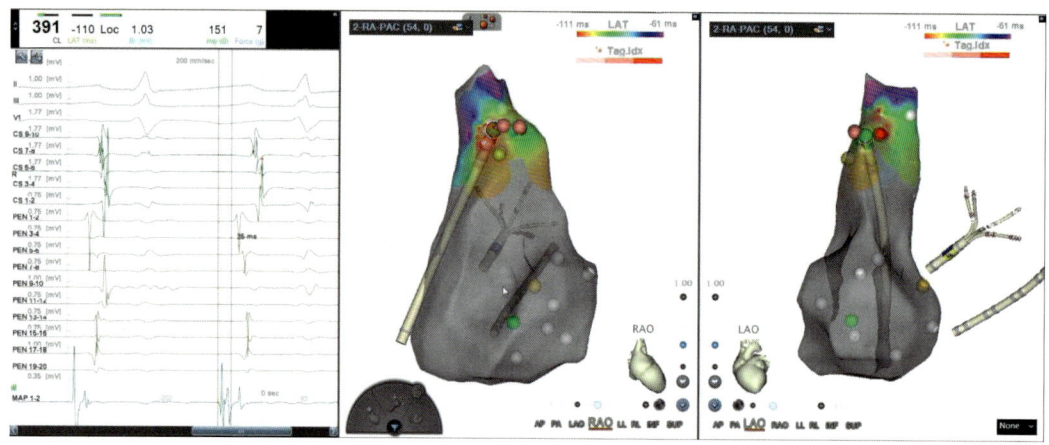

图 8-5　消融靶点 1（右心房与上腔静脉交界处前游离壁）

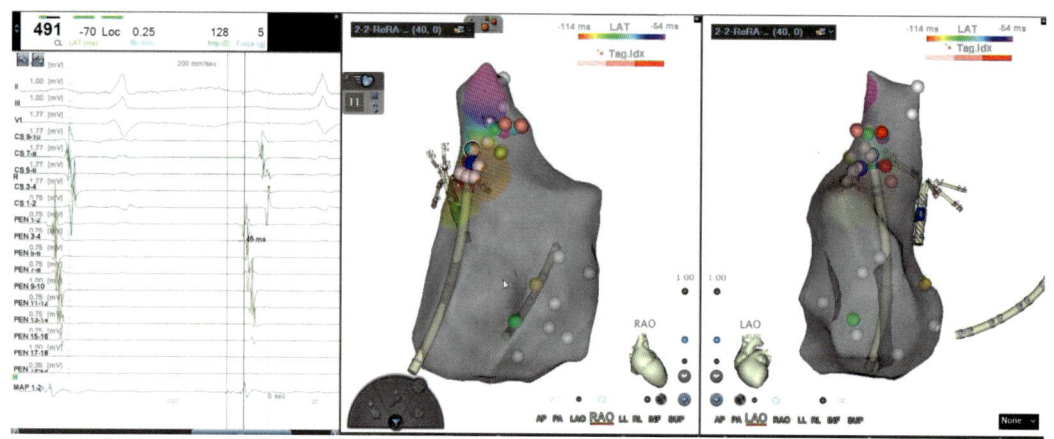

图 8-6　消融靶点 2（右心房与上腔静脉交界处后游离壁）

右侧肺静脉右心房对应点继续消融（图 8-7）（巩固 3 个点，消融指数在 500～550），患者仍有轻度疼痛及迷走反射。重复心房刺激和心房扫描（两个部位），无房性早搏再发，无 AH 跳跃，无心房回波，无预激。应用异丙肾上腺素提高基础心率 20%～30% 后，观察 30 min 电生理检查无 AH 跳跃，无心房回波，无预激，心室起搏时 VA 存在逆传时 600 ms 见 VA 分离，均无心动过速诱发。术后诊断频发性房性早搏（窦房结附近多源）。术后 1 个月随访动态心电图提示基础窦性心律，平均心率为 92 次 /min，最快心率为 125 次 /min，最慢心率为 72 次 /min，单个房性早搏 1 次。

【临床启示】

频发性房性早搏的射频消融治疗在临床中不如室性早搏常见，相关研究及文献报道较少，房性早搏的 12 导联体表心电图 p 波形态及腔内冠状窦的激动顺序为房性早搏的起源部位提供了一定的信息，在进行激动标测时需排除因导管刺激产生的早搏，以获得精确的激动标测图。本例患者房性早搏的 12 导联体表心电图 V1 导联 p 波多呈正向，时呈负向，下壁导联 p 波为正向，具有一定迷惑性，标测前认为早搏位于左心房可能性大，

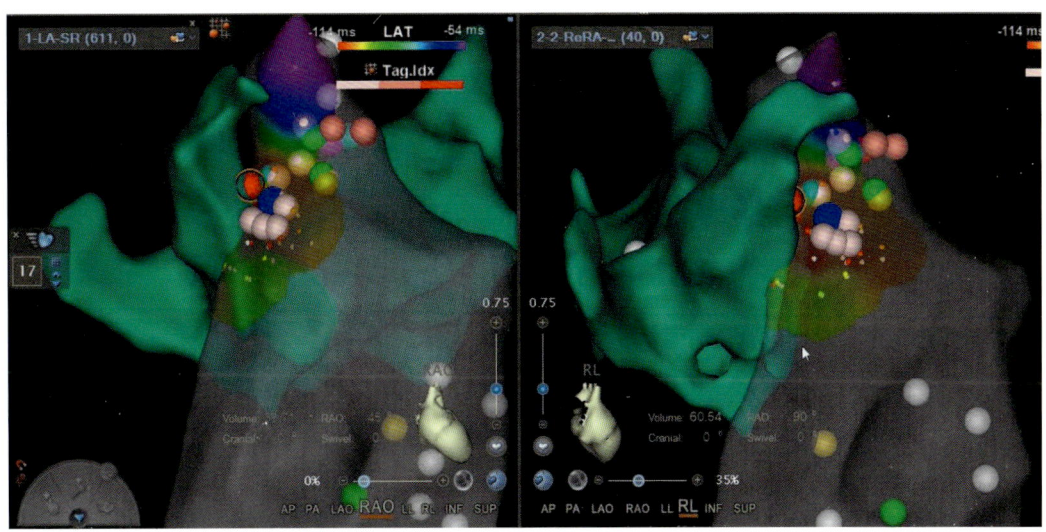

图8-7　消融靶点3（右侧肺静脉右心房对应点消融）

进一步标测提示左心房电位落后，于右心房与上腔静脉交界处游离壁标测到最早点，窦性心律下激动标测提示早搏位于窦房结附近，消融有效，但患者出现窦房结刺激及强烈迷走反射（严重时诱发三度房室传导阻滞），为巩固消融，后于右侧肺静脉右心房对应点消融，随访动态心电图房性早搏未再复发。频发房性早搏的起源部位常见于界嵴、肺静脉、希氏束旁、瓣环等位置，位于窦房结附近起源的房性早搏在临床中报道少见，具有一定的临床诊疗参考价值。

【专家点评】

既往认为房性早搏多为良性，但进一步临床研究发现长期频发房性早搏增加了房颤的发生率，房性早搏负荷过高与死亡率和心脑血管事件增加相关，经导管射频消融治疗（RFCA）已成为临床上多数快速性心律失常的一线治疗方法，但对于频发房性早搏的消融治疗尚缺乏指南或专家共识相关建议。三维标测为房性早搏消融提供了可行性。研究发现无明显器质性心脏病的房性早搏多为单源性，不同起源部位的房性早搏消融策略不同，如肺静脉起源的房性早搏可行环肺静脉电隔离，希氏束旁房性早搏可行无冠窦消融或从距离希氏束稍远处滴定消融，对于本例患者房性早搏证实窦房结附近起源，少有临床报道，在窦房结附近滴定消融出现窦房结刺激及强烈迷走反射的情况下，选择通过邻近解剖位置（右侧肺静脉右心房对应点消融）进行巩固消融，对患者进行了有效的治疗，对房性早搏不同起源部位的消融带来了更多临床思考和启发。

参考文献

[1] Farinha JM, Gupta D, Lip GYH. Frequent prematureatrial contractions as a signalling marker of atrialcardiomyopathy, incident atrial fibrillation, and stroke[J]. Cardiovasc Res, 2023, 31: 119(2): 429-439.

[2] Teh AW, Kistler PM, Kalman JM. Using the 12-lead ECG to localize the origin of ventricular and atrial tachycardias: part 1.Focal atrial tachycardia[J]. J Cardiovasc Electrophysiol, 2009, 20(6): 706-709.

[3] Wang X, Li Z, Mao J, He B. Electrophysiologi calfeatures and catheter ablation of symptomatic frequent premature atrial contractions[J]. Europace, 2017, 19(9): 1535−1541.

[4] He B, Li Y, Huang W, et al. Mapping and ablation of isolated frequent symptomatic premature atrial contractions in patients with structurally normal heart front[J]. Cardiovasc Med, 2022, 12: 9: 862659.

[5] Kistler PM, Roberts-Thomson KC, Hagqani HM, et al. P-wave morphology in focal atrial tachycardia: development of an algorithm to predict the anatomic siteof origin[J]. J Am Coll Cardiol, 2006, 5: 48(5): 1010−1017.

[6] Kistler PM, Chieng D, Tonchev IR, et al. P-wave morphology in focal atrial tachycardia: an updated algorithm to predict site of origin[J]. JACC Clin Electrophysiol, 2021, 7(12): 1547−1556.

# 病例 9

# 特发性左心房瘢痕相关性房扑

复旦大学附属华山医院　顾文韬　罗心平　李　剑

【病史资料】

男性，58岁，心悸、胸闷半年余。

现病史：半年前患者无明显诱因出现心悸，无胸闷、胸痛、大汗、恶心、呕吐等，无黑矇、晕厥，起初呈间歇性，1 h左右可自行缓解。外院动态心电图：窦性心律，一度房室传导阻滞。因症状不甚明显，未予以重视。近1个月来症状逐渐呈持续性，伴胸闷，无胸痛。心电图如图9-1所示。动态心电图提示房扑、房颤，平均心率97次/min（65～152次/min）。

既往史：高血压病史5年，最高160/100 mmHg，规律服用奥美沙坦，控制可。12年前患者被诊断为左侧旁道，AVRT并行射频消融（当时使用主动脉逆行法消融，未穿刺房间隔）。

入院超声心动图：左心房前后径43 mm；室间隔厚度11 mm；左心室舒张末内径48 mm；左心室射血分数54%。胸部CT和实验室检查未见明显异常。

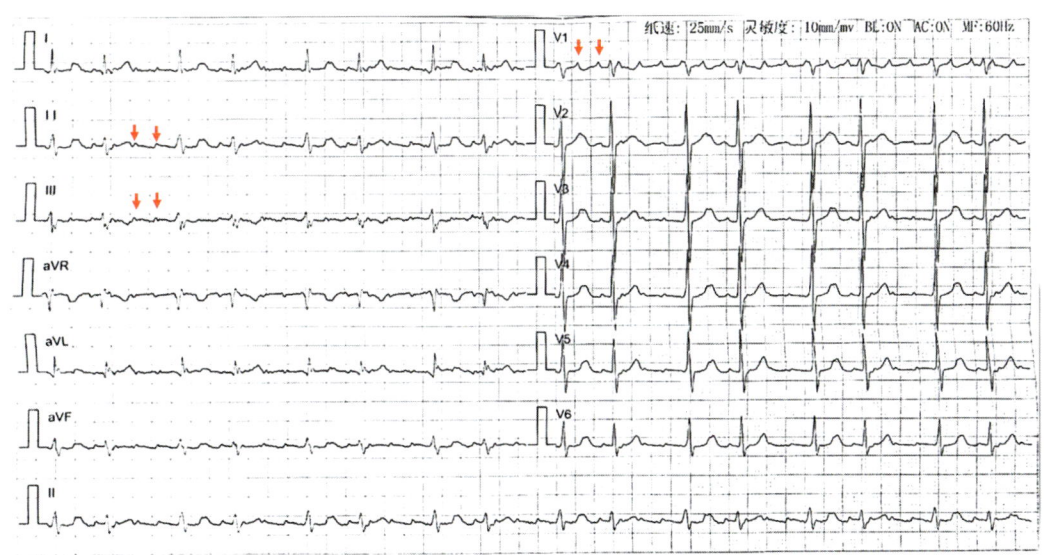

图9-1　患者发作时12导联心电图，红色箭头示心房波

【临床诊断】

房扑伴不等比传导。

【术前讨论：电生理及消融策略】

患者为中年男性，慢性病程，发作性心悸半年转为持续性伴胸闷，无胸痛、晕厥等症状。心电图可见窦性P波消失，代之以规律整齐的F波，F波周长为200～220 ms，在Ⅱ、Ⅲ、AVF及V1导联均呈正向，侧壁导联振幅较低。其间有较为明显的等电位线。诊断考虑房性心动过速或房扑。

主要鉴别诊断：① 大折返型房性心律失常（房扑），由于缺乏典型房扑的锯齿波，考虑基于低电压区的不典型房扑可能大。② 局灶型房性心动过速，由于各导联振幅均低，这种情况下常见的局灶型房性心动过速也是起源于瘢痕内的微折返。患者无既往手术史，既往消融手术并未涉及左心房，故假若存在基质病变，应该为特发性。

标测策略：首选激动标测，并结合电压和拖带标测，根据折返环的特征构建消融线或消融区域。

【电生理检查、标测与消融结果】

（1）置入10极CS电极，测定心房周长在200～220 ms，周长不稳定，存在轻微差异。在CSd和CSp分别以190 ms超速起搏，均实现拖带（图9-2）。其中CSp起搏终止时呈下游拖带模式，提示该心动过速为大折返型心动过速。PPI与TCL接近，提示二尖瓣环10极所在区域位于折返环内。

（2）在心腔内超声辅助下穿刺房间隔两处，置入Pentaray标测导管和STSF消融导管。用Pentaray标测导管行左右心房电压标测和激动标测。电压标测结果提示左心房前壁存在两片低电压区。分别位于前顶壁和间隔部，其核心区域呈电静止，高电压起搏不能夺获（图9-3）。右心房电压正常。激动标测提示激动沿二尖瓣环顺钟向传导，在二尖瓣环心内膜面可以取满周长。但是在瘢痕区的左侧，峭部-二尖瓣峡部-后壁-顶壁间也接近取满周长，需拖带鉴别（图9-4）。

（3）在峭部与顶壁交界处行拖带，起搏终止时测量此后心耳和冠状窦的AA间期，提示从局部拖带心房需要经过很长传导时间。PPI-TCL=390 ms，提示后顶壁远离折返环，呈被动激动。在右肺静脉前庭前壁PPI-TCL=90 ms，在二尖瓣环与瘢痕区之间拖带呈隐匿性，PPI与TCL大致相等（图9-5）。诊断考虑：环二尖瓣环折返房扑。

（4）由于前壁存在电静止区域，可以选择三种消融方式中的一种阻断折返（图9-6）。

1）传统左肺静脉电隔离+二尖瓣峡部阻断。但需考虑二尖瓣峡部的厚度和Marshall静脉介导的跨线传导。

2）二尖瓣环线性消融至间隔面电静止区。此处位于中-后间隔，需考虑对房室传导系统的可能损伤。

3）二尖瓣环线性消融至前顶壁电静止区，相对消融范围和风险均小。

采用方法三进行消融，在第三个消融点终止房扑（图9-7），随即出现另一种房扑，冠状窦电图呈p to d激动。先完成线性消融，线上均出现双电位后，对第二种房扑行激动标测和多点拖带。拖带提示二尖瓣环不参与折返，右上肺静脉前庭前壁参与折返。但在拖带后导管机械刺激导致房扑终止转为窦性心律，且不能被再次诱发。根据电压标测

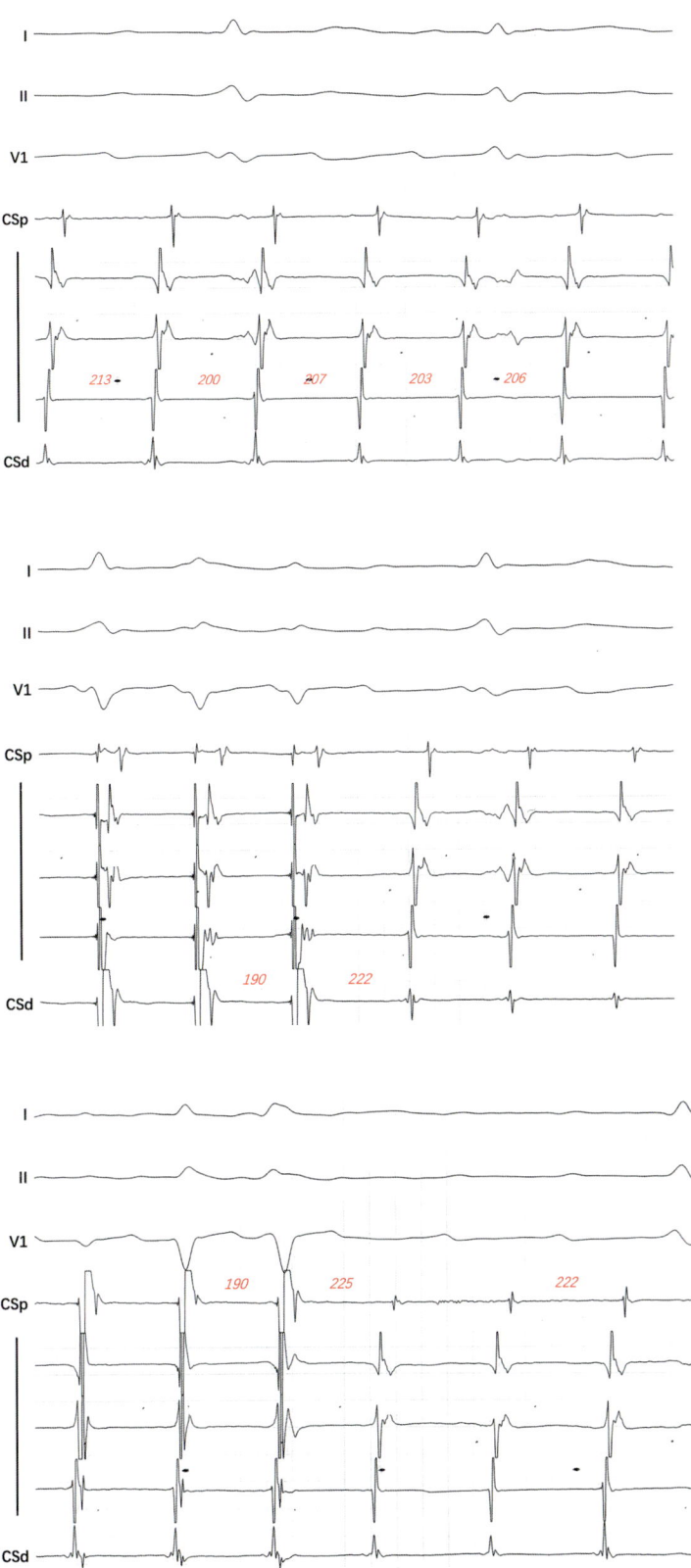

图 9-2　发作时冠状窦电图（上）；CSd 以 190 ms 拖带心动过速（中）；
　　　　CSp 以 190 ms 拖带心动过速（下）

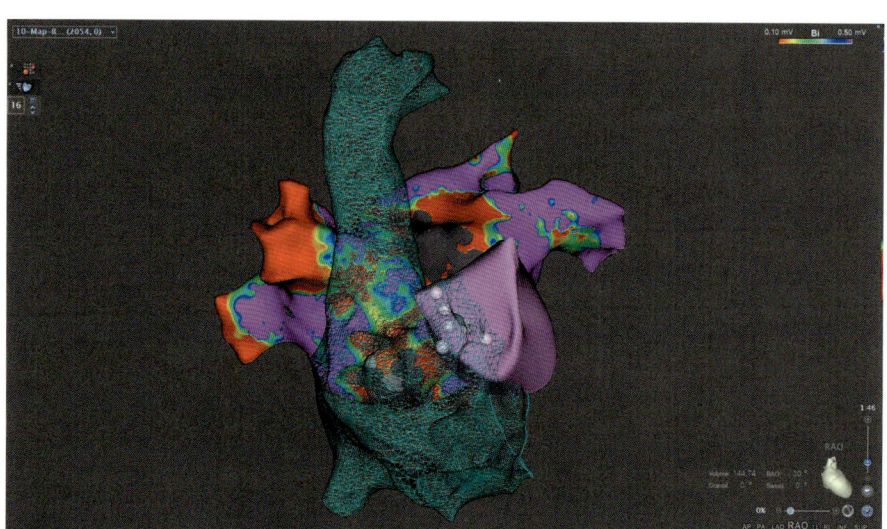

图9-3 左心房前壁可见两片低电压区（红色），其核心为电静止区域（黑色）

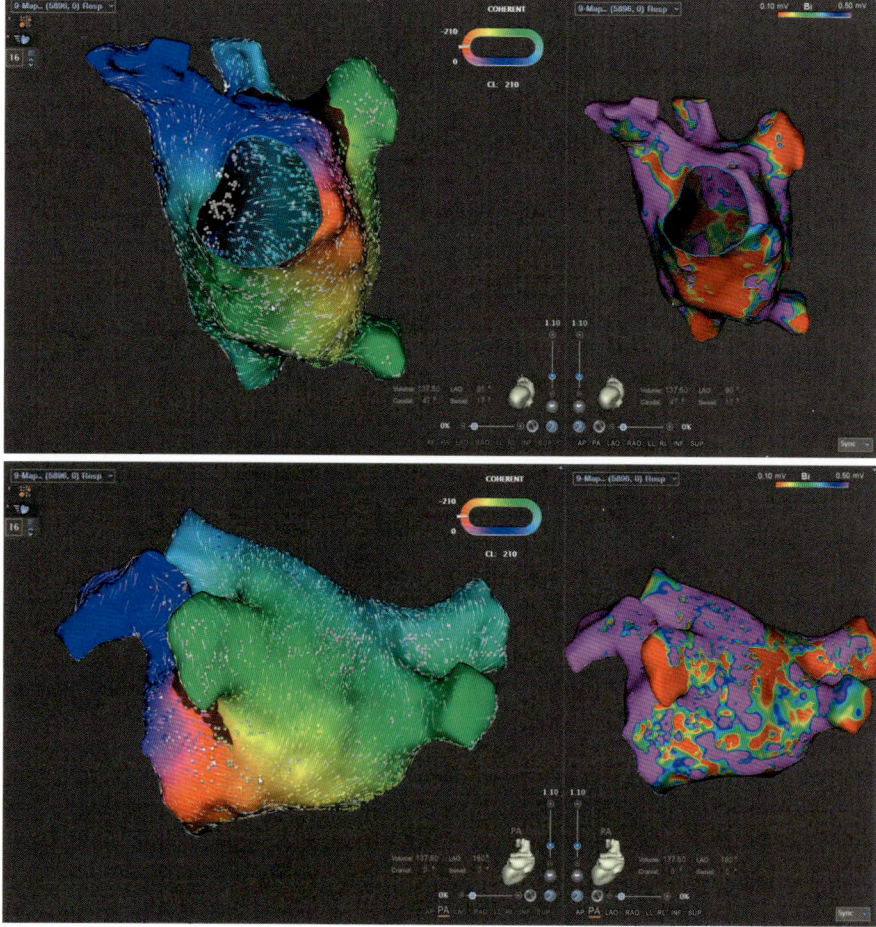

图9-4 激动标测结果使用Coherent mapping展示

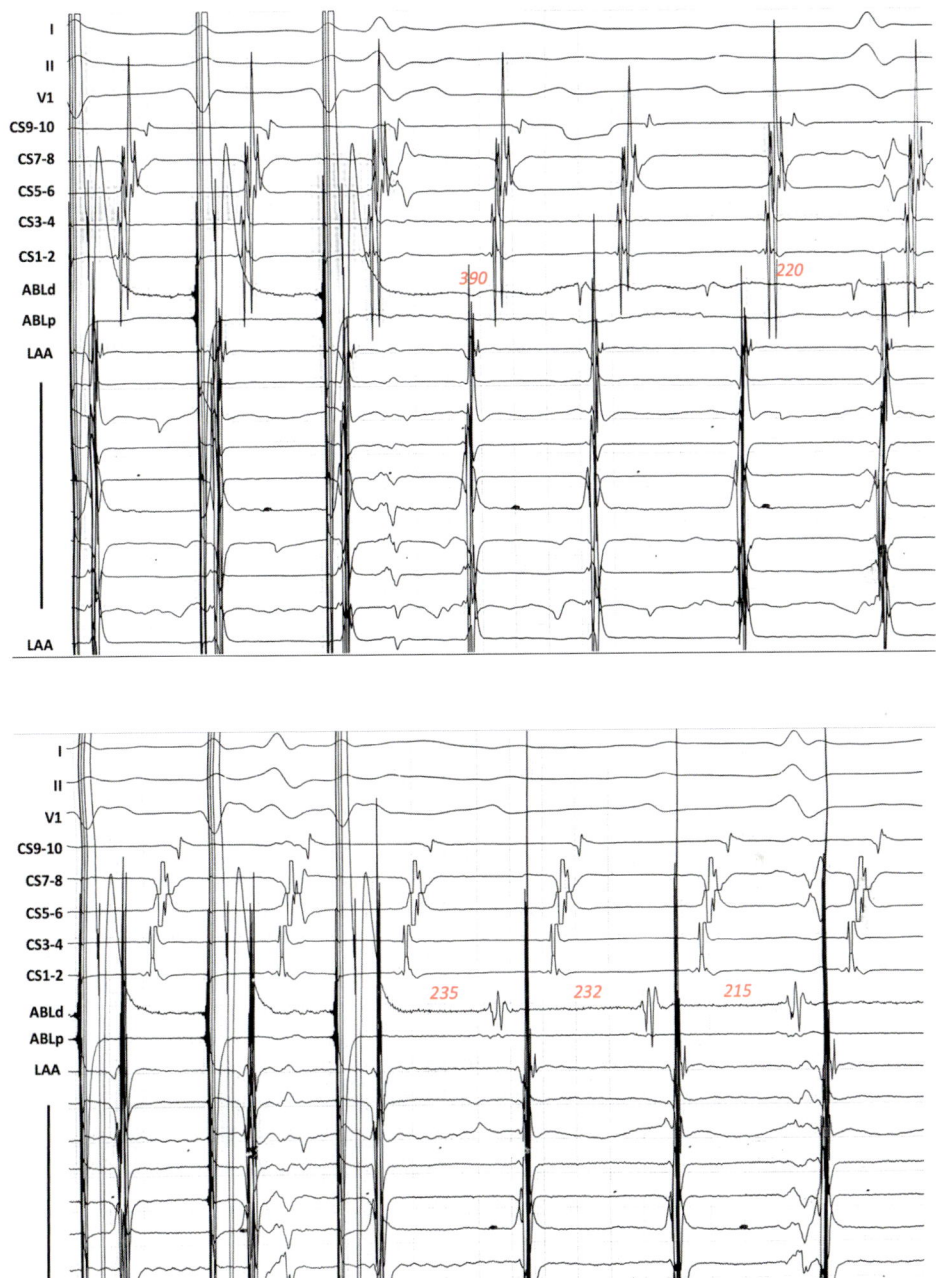

图9-5 消融导管在嵴部-顶部交界处拖带（上）；消融导管在前壁电静止区和二尖瓣环之间拖带（下）

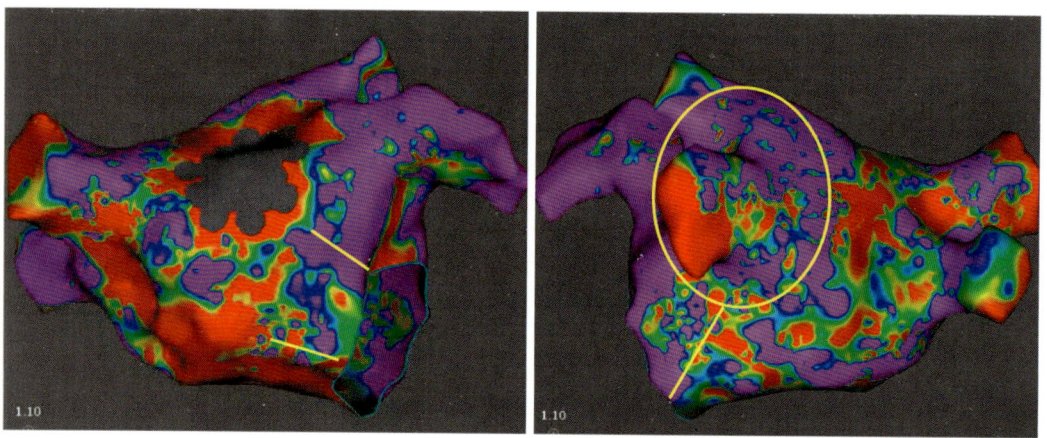

图9-6 标测结果提示的可能的三种消融方法

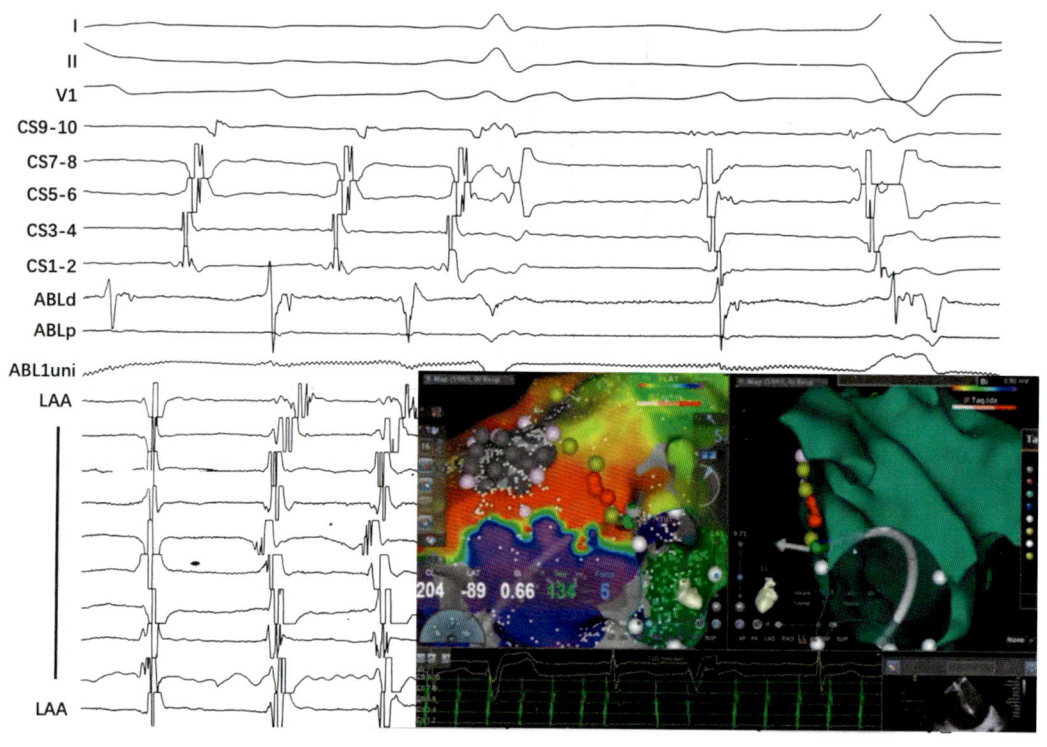

图9-7 消融过程中临床房扑终止,转为另一种房扑

结果,予以经验性右肺静脉电隔离并线性连接右肺静脉和前顶部(图9-8),验证各隔离线均阻滞后结束手术。患者随访1年余,未再发生房扑和房颤。

【临床启示】

体表心电图的判读对于标测和消融策略制定十分重要。患者心房波振幅小,等电位线长,提示可能存在心房基质病变,最可能的背景疾病为孤立性心房心肌病。虽然患者无基础心脏病史和手术史,心电图呈现房性心动过速/房扑的特点,仍然要做好基质标

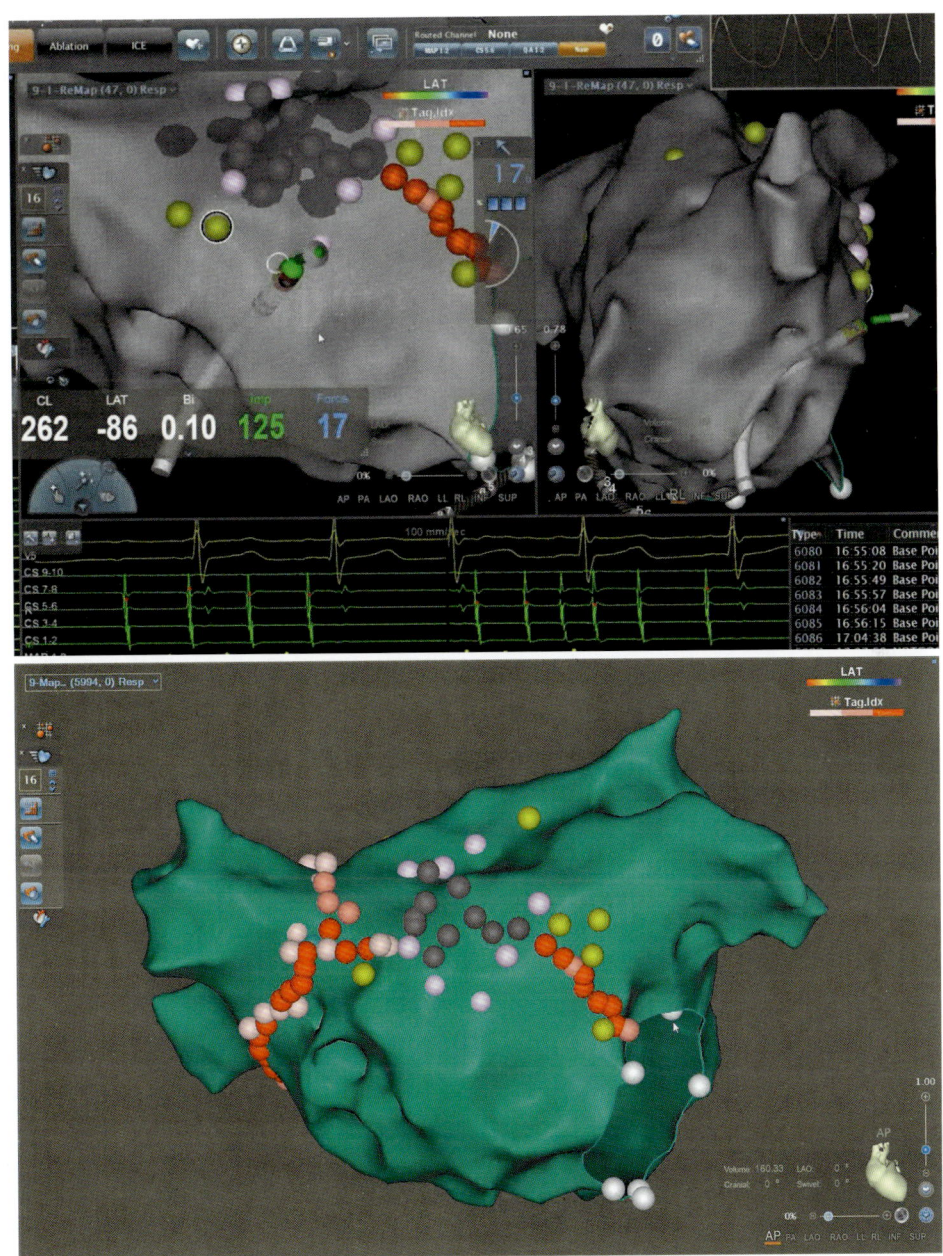

图 9-8 非临床房扑的机械刺激终止位置（上）和最终的消融范围示意图（下）

测、电压标测和激动标测的准备。

患者的腔内心电图中，AA 间期尽管稍有差异，但是周长大致稳定，加上通过电压标测，可以证实左心房心内膜面存在低电压区和完全性电静止区域，因而诊断患者的心律失常主要的机制为折返相关。对于折返性的心动过速，寻找可消融的峡部区域是设计消融路径的重点。在激动标测基础上，拖带标测对于折返环的判断有不可取代的作用。Coherent mapping 较为直观细致地显示了激动路径，但当存在多个可能的折返路径的时候，以及心房内传导时间超出周长时，必须借助对腔内电图的分析和对拖带意义的解读来判断折返环及其关键峡部。

对于房性心动过速，尤其存在基质病变的左心房，要做好多种房扑甚至房颤的消融准备，因此要设计多种消融策略。但是，当不同的心动过速出现时，最好先完成既定的消融策略，并验证消融路径后，再开始新的消融策略，以免将折返径路医源性复杂化。本例患者的第二种心动过速因机械刺激终止，并无法再次诱发，而非临床的折返性房扑的消融价值存在争议，特别当它不能维持的时候，我们通常是推测可能的折返环和所需要的相应消融方式。将其获益与权衡消融方案可能的风险进行权衡，在风险较低时才选择"推断性"的消融。

**【专家点评】**

这是一个不典型房扑的电生理射频消融的精彩病例。术者从术前体表心电图的阅读，根据扑动波的特点，推测可能存在心房的基质改变，做了高密度基质标测和拖带标测等相结合的手术思路的预案。实战中的结果验证了术者的判断。通过对基质和拖带结果的深入分析，术者选择了"性价比"最高的消融径线（二尖瓣环连线至左心房前顶壁瘢痕区），消融3个点即使得临床房扑终止（变为另一种房扑），体现了消融策略的正确性和高效性。对于第二种房扑，由于消融导管机械压迫后不能诱发，难以判断该种房扑的机制和关键峡部、传导路径，但在此前基质标测的基础上（左心房间隔存在瘢痕区，且与右侧上肺静脉毗邻），结合消融导管压迫终止房扑的位置，采取"环右侧肺静脉电隔离+右侧消融环和间隔瘢痕区之间连线"的消融方法，是合情合理的判断。随访1年无复发，也证实消融策略有效。

关于左心房前壁瘢痕相关的房扑，已有零星的病例文献报道。其消融策略尚不统一，也有在线性消融连接二尖瓣环与前壁瘢痕的基础上，同时附加双侧环肺静脉电隔离消融的病例。本例患者年龄为58岁，预期寿命较长，今后是否会出现房颤或其他类型房扑尚难判断，可延长随访时间。若无心脏手术史、心脏放疗史等外源性因素，心房的孤立性瘢痕、低电压区等病变的成因，仍不明确。其可能与心房心肌病、心房自身的增龄性病变（特别是高龄合并高血压）等因素有关。其中，部分文献探讨了升主动脉压迹与左心房前壁瘢痕形成之间可能存在一定关联。本例如果能通过CT重建、心腔内超声等手段进一步完善评估瘢痕区与主动脉之间的解剖关系，可能有助于判断前壁瘢痕的原因。

## 参考文献

[1] Barbhaiya CR, Baldinger SH, Kumar S, et al. Downstream overdrive pacing and intracardiac concealed fusion to guide rapid identification of atrial tachycardia after atrial fibrillation ablation[J]. Europace, 2018, 20: 596-603.

[2] Goette A, Kalman JM, Aguinaga L, et al. EHRA/HRS/APHRS/SOLAECE expert consensus on atrial cardiomyopathies: definition, characterisation, and clinical implication[J]. J Arrhythm, 2016, 32: 247-278.

# 病例 10

## 左心室 Summit 室性早搏合并双径路

复旦大学附属华山医院　熊楠青　吴帮卫　罗心平　李　剑

【病史资料】

女性，62岁，活动后心悸近20年。

现病史：患者活动后心悸20年，呈发作性。起初每次约数分钟，近2年可持续半小时以上。2周前患者再次发作，外院心电图提示室上性心动过速。维拉帕米静脉注射后终止，复查心电图：窦性心律，频发室性早搏（图10-1）。UCG提示中度肺动脉高压（PASP 53 mmHg）伴轻度三尖瓣反流，左心室射血分数59%。动态心电图示室性心搏有36 149次（28.9%），其中有200阵短阵室性心动过速，有147阵成对室性早搏。

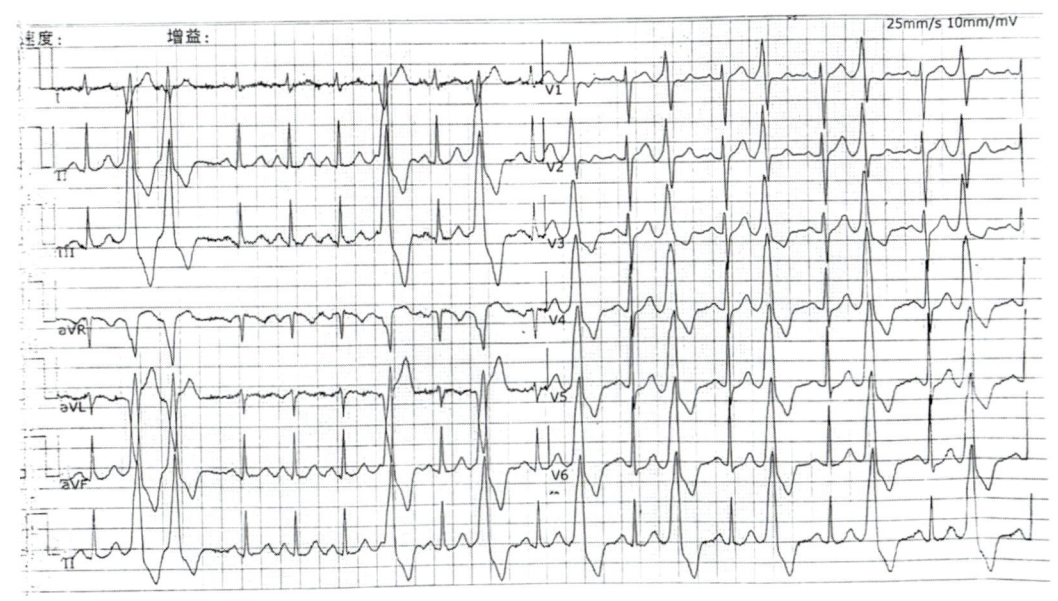

图10-1　患者12导联心电图示室性早搏形态

【临床诊断】

室上性心动过速。
频发室性早搏，短阵室性心动过速。

【术前讨论：电生理及消融策略】

1. **室上性心动过速** 由于存在外院的诊疗证据，是此次手术的重点。

2. **室性早搏** 患者12导联心电图可见近似单一形态的频发室性早搏，动态心电图提示存在200阵短阵室性心动过速，且24 h的室性早搏总数占心搏总数的38%，也存在消融的必要。早搏的特征是在胸导联呈右束支阻滞图形，在部分心搏中V1/V2有较深的S波，额面电轴指向右下，Ⅰ导联接近QS形态，RⅢ>RⅡ。提示二尖瓣环高位-左心室顶部起源的室性早搏，由于左心室顶部心肌厚，中层起源可能大，需要行多心腔序贯激动标测，选择合适的消融靶点。

虽然室性早搏的激动和起搏标测常可以诱发室上性心动过速，可能会导致标测中断，但是根据疾病的缓急情况，首选标测和消融室上性心动过速，然后处理室性早搏/室性心动过速。

【电生理检查、标测与消融结果】

1. **室上性心动过速的电生理检查** 穿刺股静脉，先后置入10极冠状窦电极、4极希氏束电极和4极右心室电极。心室刺激排除隐匿性旁道，心房刺激可见A-H跳跃现象，易出现回波并诱发窄QRS心动过速。腔内图呈A on V现象。心室拖带呈V-A-H-V反应，排除房性心动过速（图10-2），希氏束不应期房性早搏可以终止心动过速，排除希氏束区自律性心动过速，诊断为AVNRT。

2. **室上性心动过速消融** 以TC消融导管，低灌温控模式，在慢径区放电提示交界性心律，在此处消融30~45 s，共3次。未见房室结前传阻滞，但由于频发室性早搏和短阵室性心动过速，消融时导管易于向上移位，考虑房室结损伤的相关风险。我们先消

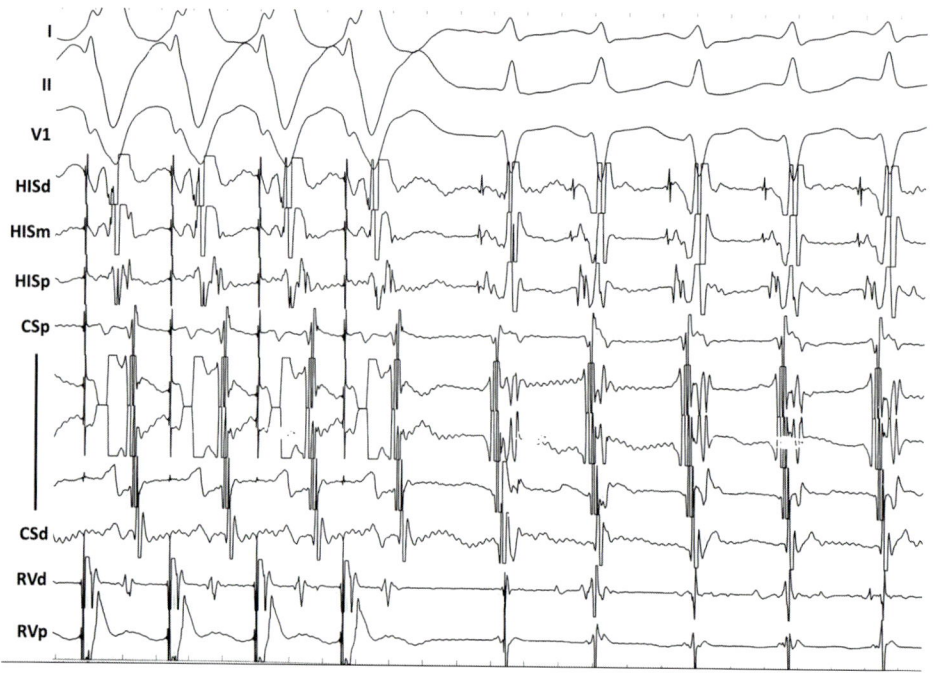

图10-2 心动过速时行右心室心尖部拖带

融至连续刺激不能诱发室上性心动过速的程度，待消融室性早搏后行慢径区巩固。

3. **室性早搏/室性心动过速标测**　术中12导联心电图见V1导联呈Rs，而V2导联呈rS形态，称为反向移行，提示左心室顶部起源可能大。在心腔内超声辅助下，分别在下列4个区域行激动标测和起搏标测：

（1）心大静脉-前室间静脉。

（2）右心室流出道-肺动脉左窦。

（3）左冠窦。

（4）左心室心内膜面左冠窦下-AMC。

4. **在标测中发现**

（1）心大静脉-前室间静脉领先体表QRS起始约35 ms，但起始部位圆钝（绿线），锐利部位（提示本场，红线）领先仅15 ms左右，单极图示rS形态（图10-3）。

（2）右心室流出道标测：单极图呈现QS形态，双极图虽早，但起始部（绿线）仍然是斜率较低的远场电位（图10-4）。

（3）左冠窦标测：在左冠窦底，单极图近似QS形态，双极图可见一提前电位（红线），但领先<20 ms。在它的前面似有一小电位振幅较低，难以与干扰区分（图10-5）。

（4）左心室心内膜面：最领先处位于左冠窦下。局部有前电位，较为锐利，早于单极图。此时可能记录到A和V两个电位，需要通过同步的冠状窦电图将前电位与远场A波区分出来（图10-6）。

（5）在各个区域上述位置行起搏标测（图10-7），均与临床室性早搏在12导联形态上存在差异，提示位于左心室顶部的心肌中层。

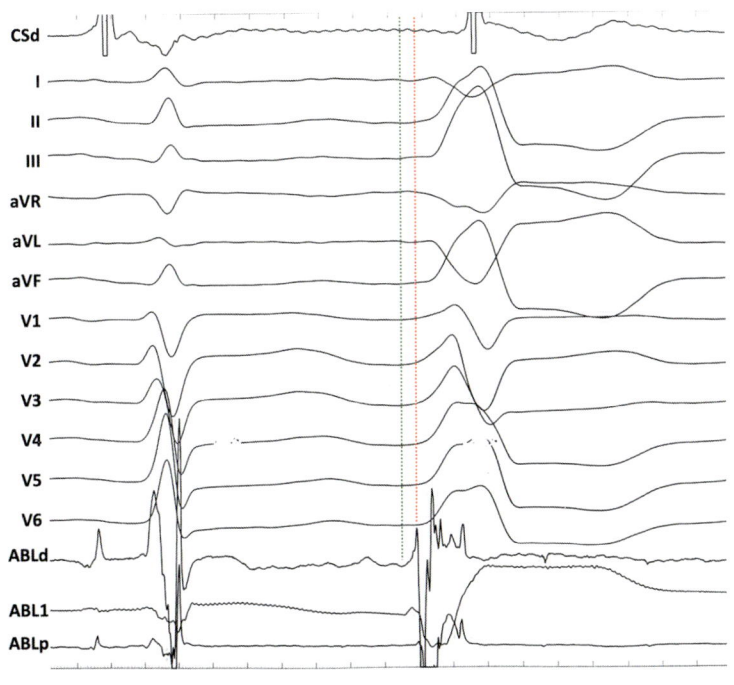

图10-3　消融导管位于心大静脉-前室间静脉时的腔内图

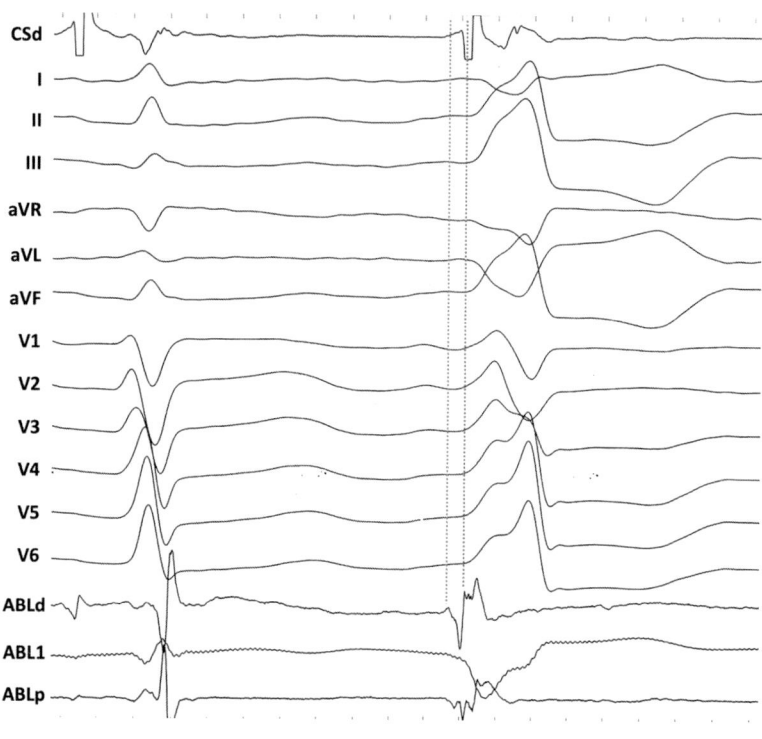

图10-4 消融导管位于右心室流出道时的腔内图

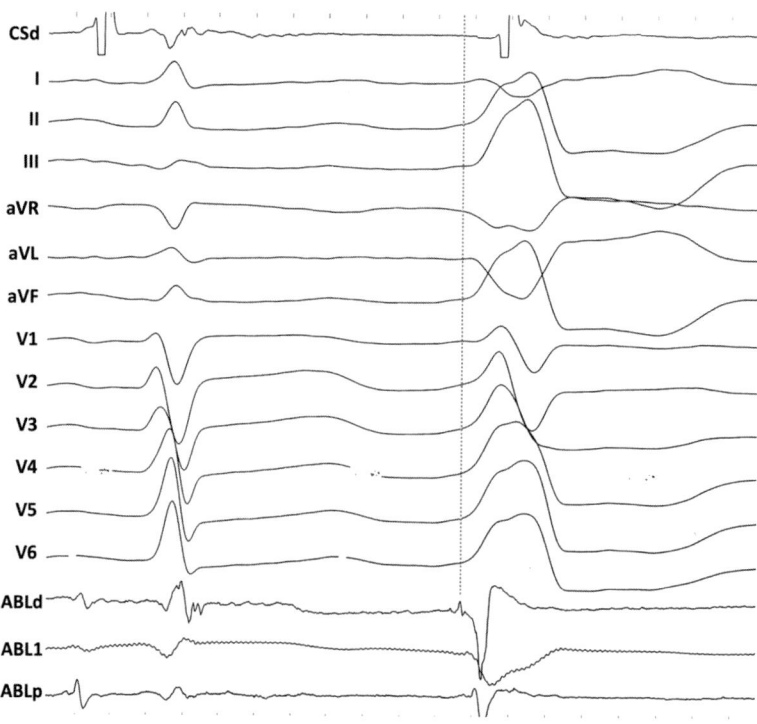

图10-5 消融导管位于左冠窦时的腔内图

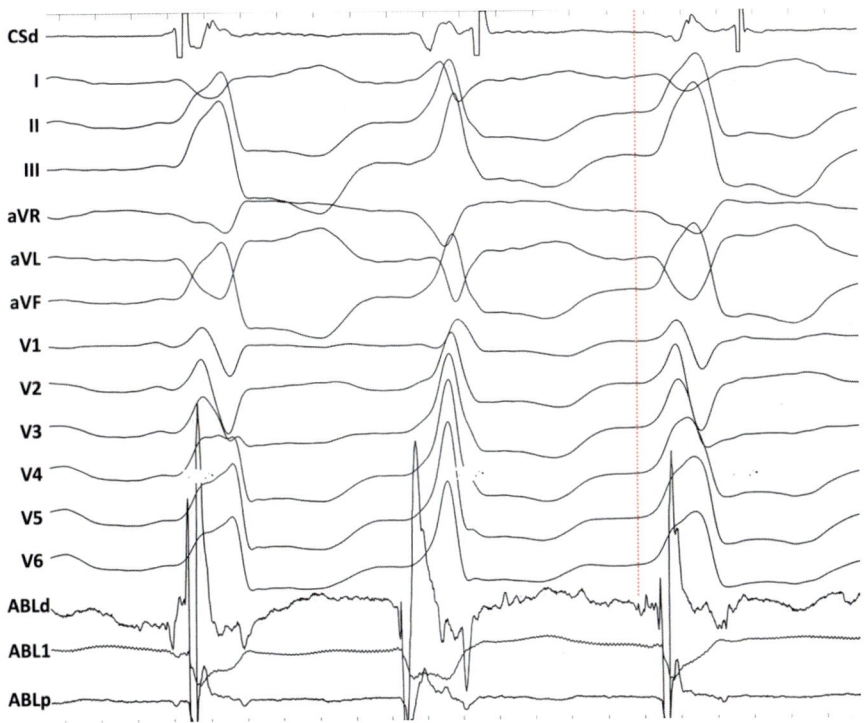

图 10-6 短阵室性心动过速时，消融导管位于左心室心内膜面时的腔内图，第一跳前电位内可能混入远场A波；第二跳形态与临床有区别，不能排除机械刺激导致；第三跳为临床室性早搏，可见相对锐利的前电位

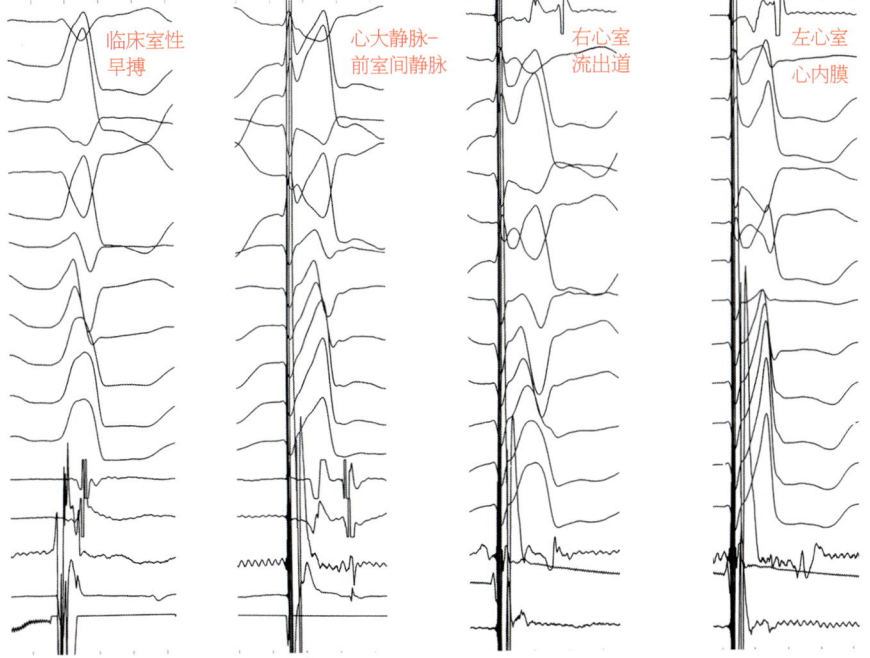

图 10-7 临床室性早搏形态和心大静脉，右心室流出道和左心室心内膜面起搏标测形态

**5. 室性早搏/室性心动过速消融** 根据上述信息，从左心室心内膜面最早点所在位置开始，以中高功率-长时间消融相对合理。故使用TC导管以35～40 W消融120 s，大约10 s时早搏消失。消融后早搏再次出现但显著较少。以心腔内超声辅助，调整导管至左右冠窦之间的三角区（图10-8上），标测到更为明显的前电位（图10-8下左，黄线）。在此处以40 W消融90～120 s共3次，早搏完全消失。

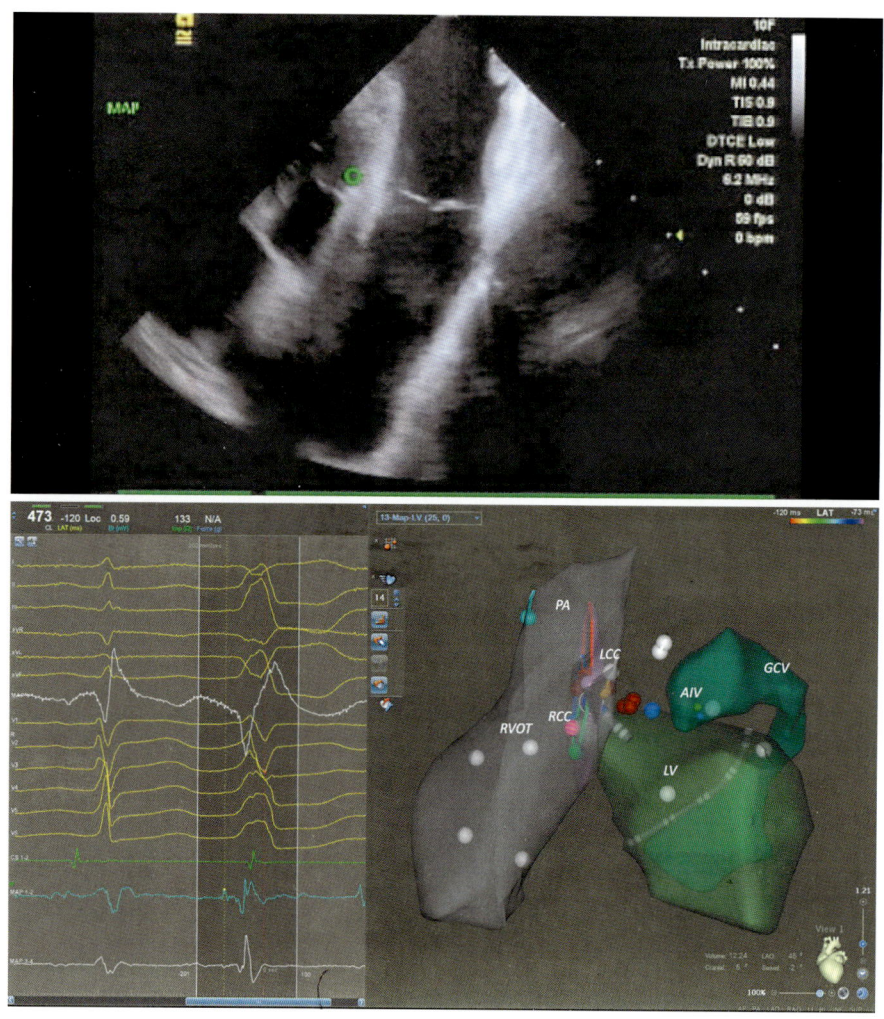

图10-8 导管勾靠于左右冠窦间三角（上）；局部可见清晰的前电位（下）

**6. 慢径区巩固** 室性早搏成功消融后复查电生理，心房起搏见房室结回波消失，跳跃仍存在，慢径区再次巩固60 s 3次，跳跃消失。患者随访3个月余，未见室性早搏和室上性心动过速复发。

【临床启示】

心律失常的诊断和消融需要有不同的考量。诊断需要明确机制，并为消融打下基础；但是消融为临床治疗手段，需要考虑的是轻重缓解。本例患者为少见的室上性心动过速合并频发室性早搏/短阵室性心动过速患者，电生理检查明确为AVNRT。消融的先后各有利弊，但是从诊治优化的角度考虑，一般先选择机制明确且发作稳定的AVNRT进行消融。本例最大的难点是在改良慢径过程中，频发室性早搏显著影响导管的稳定性。因此，我们选择先短时间消融慢径区，使AVNRT不易诱发，然后消融室性心律失常，再巩固慢径区的方式，提升了手术效率。

室性早搏的消融体表心电图的定位非常重要。由于胸前导联往往是定位的起点，常规患者提供的心电图不可靠，需要在手术台面上精确贴合电极导联并重新定位。对于左心室来源的室性早搏，我们认为使用心大静脉-前室间静脉、右心室流出道-左肺动脉窦、左冠窦和左心室心内膜面左冠窦下-AMC的"四区标测"，才能获得比较可靠的最早激动来源与最佳的消融靶点，不能依据体表心电图的初判，直接到单一区域标测消融。

左心室Summit室性早搏常位于深部，需要使用多心腔激动标测联合起搏标测，寻找到最为可靠的提前电位，通过中高功率长时间消融获得成功。如果常规手段在单一心腔内和心大静脉内不能取得成功，也可以使用二线手段包括心外膜消融、双极消融和酒精（乙醇）消融等方式。

【专家点评】

左心室Summit区的室性早搏消融一直是室性心律失常消融中的热点及难点，需要术者对左心室顶部比邻的解剖结构充分了解掌握。对于本病例，术者在首次放电前对邻近部位都做了充分的激动及起搏标测，这使得我们在消融前更显得从容不迫，在一处消融失败后能有充足的备案决定后续的消融策略。在临床上，目前已有越来越多的研究报道了RCC/LCC瓣下小叶间三角消融该部位起源VA成功的案例，同时对于该部位室性早搏的消融仅依赖于激动标测结果是远远不够的，且容易引起误导，综合各部位的起搏及激动标测结果评估心外膜起源的可能性才是决定消融策略最主要的依据。此外，我们也不能忘记左心室Summit区VA的消融往往需要多点夹击才能消融成功，期望单部位消融成功往往是不切实际的想法。该病例很好地展示了左心室Summit区的标测及消融策略，唯一要注意的是要区分机械刺激触碰的室性早搏与临床室性早搏的差别（图10-4的室性早搏形态较临床形态室性早搏有所不同，同时图10-6记录到的也是短阵室性心动过速中的某一跳而非单个临床室性早搏，应注意与临床室性早搏区分）。

参考文献

[1] Shirai Y, Santangeli P, Liang JJ, et al. Anatomical proximity dictates successful ablation from adjacent sites for outflow tract ventricular arrhythmias linked to the coronary venous system[J]. Europace, 2019, 21: 484-491.

[2] Santangeli P, Marchlinski FE, Zado ES, et al. Percutaneous epicardial ablation of ventricular arrhythmias arising from the left ventricular summit: outcomes and electrocardiogram correlates of success[J]. Circ Arrhythm Electrophysiol, 2015, 8: 337-343.

[3] Futyma P, Santangeli P, Pürerfellner H, et al. Anatomic approach with bipolar ablation between the left pulmonic cusp and left ventricular outflow tract for left ventricular summit arrhythmias[J]. Heart Rhythm, 2020, 17: 1519-1527.

[4] Tavares L, Lador A, Fuentes S, et al. Intramural venous ethanol infusion for refractory ventricular arrhythmias: outcomes of a multicenter experience[J]. JACC Clin Electrophysiol, 2020, 6: 1420-1431.

# 病例 11

# 双间隔旁道

复旦大学附属华山医院　熊楠青　吴帮卫　罗心平　李　剑

【病史资料】

男性，30岁，阵发性心悸1年余。

现病史：患者心悸1年余，呈阵发性，每次约数分钟，可自行缓解。无发作时心电图记录。患者自小多次行心电图检查提示心室预激（图11-1）。超声心动图未见明显异常，左心室射血分数65%。

既往史：高血压2年，控制欠佳。

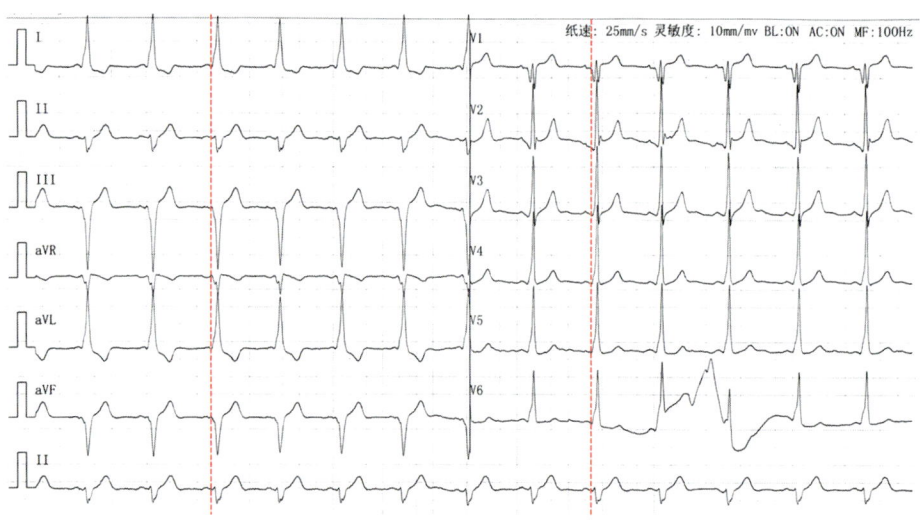

图11-1　患者静息12导联心电图见心室预激

【临床诊断】

阵发性室上性心动过速？

心室预激。

【术前讨论：电生理及消融策略】

患者为年轻男性，体表心电图可见预激波。患者有发作性心悸，首先考虑室上性心动过速，也可为预激相关的其他心动过速，包括房颤等。

通过δ波对旁道定位（红线示δ波起始），V1导联为负向，V2导联接近等电位，V3导联转为正向，Ⅱ导接近等电位，Ⅲ、aVF均为负向，提示右侧后间隔旁道。

由于缺少心动过速的客观依据，电生理检查需要尽量诱发心动过速，并注意识别逆传路径。

### 【电生理检查、标测与消融结果】

1. **电生理检查**　上台后发现患者窦性心律下预激波消失，HV间期为40 ms，提示旁道前传为间歇性。常规穿刺股静脉置入10极冠状窦电极、4极希氏束电极和4极右心室电极。右心室S1S2刺激时，VA间期固定，A波在冠状窦口最早。连续刺激可以诱发窄QRS心动过速，激动顺序同样在冠状窦口最早（图11-2）。$HA_{svt} - VA_{pace} = 58$ ms，考虑为顺向型AVRT。右心室拖带V-A-H-V反应，PPI-TCL=73 ms，也支持上述诊断。

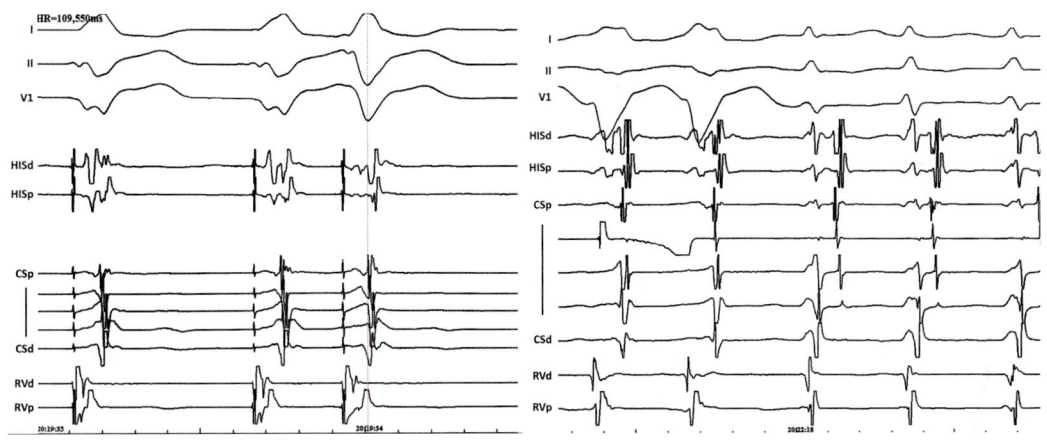

图11-2　心室起搏与心动过速诱发时的腔内电图

2. **旁道标测**　在心室起搏下以TC导管标测旁道逆传最早点，在三尖瓣环最早位于5点处，局部SA间期67 ms，在间隔面精细标测，冠状窦底和冠状窦顶水平对应的三尖瓣环处，SA间期分别为59 ms和49 ms，考虑为隐匿性后间隔旁路。

3. **后间隔旁道消融**　以功率模式在后间隔（图11-3）处，窦性心律下30 W消融5 s后起搏，发现VA间期延长，但并未分离（图11-4）。

4. **进一步标测**　再次行右心室S1S2刺激，VA间期仍固定。右心室心尖部和基底部分别予以连续刺激，基底部SA间期较短，提示仍为旁道传导（图11-5）。再次标测最早激动点位于中间隔（图11-6，位置见图11-3）。为排除左间隔旁道，穿刺房间隔一处，用消融导管在二尖瓣环标测，局部A波晚于右中间隔。以高频刺激心室，仍可诱发室上性心动过速，但不持续。

5. **中间隔旁道消融**　考虑中间隔与房室结距离近，在此处以15 W，窦性心律下放电，但稍偏房侧即出现交界性心律（图11-7），立即停消融。此时考虑通过室侧消融可能安全性较大，但患者上台以后预激波始终未出现，无法标测前传。尝试注射三磷酸腺苷20 mg，预激波出现，与术前心电图相同，但很快再次消失。将导管送入右心室，倒

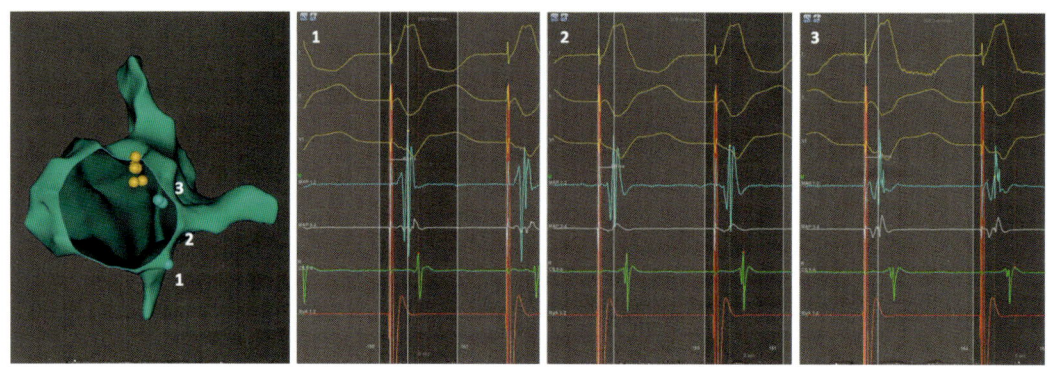

图 11-3　激动标测分别显示后间隔（1）、冠状窦底水平（2）和中间隔（3）的心房激动时间

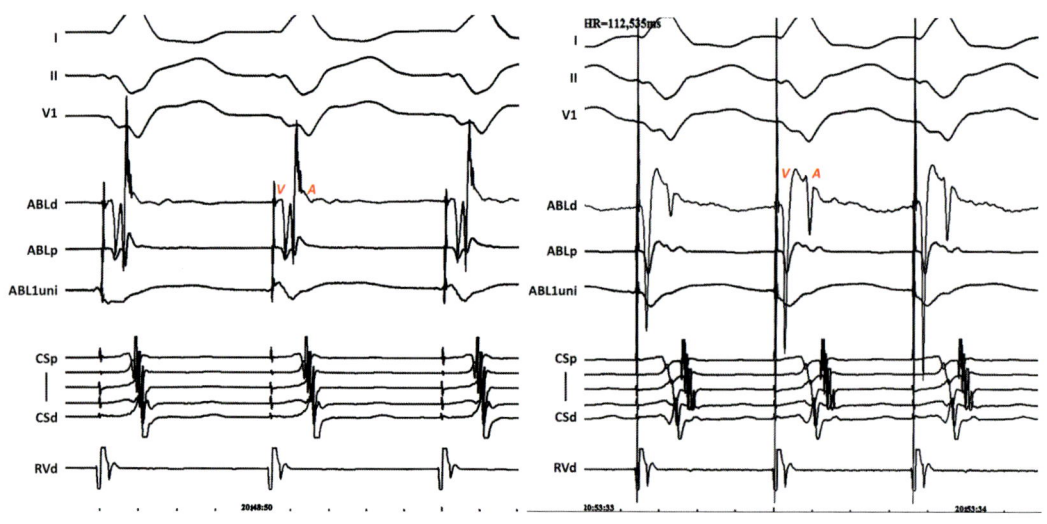

图 11-4　后间隔旁道消融前局部靶点图（左）和消融后的局部靶点图（右）

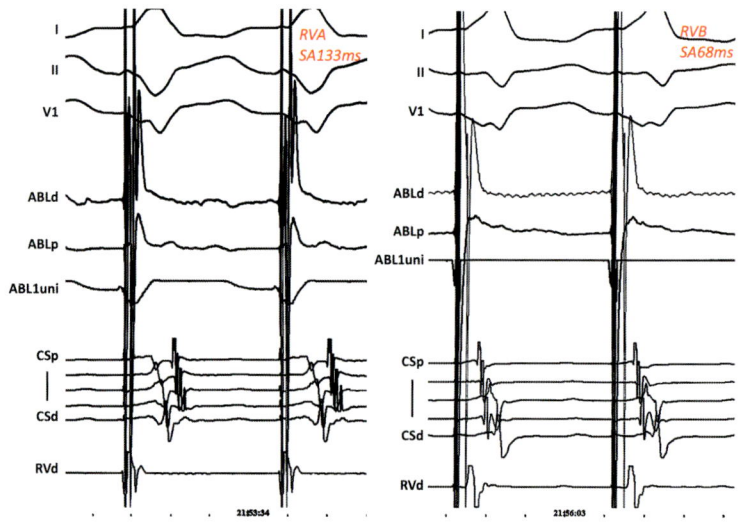

图 11-5　右心室心尖部/基底部刺激，$VA_{base} < VA_{apex}$，考虑旁道逆传

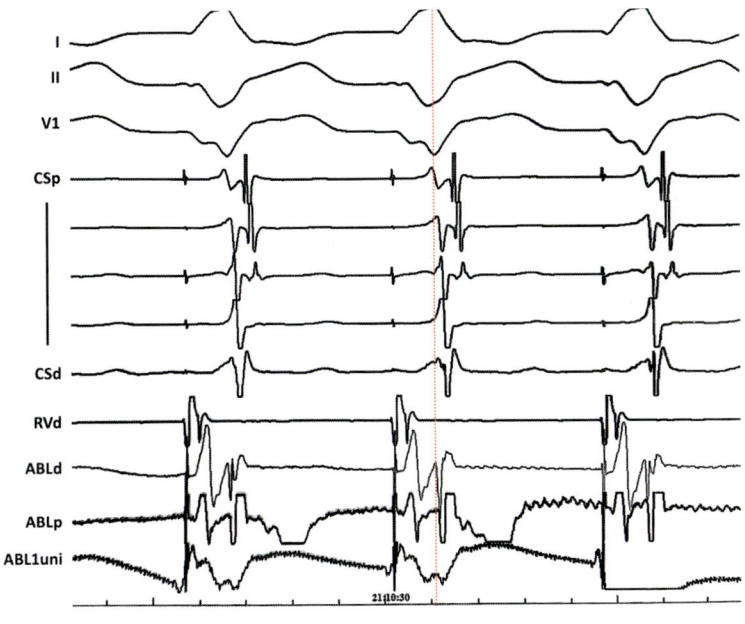

图 11-6　右心室起搏时中间隔旁道靶点图

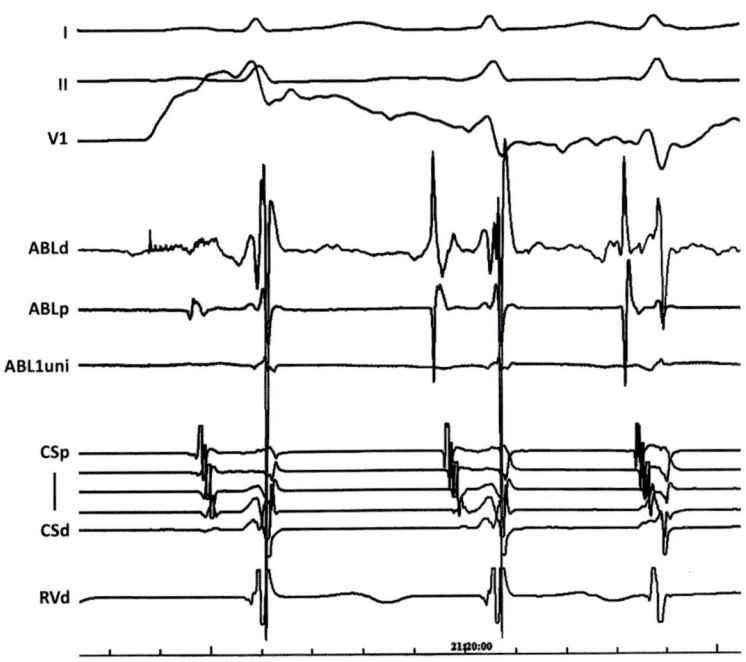

图 11-7　第一跳时开始消融；第二跳 A 波较大，提示导管向心房侧有滑动；第三跳出现交界性心律，提示房室结受射频能量影响，立刻停止消融

钩于三尖瓣隔瓣下，行起搏标测。在后间隔区域起搏QRS形态与临床有区别，下壁导联提示起搏位置偏低。在中间隔A波最早处的对应室侧起搏，12导联形态几乎完全相同（图11-8）。在此处以25 W窦性心律下消融5 s，右心室起搏提示旁道逆传阻断。巩固60 s 3次，再次推注腺苷，提示旁道前传也消失（图11-9）。患者随访1年余，心动过速未复发，体表心电图未见δ波。

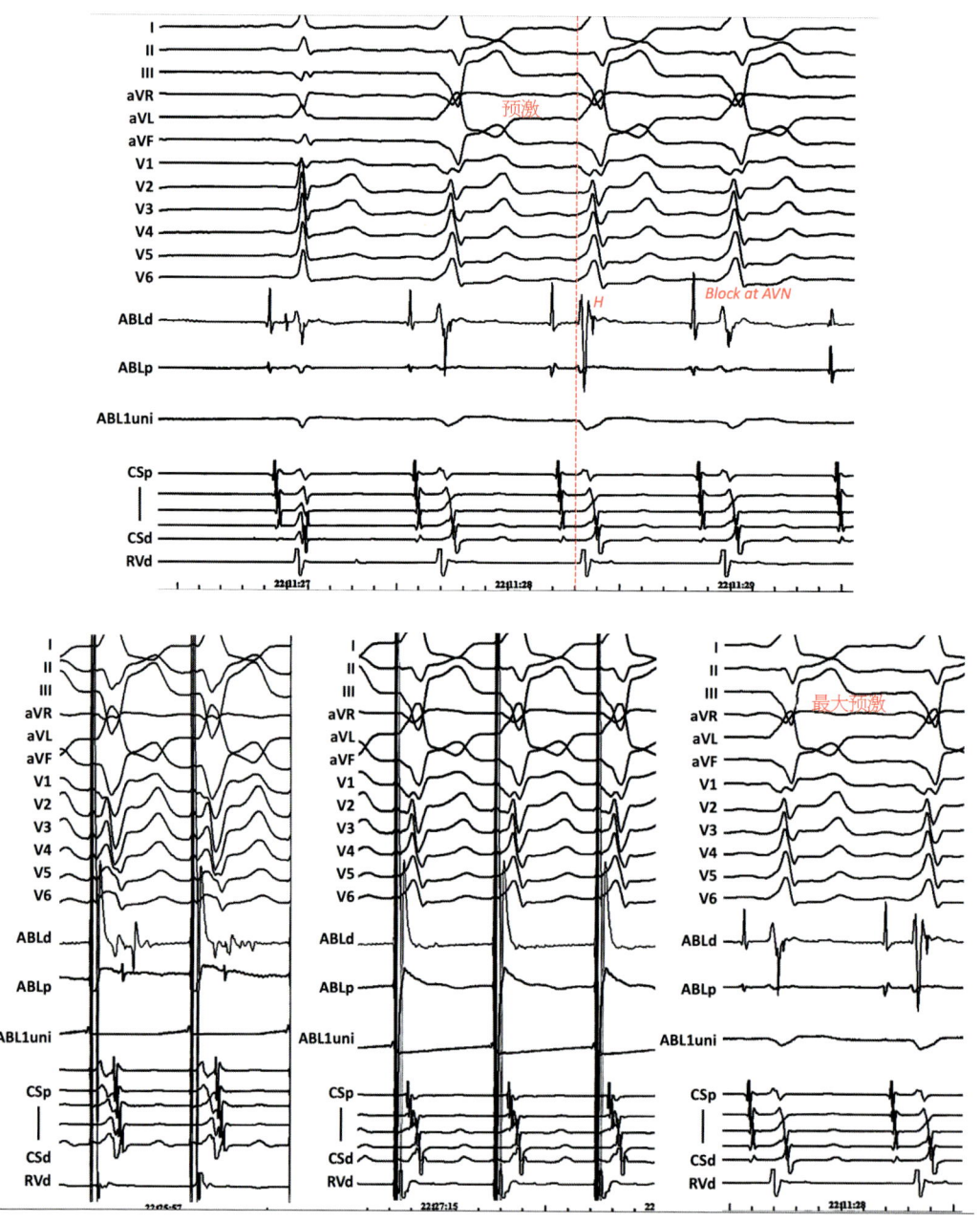

图11-8　推注腺苷后，AH间期逐渐延长至阻断，暴露旁道前传（上）；瓣下后间隔起搏（下左）和中间隔起搏（下中），中间隔起搏图形与最大预激形态（下右）相同

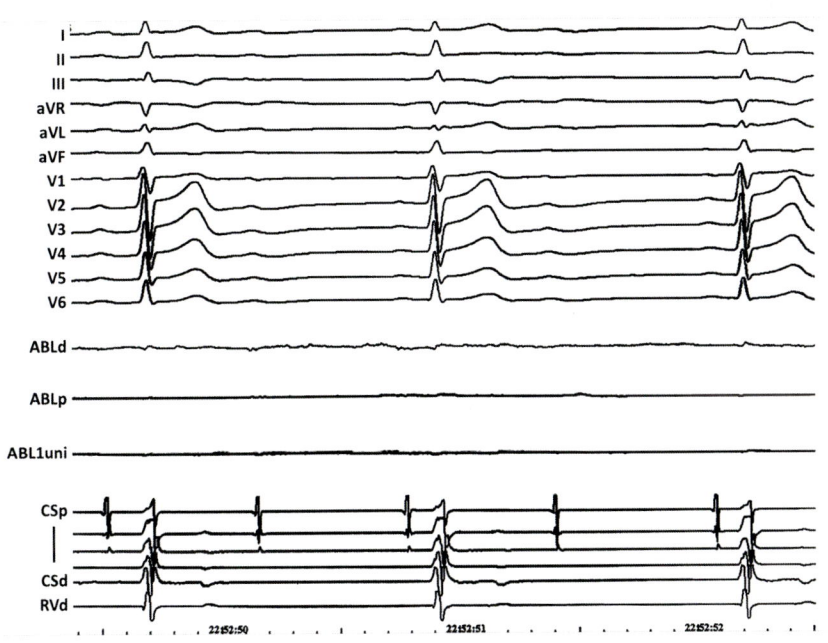

图 11-9　消融后推注腺苷，出现完全性房室传导阻滞，无预激波，提示旁道前传被阻断

**【临床启示】**

心室预激并不是消融治疗的目标，只有心室预激的旁道确定与折返性心动过速一致时，才需要积极干预。如果心室预激合并无证据的"心悸"，还是需要完成全面的心电生理检查，并尽量诱发心动过速。

本例患者的心动过速为常见的间隔旁道介导的顺向型AVRT。在标测间隔旁道时，一方面需要注意逆传的路径，与房室结逆传相区别；另一方面要定位精准，避免扩大消融范围而影响房室传导功能。

本例患者在右后间隔消融后出现了激动点的改变，可能的原因包括：① 存在两条旁道，右后间隔旁道为隐匿性，右中间隔旁道同时存在前传和逆传功能；② 分叉型旁道，即存在一个心室插入点和两个心房插入点的旁道，分别插入中间隔和后间隔。这一现象虽有报道，但在本病例中，因两个心房插入点之间的位置（图11-3）的激动时间早于中间隔，提示后间隔旁道传导速度明显快。即使是双插入点，也会迅速夺获中间隔处的心房，使"分叉型旁道"无法得到证明。消融中间隔旁道的困难之处在于其与房室结的密切关系。通过腺苷注射获得12导联心电图，室侧起搏标测寻找相似图形然后瓣下消融，同时增加了安全性和消融效率。

**【专家点评】**

双旁道或分叉型旁道是临床中常遇见的特殊旁道病例，对于这类患者标测及消融时需要仔细鉴别。本病例中，我们可以看到术者熟练应用各类电生理鉴别手段（包括腺苷的应用）明确了双旁道或分叉型旁道的存在可能性，尽管无法最终确诊，但其标测及消融策略还是一致的，并最终消融成功。在临床上我们遇见此类患者时应尽量评估不同旁道的不应期差别，尽可能在某一旁道能稳定优势传导时进行标测及消融，以提高消融准确度，同时也应首先考虑消融难度低、导管操作相对简单的旁道，而对于一些难度较高的旁道可以之后再进行消融。此外，部分双旁道在一开始尽可能表现为单一传导，只有在消融一条旁道之后才会出现另一条旁道传导，此时更要求术者能够仔细区分房室前传或逆传的激动顺序变化，并能够与常规的房室结传导鉴别。

---
### 参考文献

Kipp RT, Abu Sham'a R, Hiroyuki I, et al. Concealed accessory pathways with a single ventricular and two discrete atrial insertion sites[J]. Pacing Clin Electrophysiol, 2017, 40: 255-263.

# 病例 12

## 多极导管标测左心室特发性室性心动过速

复旦大学附属华山医院　顾文韬　罗心平　李　剑

【病史资料】

男性，23岁，发作性心悸1周。

现病史：患者1周前无明显诱因下出现心悸，不伴黑矇、晕厥。持续数小时不缓解。发作心电图如图12-1，外院予以普罗帕酮无效。入院后肌钙蛋白、氨基末端脑利尿钠肽（NTproBNP）未见异常；UCG未见结构异常，左心室射血分数正常。

既往史：否认先心病、结构性心脏病和外科手术史。

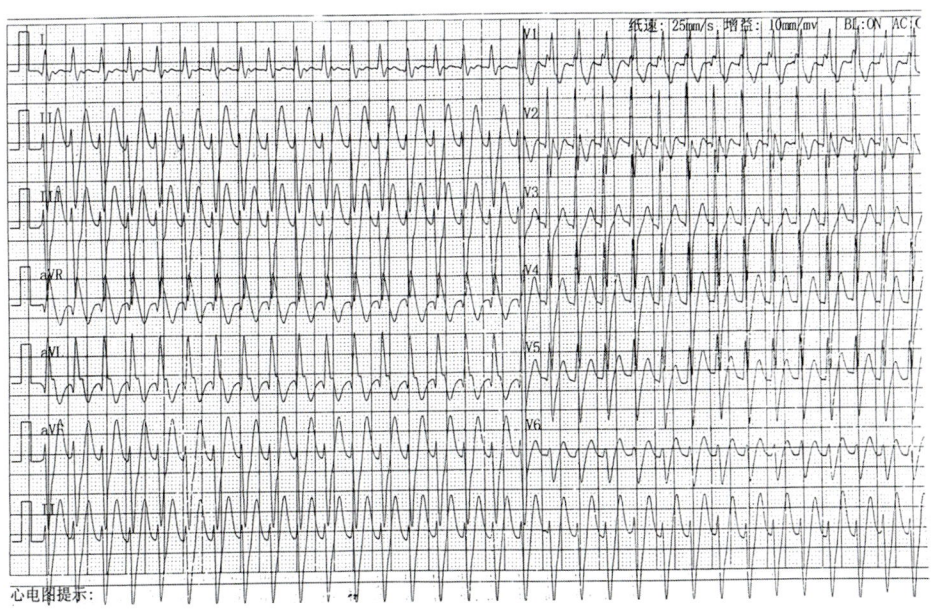

图12-1　患者临床发作心动过速的12导联心电图

【临床诊断】

宽QRS心动过速，首先考虑左心室特发性室性心动过速，主要证据为V1导联可见VA分离、aVR导联主波向上，以及其完全性右束支阻滞合并左上电轴的图形特征。

## 【术前讨论：电生理及消融策略】

患者为年轻男性，无器质性心脏疾病史，基础心电图正常。心动过速心电图见宽 QRS 心动过速，QRS 波群宽度约 120 ms，起始锐利。形态类右束支传导改变伴电轴左偏，V5、V6 导联深 S 波，考虑左心室特发性室性心动过速可能大。

需鉴别室上性心动过速伴功能性右束支+左前分支阻滞（临床罕见）。

## 【电生理检查、标测与消融结果】

**1. 窦性心律下左后分支电位记录** 穿刺股静脉置入 10 极冠状窦、4 极希氏束和 4 极右心室电极，穿刺股动脉置入 10 极 DECANAV 标测导管（简称 DECA 标测导管）至左心室间隔面记录左后分支电位（图 12-2）。在窦性心律下 HV 间期为 45 ms。

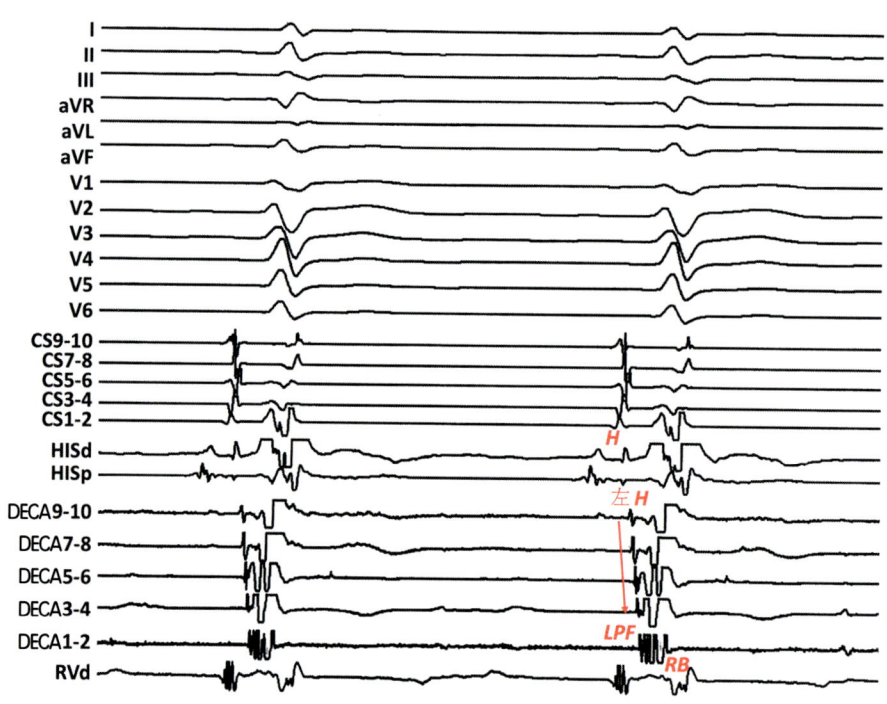

图 12-2 窦性心律下心腔内电图可见右侧希氏束、右束支电位和由近及远的左后分支电位

**2. 电生理检查结果** 心室 S1S2 刺激排除房室旁道，心房 S1S2 刺激未见跳跃现象。心房和心室连续刺激均可以诱发临床心动过速。心动过速时腔内图呈室房分离，左后分支电位领先。当周长轻微变化时，左后分支电位的间距变化可以预测下一个周长变化，提示起源于左后分支区域的左心室特发性室性心动过速。仔细观察腔内电图，发现左心室 10 极上有两个电位，远场的舒张中期 P1 电位和近场的收缩期前 P2 电位（即窦性心律下左后分支电位）。P1~P2 在左后分支中远端段，DECA3~4 处融合（图 12-3）。

**3. 分支电位拖带** 心动过速周长 330 ms 时，在 DECA3~4 处以 310 ms 拖带心动过速，可以发现体表的 QRS 与心动过速时存在差别。这是因为拖带同时夺获传导系统和左心室间隔面心肌，进一步提示了心动过速的传导系统起源。PPI 测量如果从起搏钉到 P 电位，则仅比 TCL 长 8 ms，提示接近折返环（图 12-4）。

病例12 · 多极导管标测左心室特发性室性心动过速 | 073

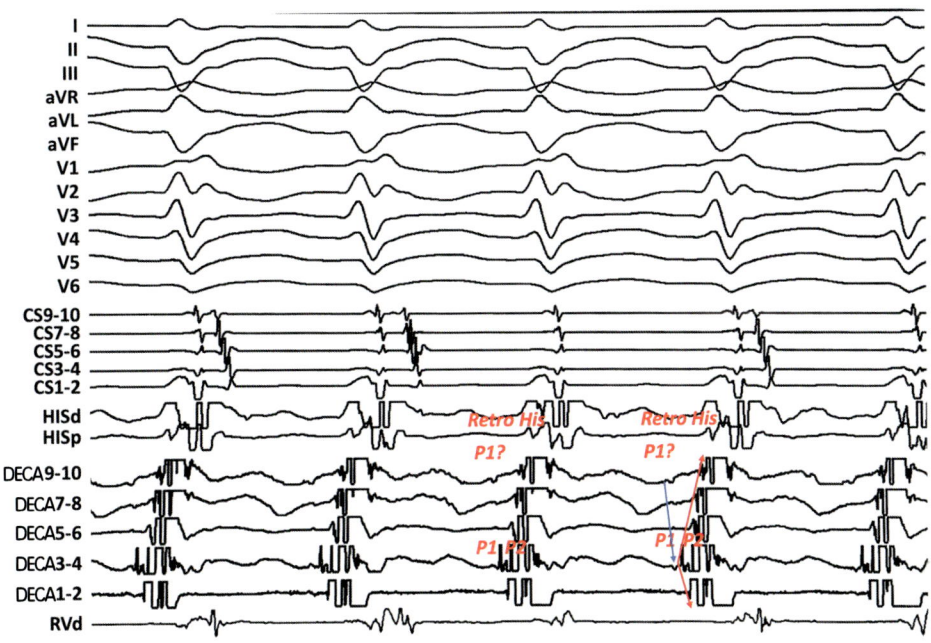

图12-3 心动过速下左心室间隔面可见P1～P2电位。Retro-His为逆希氏束电位

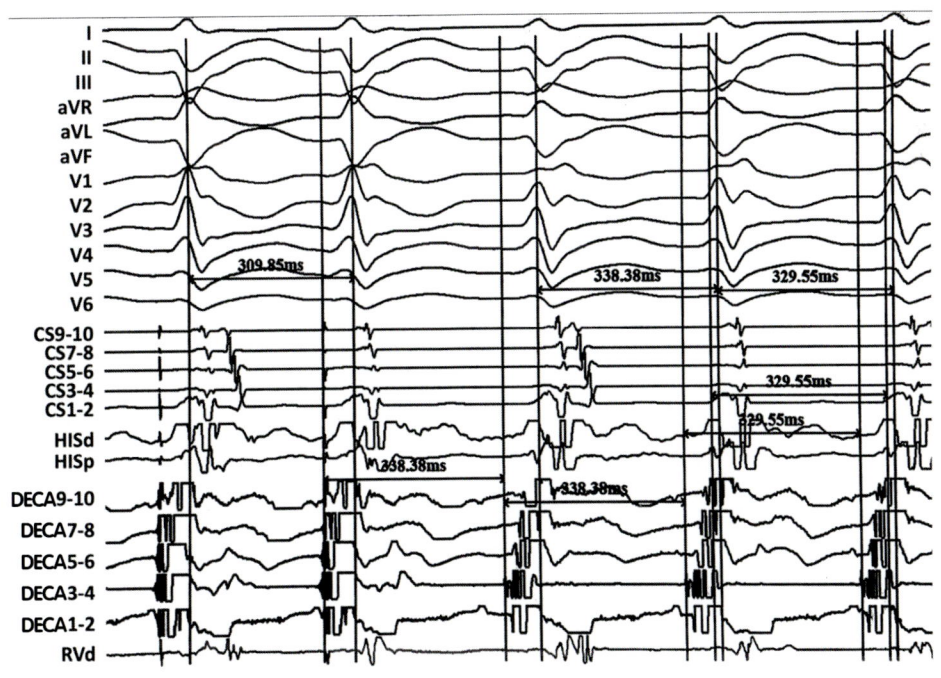

图12-4 心动过速下行左室间隔面拖带的腔内电图

**4. 消融** 使用心腔内超声观察，DECA3～4靶点附近未见假腱索等异常结构且远离后间隔乳头肌。使用D弯TC导管，在间隔面相同位置标测到提前35 ms的P1～P2电位，窦性心律下可见晚电位（图12-5和图12-6）。在此处35 W消融60 s，心动过速不能被诱发。然后在局部和附近巩固5次。

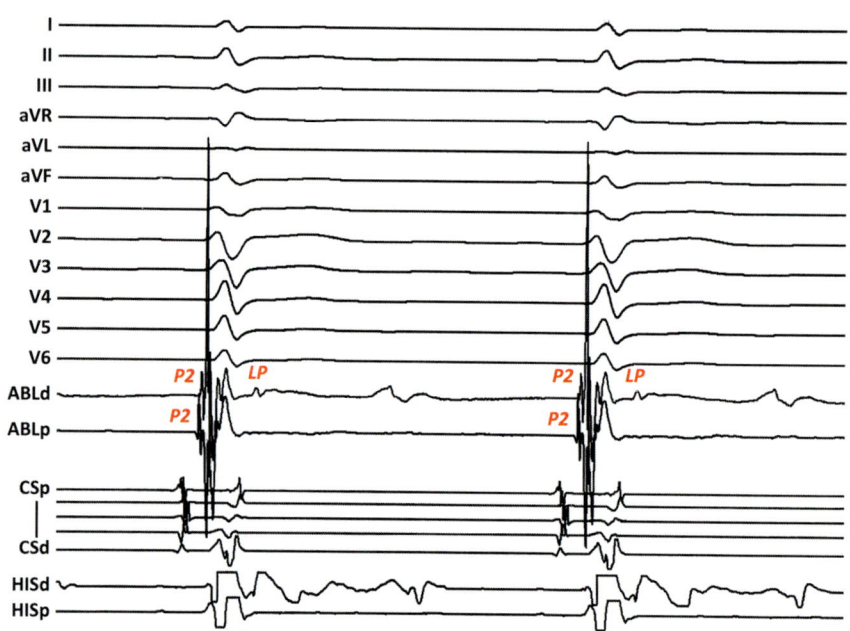

图12-5 窦性心律下靶点图

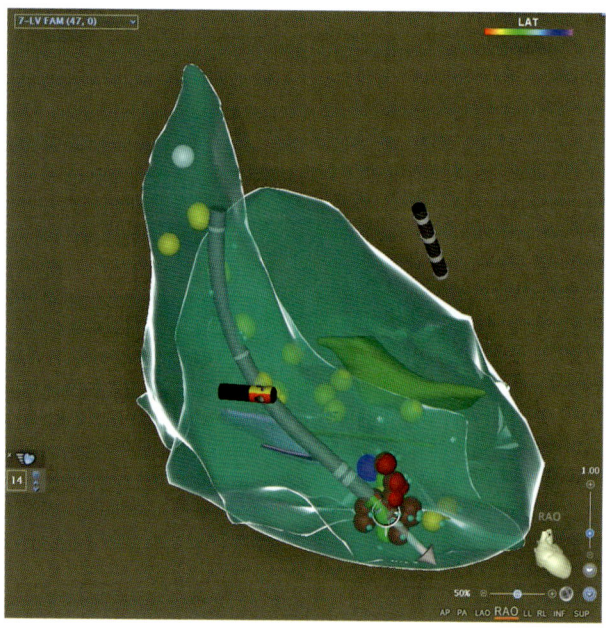

图12-6 窦性心律下三维示意图

**【临床启示】**

左心室特发性室性心动过速最常见于左后分支区域。目前认为它与浦肯野纤维病变造成缓慢传导，引起传导系统内的大折返有关。多极标测导管有利于在心动过速时直观显示舒张中期电位和收缩期前电位，迅速寻找到P1～P2融合处作为消融靶点。心腔内超声有利于寻找和定位假腱索和乳头肌等可能含有浦肯野纤维的腔内结构。

**【专家点评】**

该病例完整度很高，从心电图诊断为左心室特发性室性心动过速，到电生理检查进行诊断及鉴别室性心动过速起源于左后分支区域，消融过程利用ICE指导导管贴靠，同时避免损伤乳头肌，在局部电图中找到P2电位提前和晚电位后进行消融，手术成功。体现了一步一个脚印，抽丝剥茧，高效完成手术的良好素养。

## 参考文献

[1] Liu Q, Shehata M, Jiang R, et al. Macroreentrant loop in ventricular tachycardia from the left posterior fascicle: new implications for mapping and ablation[J]. Circ Arrhythm Electrophysiol, 2016, 9:e004272.

[2] Ma W, Qiu J, Lu F, et al. Catheter ablation of idiopathic left fascicular ventricular tachycardia: implications of false tendons for mapping and ablation[J]. J Cardiovasc Electrophysiol, 2023, 34: 673-681.

# 病例 13

# 一张宽窄交替心动过速的腔内图分析

复旦大学附属华山医院　罗心平　熊楠青　顾文韬　刘荣宸　李　剑
静安区中心医院　孙育民

## 【病史资料】

女性，37岁，间歇性胸闷、心悸10年余，加重2周。

现病史：患者10年前开始出现无明显诱因下阵发胸闷、心悸不适，呈突发突止模式，持续1～2 min，发作频率1～2次/年，无胸痛、呼吸困难、头晕、黑矇等其他伴随不适，患者未予以重视。2021年5月4日患者上述症状再次发作，持续时间30 min左右，至我院急诊就诊，完善心电图提示室上性心动过速（图13-1）。普罗帕酮静脉推注后室上性心动过速终止。UCG、胸部CT未见异常。实验室检查正常。

既往史：高血压病史2年，血压最高200/100 mmHg，平素口服缬沙坦氨氯地平80 mg/5 mg qd治疗，血压控制可。

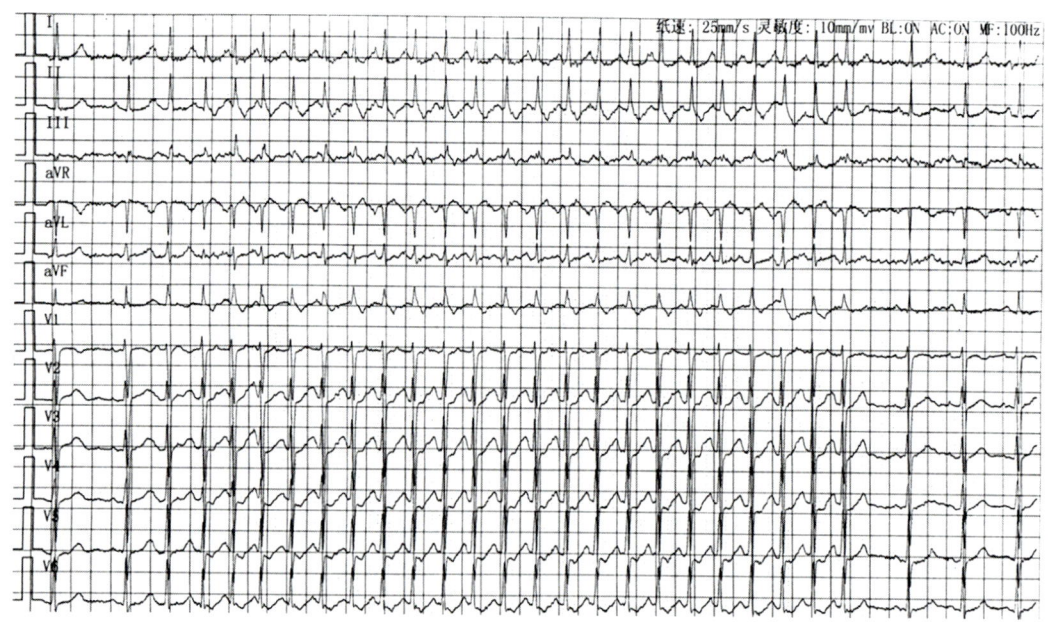

图13-1　患者急诊室心电图，可见心动过速发作和终止过程

## 【临床诊断】

阵发性室上性心动过速。

## 【术前讨论：电生理及消融策略】

患者心悸发作时体表心电图提示窄QRS心动过速，节律规整，图13-1中可以见到诱发和终止的模式，发作时第一跳为早搏诱发，自行终止。心动过速时逆P'波可辨认，RP间期<PR间期，RP间期大于70 ms。需考虑AVRT、不典型AVNRT、局灶性AT等可能。

## 【电生理检查、标测与消融结果】

1. **电生理检查**　窦性心律希氏束-心室（HV）间期53 ms，心室起搏S1S1增频刺激500 ms至280 ms VA固定，心房S1S2刺激未见房室结双径路现象，可以诱发宽、窄两种形态的心动过速。

2. **心动过速标测**　宽、窄QRS心动过速周长（TCL）均为286 ms，逆A波形态激动顺序也相同，位于后间隔$CS_{7,8}$。宽QRS心动过速（图13-2前4跳呈典型右束支传导阻滞图形），HV间期同窦性心律，心动过速逆传A波最早激动位于后间隔$CS_{7,8}$（图13-2）。心动过速易自行终止于AH间，拖带易终止。宽QRS心动过速时，予以右心室心尖部270 ms周长行短阵的超速起搏（图13-2中4跳），起搏终止后转为窄QRS心动过速（图13-2后4跳）。心室起搏后间期（PPI）为411 ms，PPI与TCL之差为125 ms（图13-2）。

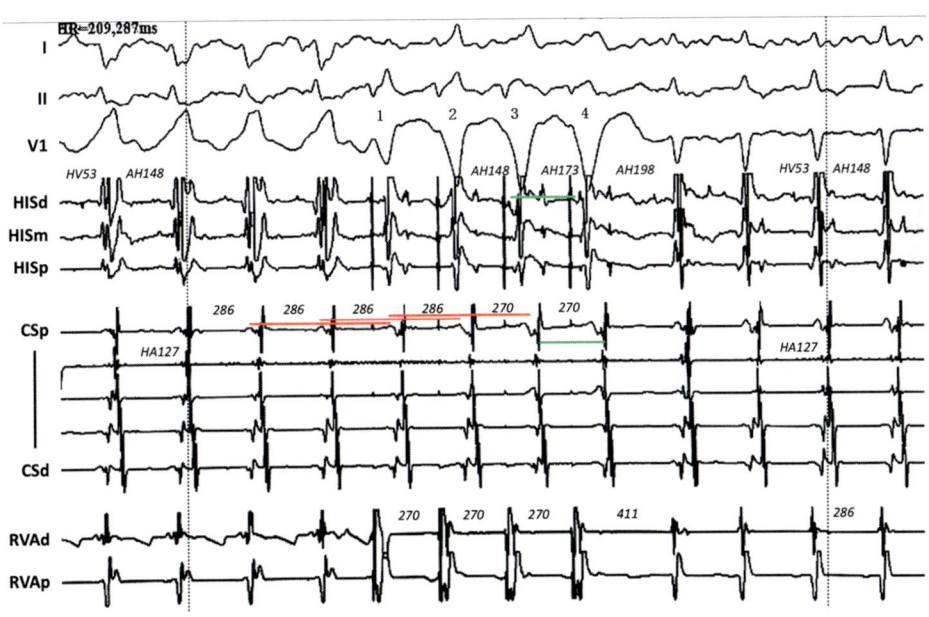

图13-2　心动过速时心室起搏拖带腔内电图，纸速100 mm/s，HIS为希氏束，CS为冠状窦，RVA为右心室心尖部

3. **腔内图分析**　宽、窄QRS心动过速HV间期与窦性心律时HV间期相同，宽QRS心动过速为典型右束支阻滞图形，且患者无器质性心脏病。因此，宽、窄QRS心动过速均为室上性可能性大。心动过速逆传A波激动最早位于后间隔，提示该心动过速可能

为间隔附近顺向性AVRT、CAT及AVNRT。图13-2示起搏拖带后腔内电图呈现为V-A-H-V顺序，可基本排除房性心动过速。

患者PPI与TCL之差为125 ms，大于115 ms，提示AVNRT可能。然而，基础电生理刺激未见房室结双径路现象，且心室递减起搏刺激呈室房固定（VA linking）现象，提示存在房室旁道。仔细分析图13-2，心室拖带后第一个心搏心房-希氏束（AH）间期为198 ms，明显长于心动过速时的AH间期（148 ms），计算校正PPI与TCL差值为75 ms［125 ms−（198 ms−148 ms）］，低于文献中的切值110 ms，提示AVRT。在心室拖带的4个波中寻找有鉴别诊断价值的心室融合波，可见第3个心室起搏将心房最早激动部位（冠状窦口）的局部V波夺获（图13-2中3根红线间期相等）。因此，取此第3个心室起搏波为有效融合波（相当于希氏束不应期RS2刺激），分析发现，其提前了后续A波（间期270 ms），进一步提示存在房室旁道，第4个心室起搏波更是重整了心动过速，证明旁道参与心动过速。

心室拖带时，当逆向和顺向两个波峰碰撞在希氏束下方，则希氏束为前传激动；当碰撞在希氏束上方，则希氏束为逆传激动。当存在快速传导的房室旁道时，心室起搏通过旁道快速逆传心房，心房再快速通过房室结前传希氏束。因此，AVRT时心室拖带，希氏束通常为前传夺获，具体可表现在心室拖带时，AA驱动HH；反之，如果HH驱动AA，则说明希氏束为逆传夺获。仔细分析图13-2，结果发现，由于心室拖带仅仅应用4个心搏，造成第4个心室起搏仍处于希氏束不应期，从第3、4个心搏来看，由于AA间期变化时（缩短为270 ms），前面的HH间期为286 ms（绿线间期相等）。因此，一定不会存在HH驱动AA可能。由此猜想，假如应用更多个刺激进行起搏拖带而没有进入房室结绝对不应期的情况下，在第5个或第6个心搏大概率会出现AA驱动HH现象，进而说明该心动过速进行心室拖带时希氏束为前传夺获，进一步提示该心动过速为AVRT可能最大。图13-2心室拖带后第一个心搏希氏束貌似非前传夺获（实为前传夺获），这可能与心房激动通过房室结出现递减传导有关。

4. 消融　该患者确诊为顺向性AVRT后，于左后间隔消融成功，随访1年余，无心动过速发作。

【临床启示】

当患者出现两种心动过速时，可能为同一种折返模式，也可能为两种折返模式。心动过速的周长往往可以提示折返径路，如果周长一致，要首先考虑一种机制的两种表现。但是，一定要做心室和心房的拖带来进行鉴别诊断。

本例患者为年轻女性，发作时呈周长相同的宽、窄两种心动过速，高度提示室上性心动过速伴功能性右束支阻滞可能。PPI-TCL数值介于不典型双径和间隔旁道的临界水平。此时拖带时希氏束的激动方向可以用于鉴别两者。在间隔旁道和右侧旁道中，右心室拖带时一般希氏束呈顺向激动，而AVNRT均呈逆向拖带。

【专家点评】

本病例非常经典，提示我们当出现宽、窄QRS心动过速时应该首先考虑室上性心动过速伴功能性传导阻滞可能，当通过拖带不能进行鉴别时，可寻求希氏束拖带的办法。但是这种办法平时并不常用，有些术者容易混淆，还是要在平时工作中多多练习，并且使用自己最熟悉的鉴别诊断方法。诊断明确后，消融自然水到渠成。

## 参考文献

[1] Bennett MT, Leong-Sit P, Gula LJ, et al. Entrainment for distinguishing atypical atrioventricular node reentrant tachycardia from atrioventricular reentrant tachycardia over septal accessory pathways with long-RP tachycardia[J]. Circ Arrhythm Electrophysiol, 2011, 4(4): 506−509.

[2] Ho RT, Frisch DR, Pavri BB, et al. Electrophysiological features differentiating the atypical atrioventricular node-dependent long RP supraventricular tachycardias[J]. Circ Arrhythm Electrophysiol, 2013, 6(3): 597−605.

[3] Matsushita T, Ishida S, Oketani N, et al. A technique for diagnosis of accessory pathway using the H-H and A-A intervals of the first entrained cycle during ventricular overdrive pacing[J]. Am J Cardiol, 2008, 102(2): 197−202.

[4] Mohanan Nair KK, Namboodiri N, Abhilash SP, et al. Interesting response to ventricular overdrive pacing during regular narrow QRS tachycardia. What is the mechanism?[J]. Indian Pacing Electrophysiol J, 2020, 20(1): 39−40.

[5] Nagashima K, Kumar S, Stevenson WG, et al. Anterograde conduction to the His bundle during right ventricular overdrive pacing distinguishes septal pathway atrioventricular reentry from atypical atrioventricular nodal reentrant tachycardia[J]. Heart Rhythm, 2015, 12(4): 735−743.

# 病例14

# 右侧游离壁旁道

复旦大学附属华山医院　熊楠青　赵奕凯　罗心平　李　剑

## 【病史资料】

女性，48岁，心悸伴头晕2年余，加重1年。

现病史：患者2年无明显诱因下出现心悸伴头晕，呈突发突止模式，发作频率约2次/6个月，每次持续1～3 min，无黑矇、晕厥、不适，未予以重视。近1年来上述症状发作频繁，近日来发作频率可达2次/周，偶伴黑矇，发作时间逐渐延长，最长达30 min。静息心电图提示B型预激综合征（图14-1）。动态心电图未见房颤。胸CT和UCG未见明显异常，左心室射血分数57%。

既往史：无特殊。

## 【临床诊断】

心室预激B型，阵发性室上性心动过速可能。

## 【术前讨论：电生理及消融策略】

患者为中年女性，以发作性心悸为主诉，体表心电图示心室预激，故室上性心动过速诊断可能大，首先需明确逆传路径并诱发心动过速，为诊断提供依据。

术前体表心电图有助于旁道定位，一般在预激程度大时更有价值。图14-1中δ波在V1导联为负向，V4导联转折，提示右侧游离壁旁道。在肢体Ⅱ、Ⅲ导联方向相反而aVF接近等电位线，提示可能位于中游离壁区域。此区域导管操作难度大，贴靠稳定性欠佳，常易导致复发，可以使用长鞘支撑有助于提升标测和消融的效率。

## 【电生理检查、标测与消融结果】

1. 电生理检查　穿刺股静脉置入10极CS电极、4极希氏束电极和4极右心室电极，右心室S1S2起搏VA固定，右心房S1S2起搏未见房室结双径路现象。右心室和右心房连续刺激均容易诱发心动过速，窄QRS波群，腔内呈H-V-A顺序。右心室晚发早搏可以重整心动过速，右心室心尖部拖带呈V-A-H-V模式，PPI-TCL为72 ms，诊断为顺向型心动过速。目前所见最早A波在希氏束和CSp接近（图14-2），提示旁路插入点可能与两者的距离相近，故推测也位于三尖瓣环中游离壁区域。

2. 旁道标测和消融（瓣上）　使用F弯TC导管，在中弯Vizigo可调弯鞘的支撑下在三尖瓣环标测逆传。在三尖瓣环约9点处找到最早A波，局部VA融合。在此处以35 W消融3 s，VA分离，持续消融至60 s，并在局部巩固45 s、60 s各一次，其间旁道传导未恢复。停止起搏后δ波消失（图14-3）。

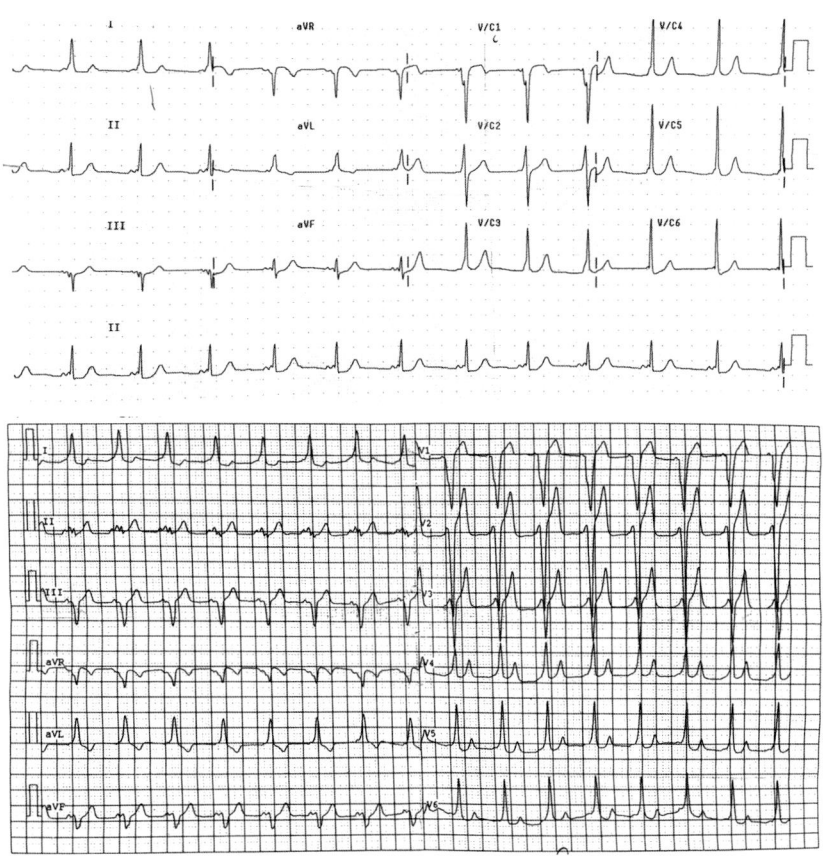

图14-1 患者基础12导联心电图示B型预激,不同心电图可见预激程度有差别

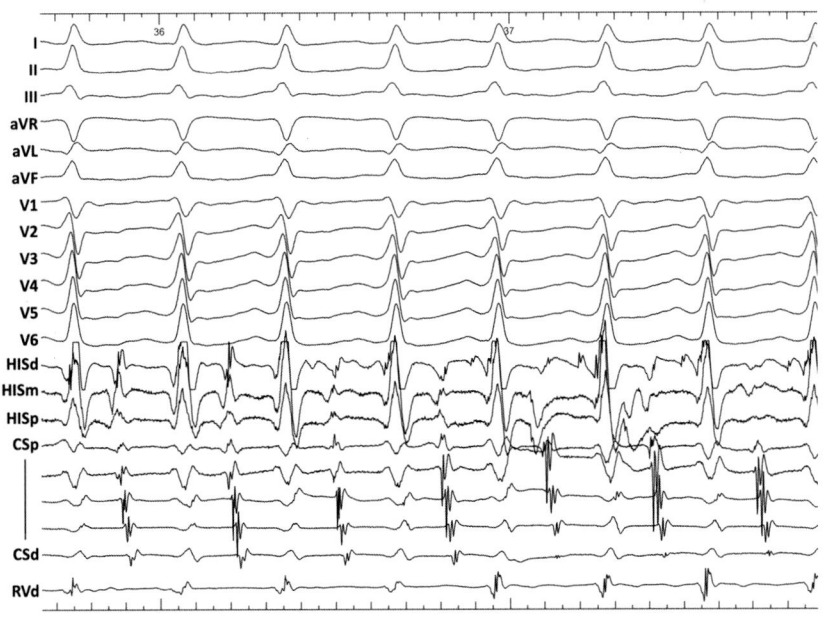

图14-2 心动过速发作时的腔内图

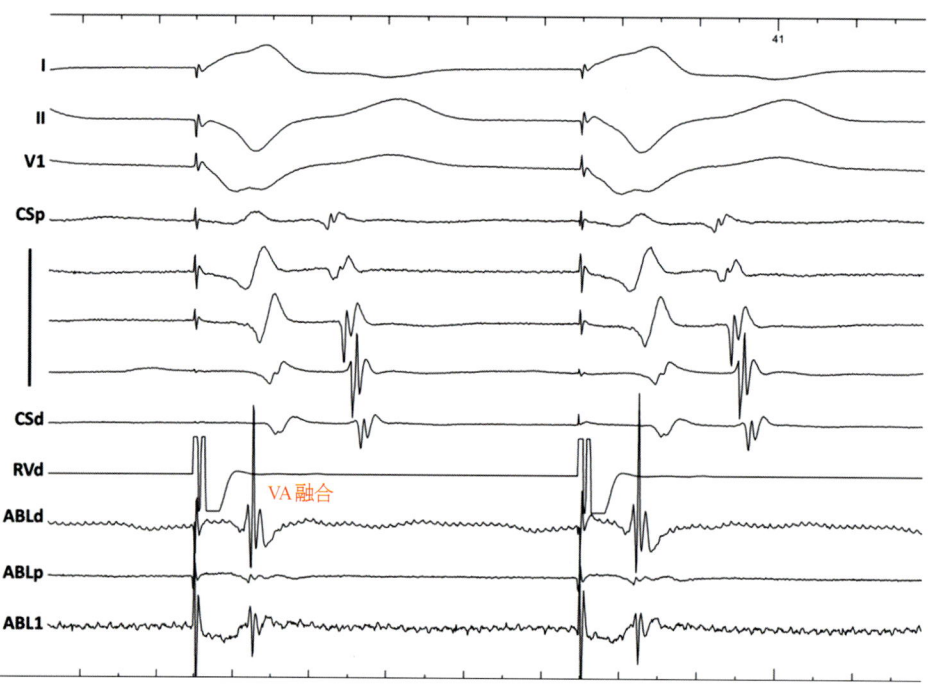
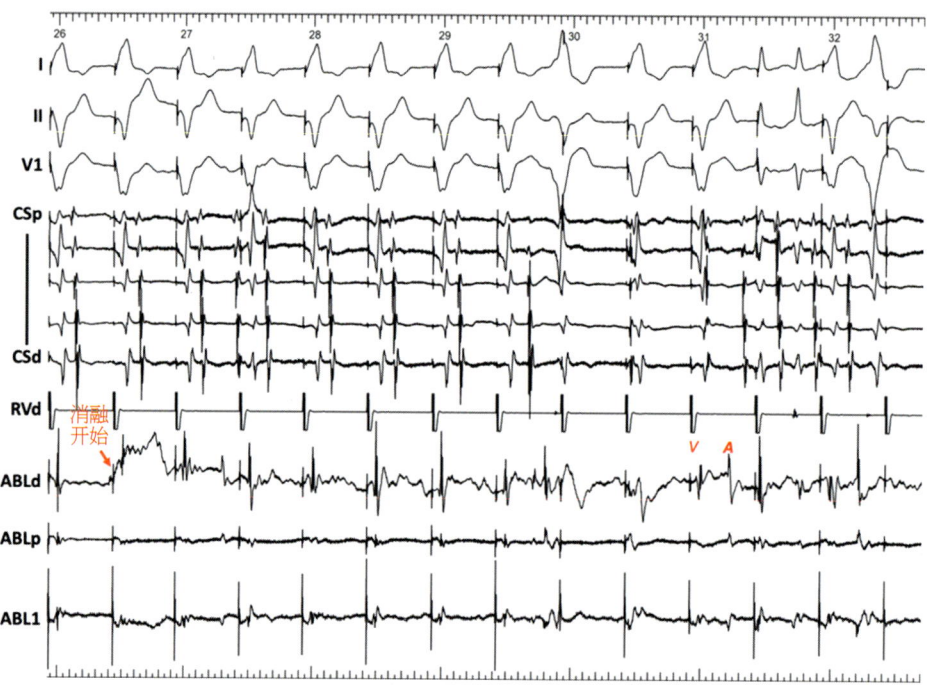

图14-3 心室起搏下瓣上标测的靶点图（上）和瓣上消融反应（下）

3. **旁道标测和消融（瓣下）** 等待5 min后，心室起搏发现旁道恢复室房传导。再次在局部和附近巩固，10 min后再次恢复传导。考虑瓣上稳定性欠佳影响能量释放效果，利用三维标测系统的瓣上消融点定位，将消融导管送入右心室，利用可调弯鞘打"复合弯"，贴靠于三尖瓣环室侧对应靶点处（图14-4），窦性心律下呈现小A波大V波，在心室起搏下，局部VA融合。在此处心室起搏下放电2.5 s VA分离，可见大V波和远场A波（图14-5），持续消融至45 s。

4. **巩固和验证** 在瓣下和瓣上各巩固45～60 s各3次，观察30 min，心室起搏未见逆传，窦性心律下未见δ波。患者随访半年余，未复发。

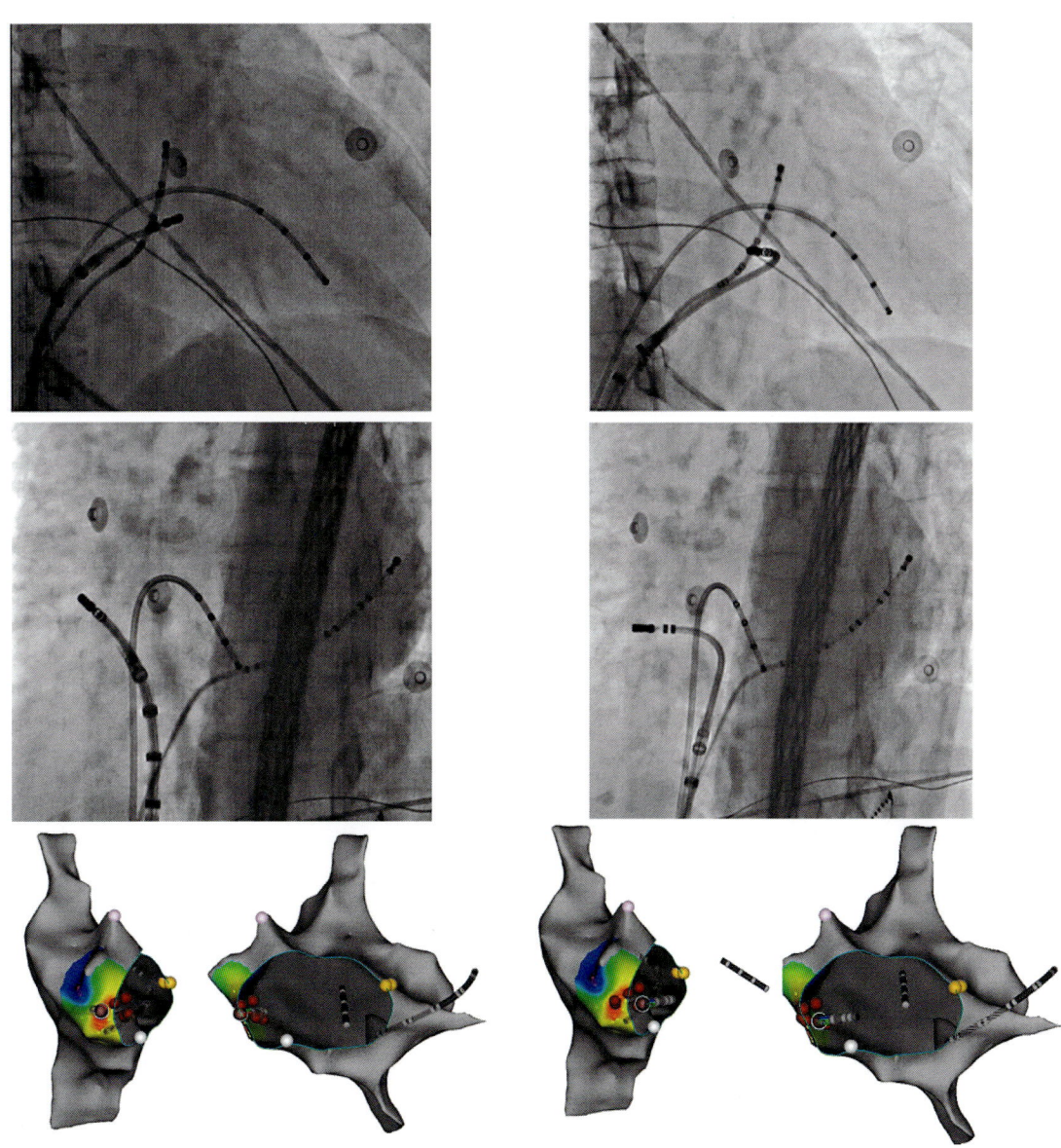

图14-4 瓣上和瓣下到位的导管形态

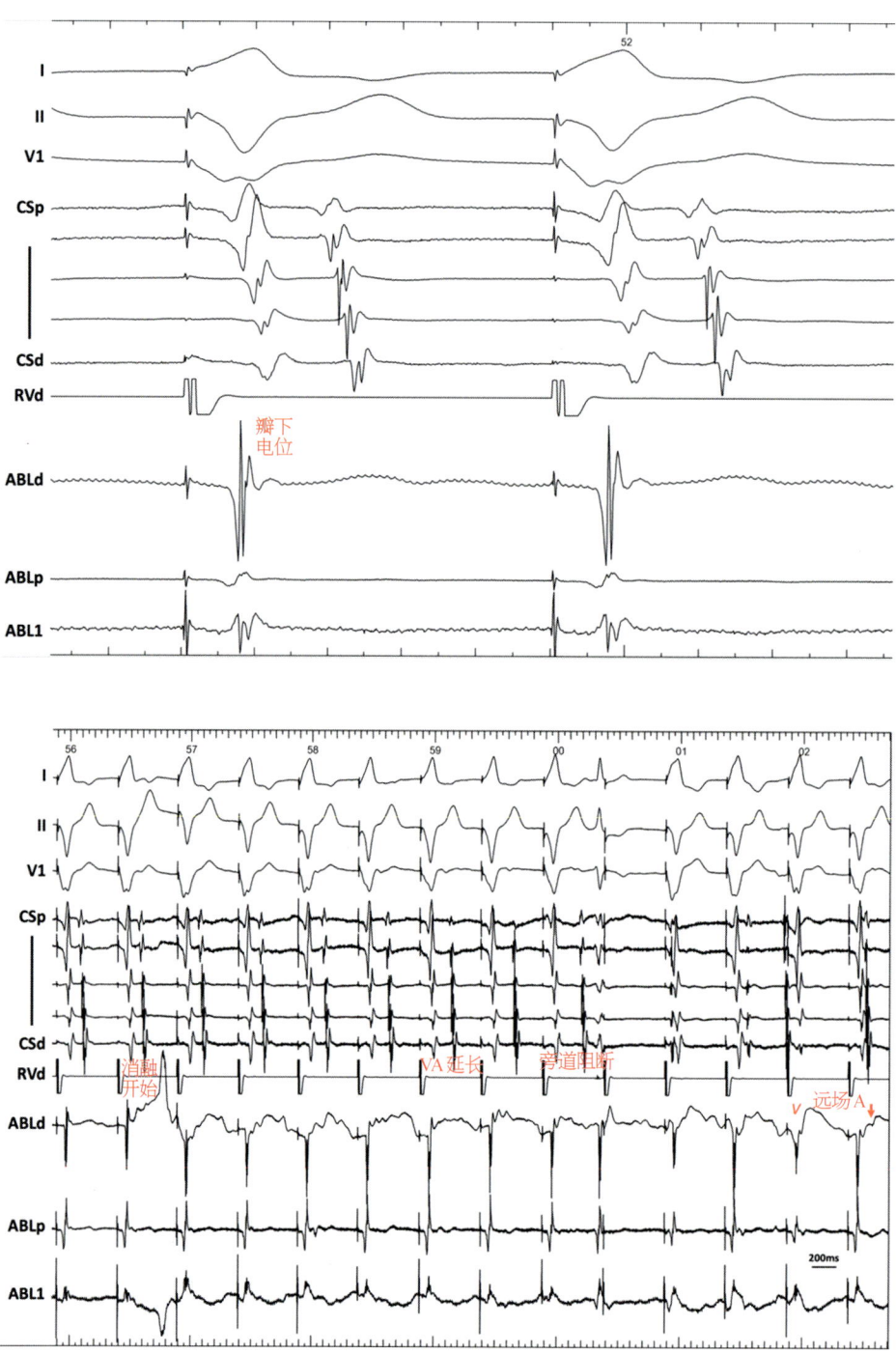

图14-5 心室起搏下瓣下标测的靶点图（上）和瓣下消融反应（下）

### 【临床启示】

右侧游离壁是旁道消融较为困难的区域，成功率偏低而复发率较高。此处旁道多为显性，窦性心律下难以区分心房、心室电位。该区域缺乏完整连续的纤维环，有较多的宽旁道和多分支旁道。心房-心室在这一区域的连接常出现局部的凸起，加上局部运动幅度大，导致贴靠困难。局部小静脉开口和偏大的右心房下侧隐窝也可影响消融效果。

近年来有报道通过瓣下消融右侧旁道的病例系列，尽管操作存在一定难度，但稳定贴靠于瓣下后，有利于消融时导管的稳定贴靠。瓣下消融的难度在于导管逆行打弯，在右心腔内空间有限，且右心室内膜肌小梁多，难以顺利到达瓣下。利用可调弯鞘管，在支撑消融大头进入心室后向间隔方向打弯，然后消融导管伸向远端逆行打弯来形成"复合弯"，则操作相对成功率高。这一手段可以和瓣上消融相结合，利用三维标测系统，通过瓣上标测满意的电位，观察消融效果并记录满意消融点空间位置，最后在瓣下消融巩固，有希望增加消融的效率和改善预期的成功率。

### 【专家点评】

B型预激是临床常见病例，且往往具备一定的挑战，对于术中靶点电位的识别具有一定的难度，对导管操作的稳定性也是考验。

本病例值得学习及借鉴的知识点如下。

（1）术前认真研读体表心电图。体表心电图的识别对于术中旁道定位有指引作用。术前V1导联形态比较关键，协助旁道间隔及游离壁；V1导联QS型提示间隔起源，V1导联为rS型提示游离壁起源，仔细观察V1导联存在小r波。另外，下壁导联可协助判断前后。术前心电图往往以预激更充分的心电图为准。

（2）术者常规使用长鞘辅助消融游离壁旁道，这点值得推荐；如条件允许可调弯鞘的帮助更大。术中常规首选瓣上大头导管标测定位旁道，此时A波通常偏大且导管稳定性不佳。为此常规瓣上放电消融失败。需要注意的是，瓣上标测建议心室起搏下进行。

（3）右侧旁道游离壁旁道需要术中常规掌握瓣下消融的方法。而瓣下标测，建议预激状态下进行，提防斜行旁道的可能。而瓣下反弯的靶点仍需强调小A波大V波，而且A波尽量是要近场，虽然此时A波往往比瓣上小（本病例瓣下A波偏远场）。

（4）最后强调消融B型预激，靶点单级形态的重要性。单级可很好地协助旁道靶点AV的成分及优劣。良好的靶点单级表现为p-QS中间没有平台，且QS较为锐利快速下降；后面的ST段呈现抬高，提示贴靠良好。

---

参考文献

[1] Jackman WM, Wang XZ, Friday KJ, et al. Catheter ablation of accessory atrioventricular pathways (Wolff-Parkinson-White syndrome) by radiofrequency current[J]. N Engl J Med, 1991, 324: 1605-1611.

[2] Morady F, Strickberger A, Man KC, et al. Reasons for prolonged or failed attempts at radiofrequency catheter ablation of accessory pathways[J]. J Am Coll Cardiol, 1996, 27: 683-689.

[3] Yang J, Yang G, Chen H, et al. An alternative under-valve approach to ablate right-sided accessory pathways[J]. Heart Rhythm, 2019, 16: 51-56.

# 病例 15

## 上腔静脉重连接相关房颤

复旦大学附属华山医院　熊楠青　刘荣宸　罗心平　李　剑

【病史资料】

男性，54岁，心悸5年余，射频消融术后再次发作5个月余。

现病史：患者2016年开始出现反复心悸，伴胸闷、气促，持续数小时不等，无头晕、黑矇、胸闷、胸痛、恶心、呕吐等其他伴随症状，患者至当地医院就诊查心电图示阵发性房颤，于2018年12月行电生理检查及射频消融术，术中行双侧肺静脉及上腔静脉电隔离。2020年10月患者再次出现心前区不适，伴头晕、黑矇，患者至当地医院查心电图如图15-1。动态心电图提示基本心律为房性心动过速-心房扑动-心房颤动，偶见窦性心搏，最快心率为163次/min（房扑）。超声心动图、胸部CT未见明显异常。

既往史：无特殊。

【临床诊断】

房性心动过速，房颤。

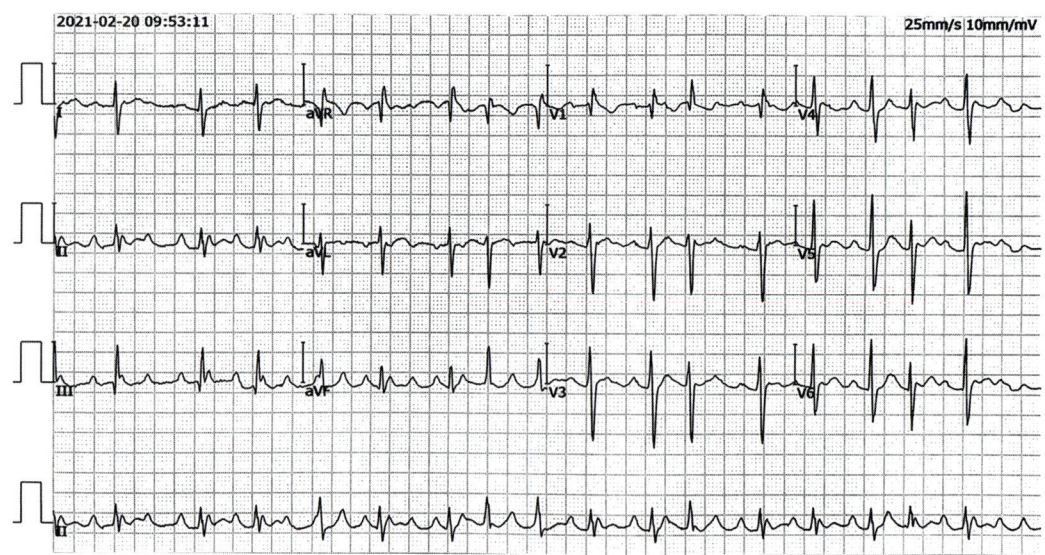

图 15-1　患者外院心电图可见形态近似不一完全一致的心房波，周长约为240 ms

## 【术前讨论：电生理及消融策略】

患者为中年男性，既往有房颤史，曾行射频消融后复发。当表现为房性心动过速时，体表心电图P波在V1导联较低平，余胸导联一致向上，下壁导联高呈正向。提示左心房或高位右心房来源可能大。

作为二次消融手术，标测时首先检查前次隔离区域的传导情况，验证隔离，然后再标测房性早搏、房性心动过速的起源。消融后再以异丙肾上腺素结合心房刺激检查有无额外触发灶。

## 【电生理检查、标测与消融结果】

1. 肺静脉和上腔静脉检查　穿刺股静脉置10极电极至冠状窦，穿刺房间隔两处，置入Pentaray标测导管和D弯STSF导管，标测左右肺静脉均无电位，起搏不能传出，提示肺静脉电隔离完整。

2. 拟标测肺静脉外触发灶　将Pentaray标测导管置于左心耳，消融电极置于左心房后壁，送10极DECA标测导管至上腔静脉（图15-2），发现上腔静脉恢复传导（图15-3）。用消融电极标测到Gap位于上腔静脉后壁。

3. 心律失常诱发和标测　在异丙肾上腺素作用下，DECA1～2连续刺激诱发心动过速。体表心电图与临床高度相似。腔内图可见上腔静脉高频电活动（周长110～130 ms），以2：1的比例通过重连接的上腔静脉-高位右心房处下传至右心房（图15-4）。房性心动过速可自行转为房颤（图15-5），也与临床检查结果相符。

4. 消融　在窦性心律下标测到Gap区域，起搏确认无膈神经夺获，在此处消融，房颤即刻终止并转为窦性心律。上腔静脉隔离区域内仍为颤动电位。数分钟后，上腔静脉内颤样电活动终止，呈现远场A波，局部起搏不能传出（图15-6）。

5. 验证　消融后观察30 min，起搏验证上腔静脉-右心房双向阻滞。异丙肾上腺素

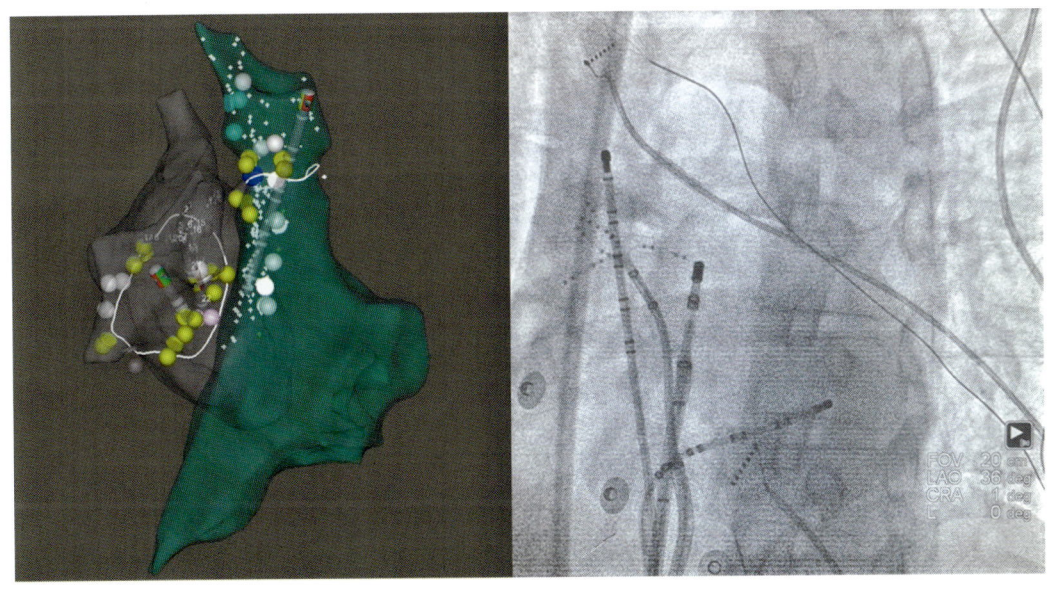

图15-2　用于标测触发灶时的多电极放置位置

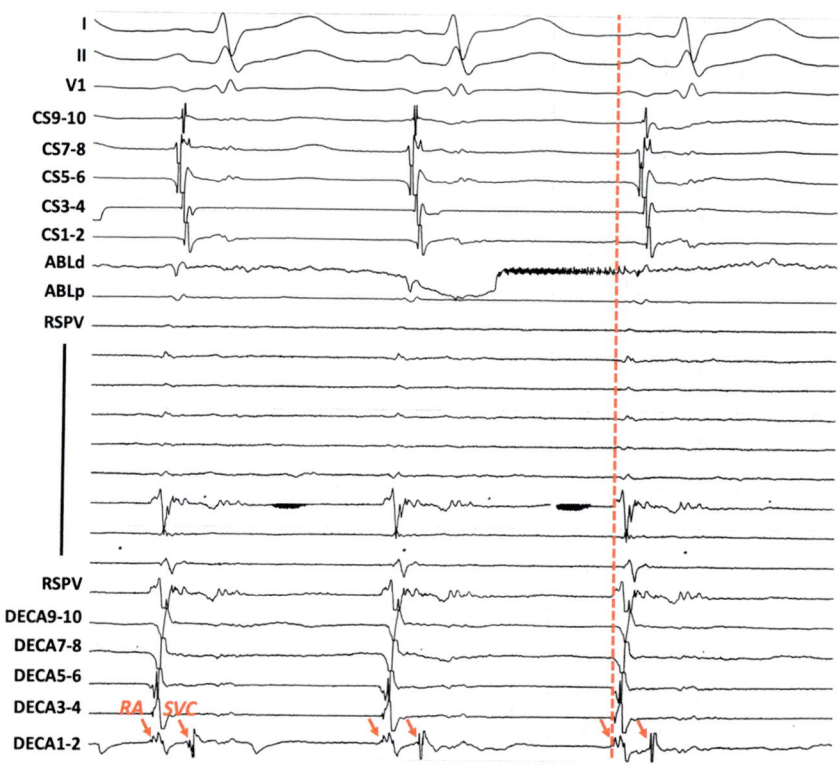

图15-3 DECA1～2出现双电位，提示上腔静脉恢复传导

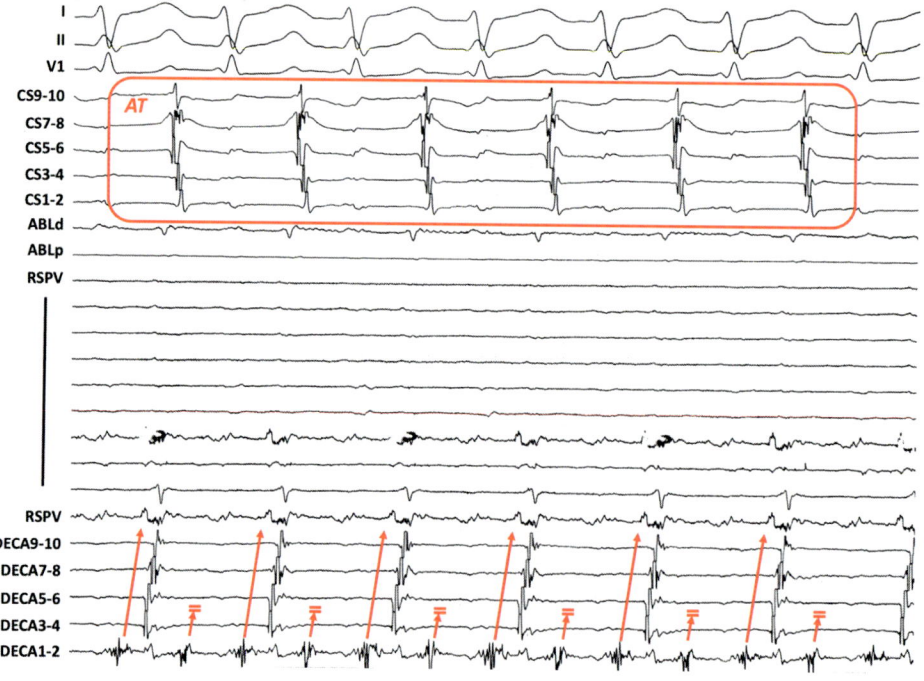

图15-4 心动过速的腔内图提示上腔静脉起源的高频房性心动过速伴2∶1向心房传导

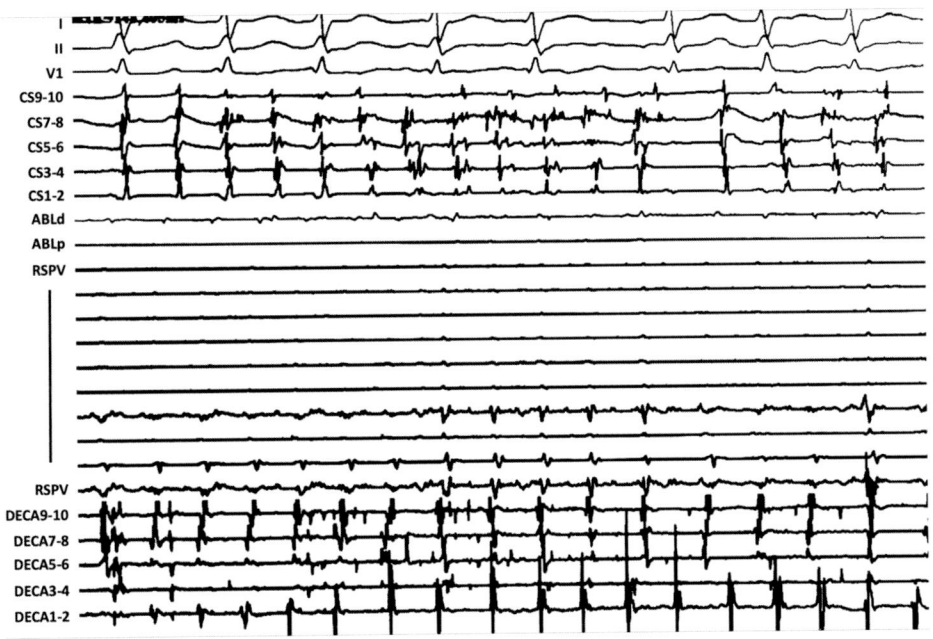

图 15-5　房性心动过速可以自行转为房颤，提示重连接的上腔静脉为房颤触发灶

作用下多部位起搏不能诱发房颤和房性心动过速。电生理检查排除房室结双径路和房室旁道。患者此后随访1年余，未复发。

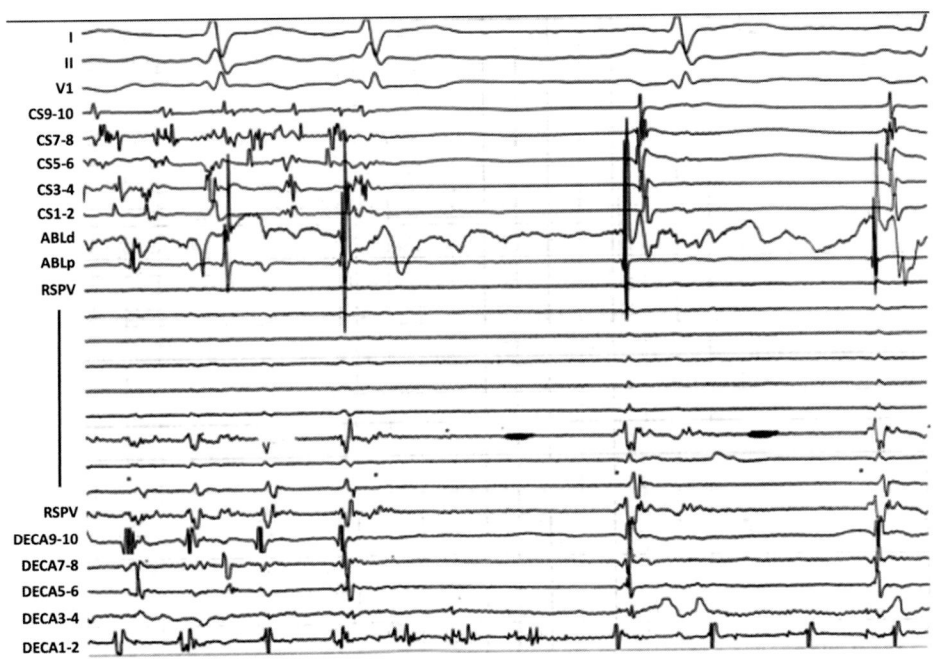

图 15-6　上腔静脉隔离后房颤终止，上腔静脉内仍为高频电位

**【临床启示】**

上腔静脉是最常见的肺静脉外房颤触发灶。如果房颤患者可以记录到频发短联律间期房性早搏和短阵房性心动过速，P波形态有助于提示触发灶位置。上腔静脉隔离主要需要考虑窦房结、膈神经和上腔静脉狭窄3个问题。窦性心律下隔离有助于观察消融区域和窦房结之间的位置关系。为避免膈神经损伤，消融前应起搏标测膈神经。为降低上腔静脉狭窄风险，可以在不同区域使用阶梯式分段消融的方法来进行隔离。

**【专家点评】**

肺静脉电隔离（PVI）是房颤消融的基础，尤其是对于阵发性房颤而言，其触发灶大多位于肺静脉左心房前庭区域。但阵发性房颤10%甚至更大比例，为非肺静脉起源的触发灶所致，可涉及左、右心房多个解剖位置，包括上腔静脉、永存左上腔静脉、Marshall韧带、冠状窦、界嵴、欧氏嵴、房间隔、心耳、二尖瓣和三尖瓣环、心房局灶性瘢痕、下腔静脉等。当验证已经较好地实现PVI时，应关注非肺静脉触发灶，通过加强诱发，帮助寻找和确定肺静脉以外的触发灶，并进行针对性干预。在非肺静脉触发灶中，上腔静脉占比最高，约1/3来自此，其机制可能与折返、迷走神经、房性肌袖等有关。对阵发性房颤进行上腔静脉隔离有望进一步提高房颤消融成功率，降低复发率。

上腔静脉相关的房颤及房性早搏、房性心动过速等房性心律失常，其P波形态比较有特点，主要是下壁导联P波高大直立（超过窦性P波振幅）。但术中也要注意与界嵴高位、右上肺静脉等邻近部位起源的房性心律失常鉴别。

本例患者首次消融术中已行PVI+上腔静脉隔离。二次手术时，验证PVI是成功的，根据在上腔静脉记录到高频电活动的特点，可确定房颤复发与上腔静脉恢复传导有关。这也从另一侧面说明房颤导管消融的复杂性，不能满足于单纯的PVI。与PVI不同的是，上腔静脉隔离多采用节段性消融，而不强调甚至是尽量避免环形消融。此外，通过膈神经起搏、标注窦房结位置、酌情降低能量等办法，以最大限度地减少消融的并发症。

**参考文献**

[1] Santangeli P, Marchlinski FE. Techniques for the provocation, localization, and ablation of non-pulmonary vein triggers for atrial fibrillation[J]. Heart Rhythm, 2017, 14: 1087-1096.

[2] Matsunaga-Lee Y, Egami Y, Ukita K, et al. Electrophysiological identification of superior vena cava: Novel insight into slow conduction or conduction block[J]. J Cardiovasc Electrophysiol, 2021, 32: 58-66.

# 病例16

# 三尖瓣环游离壁房性心动过速

复旦大学附属华山医院　熊楠青　吴帮卫　罗心平　李　剑

【病史资料】

女性，64岁，心悸1年余，再发1周。

现病史：患者1年前开始出现反复心悸，症状较轻，无头晕、黑矇、恶心、呕吐等其他伴随症状，未重视。今年因"皮肌炎"在我院风湿科住院治疗时上述症状再次出现。查体发现心率180次/min，行心电图检查如图16-1。患者发作接近无休止，尝试予以维拉帕米+Valsalva动作复律成功（图16-2）。超声心动图未见明显异常，胸部CT示间质性肺炎，可能与皮肌炎相关。

既往史：诊断皮肌炎1个月，激素、免疫抑制剂治疗中。

【临床诊断】

室上性心动过速。

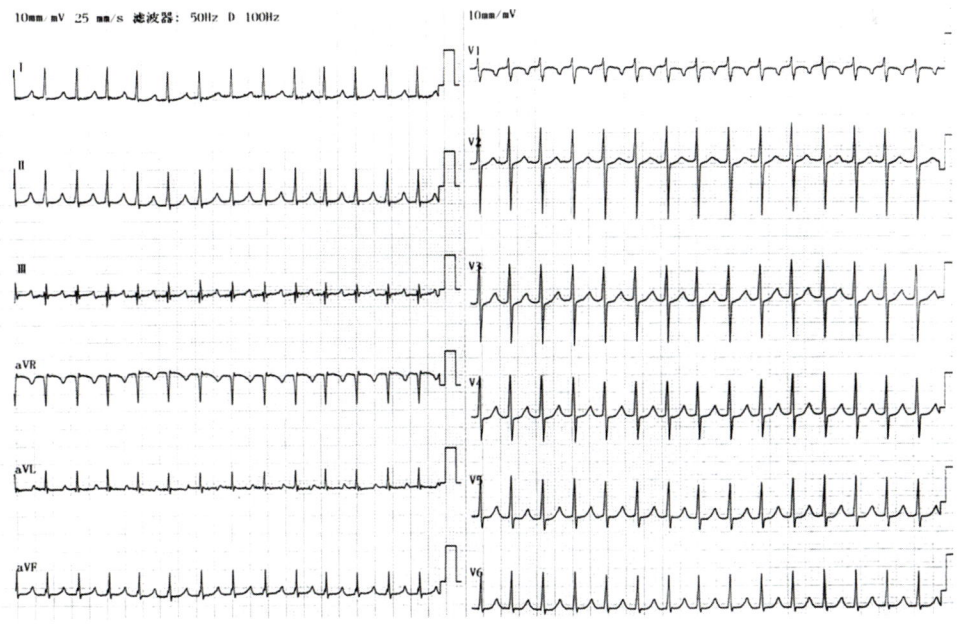

图16-1　患者发作时12导联心电图

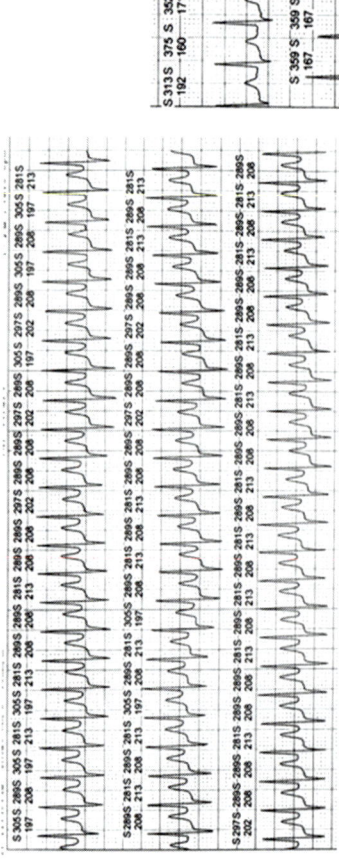
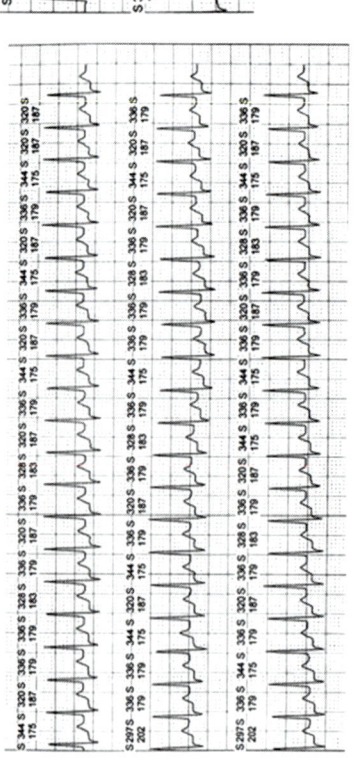

图16-2 患者心动过速时的单导联Holter记录（左上）；推注维拉帕米后，心率有所减慢（左下）；随后立即予以Valsalva动作可转复窦性心律（右）。注意心动过速最后一跳后的T波形态改变（箭），提示此前的T波上可能叠加了P波

【术前讨论：电生理及消融策略】

患者中老年女性，体表心电图提示室上性心动过速。可见P波叠加在T波尖端位置，即长RP窄QRS心动过速。结合年龄和病史等情况，诊断可能性从大到小依次考虑房性心动过速；不典型房室结折返性心动过速；慢旁道介导的房室折返性心动过速。P波由于和T波重叠，难以通过形态准确判断心房激动点的位置。

【电生理检查、标测与消融结果】

1. 电生理检查（心室刺激） 患者上台时心动过速持续。穿刺股静脉置入10极CS电极、4极希氏束电极和4极右心室电极。心动过速周长约320 ms，有轻度波动。A波在希氏束最早。HA间期为175 ms，AH间期为145 ms。给予希氏束同步室性早搏，不能重整下一个A波，旁道可能性较低（图16-3）。然后给予希氏束可激动期室性早搏和右心室心尖部超速起搏，均不能重整A波（室房分离），提示房室结逆传不佳（图16-4）。

2. 电生理检查（心房刺激） 从冠状窦口给予晚发早搏刺激，心动过速被重整。重整后的HA间期小于心动过速时的HA间期，称为缺乏HA linking。这种情况倾向于的诊断AT而不支持AVNRT。再给予早发的早搏刺激，激动阻滞于房室结，而重整心动过速，提示折返不依赖房室结进行（图16-5）。据此AVNRT基本可以排除（除非罕见情况下激动阻滞于下部共径而折返环未阻断）。除此之外，早发房性早搏后的第一个回归的心动过速P波有助于分析心房最早激动点位置（图16-6）。P波在V1导联呈QS形态，胸导联转折晚（V5），额面电轴指向左下。推测位于右心房侧壁较高且偏前的位置。进一步确认了房性心动过速的诊断。

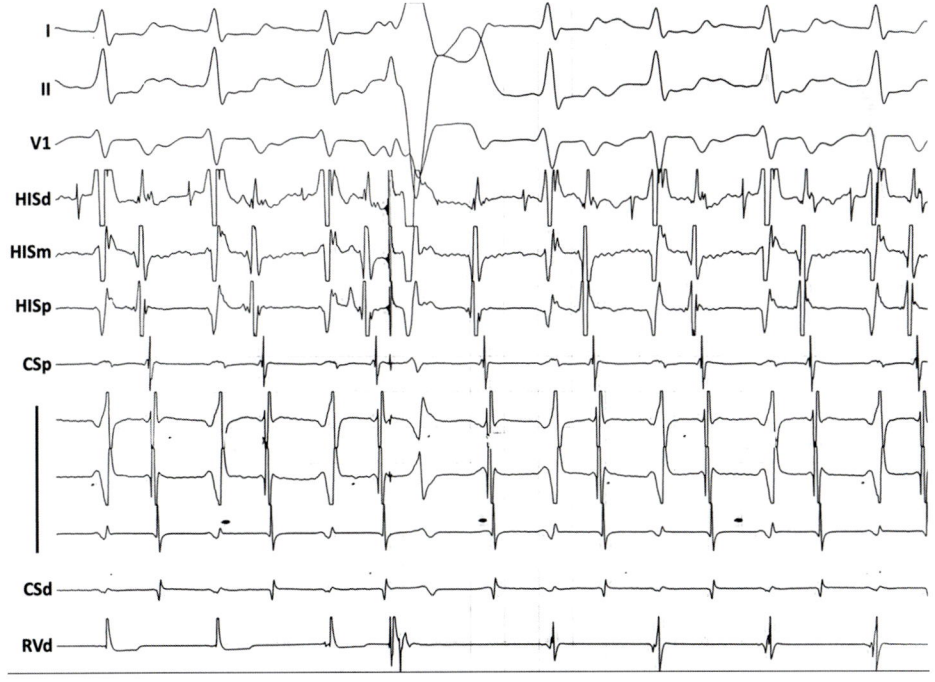

图16-3 心动过速时从右心室心尖部发放希氏束同步室性早搏

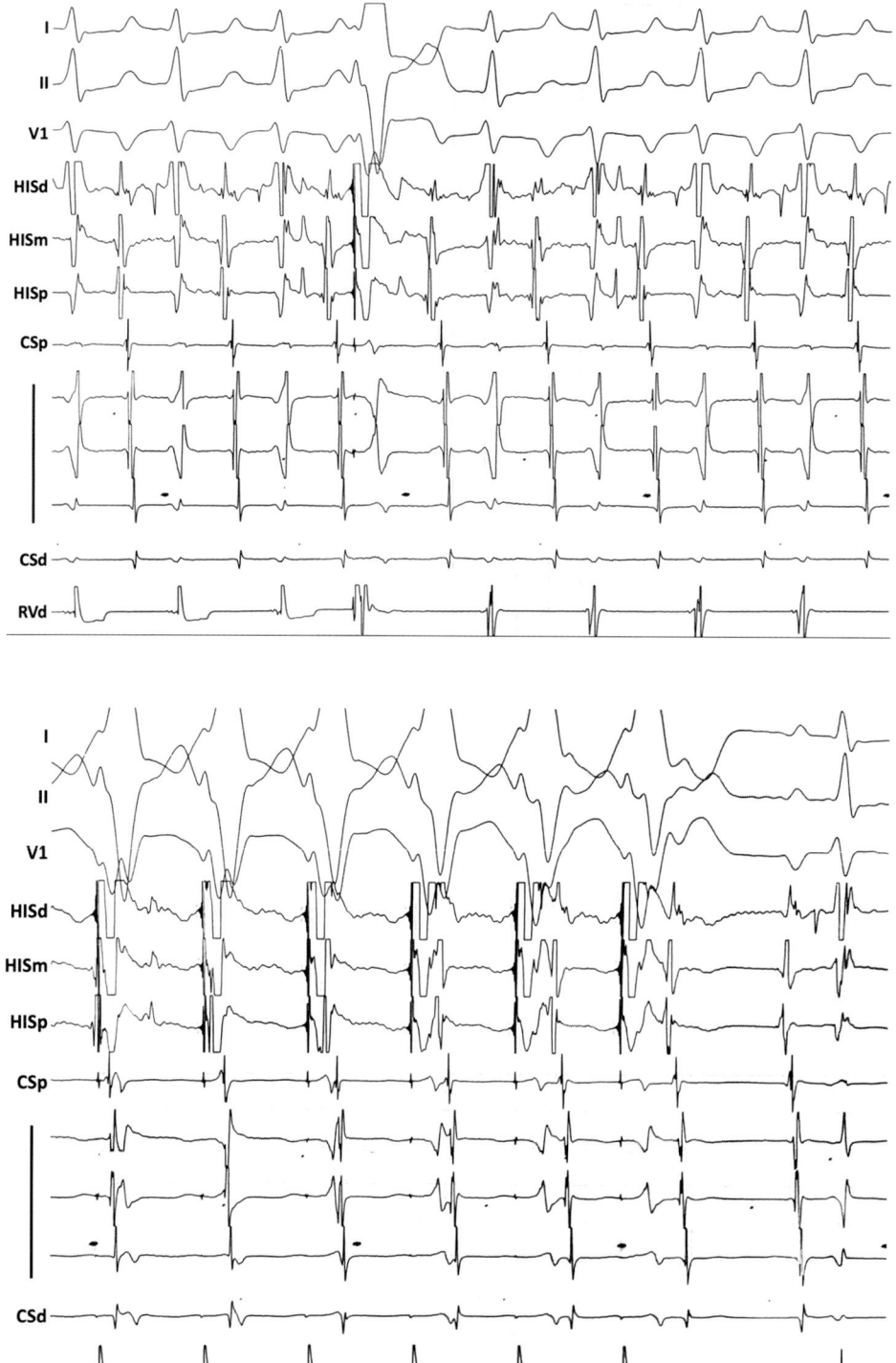

图 16-4 早发室性早搏和连续心室刺激均不能重整心动过速

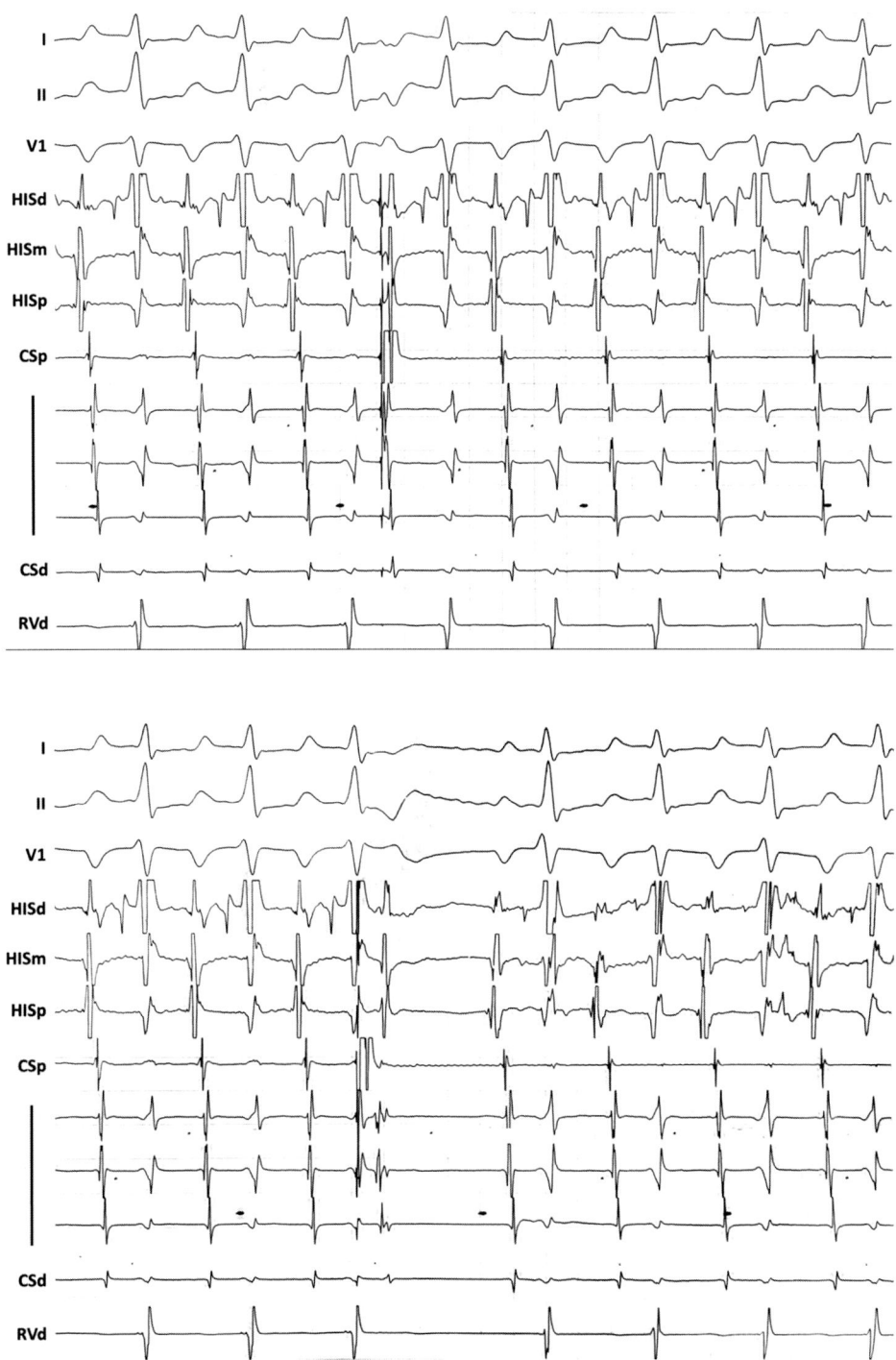

图 16-5　晚发房性早搏提示缺乏 HA linking 现象（上）；早发房性早搏阻滞于房室结而重整心动过速（下）

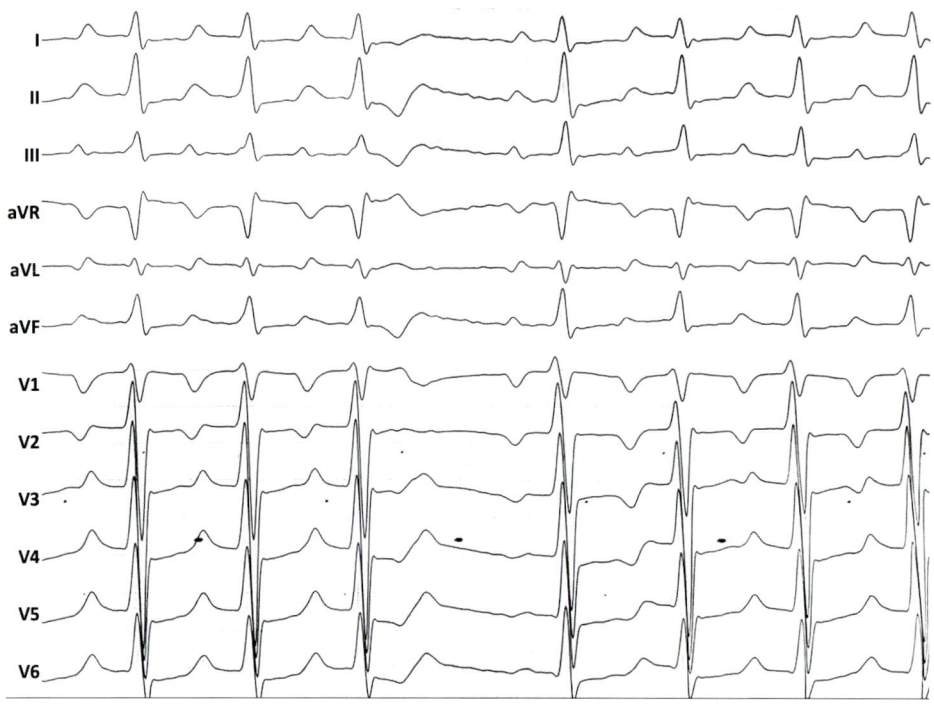

图16-6 早搏后回归的第一跳暴露了房性心动过速的P波形态

**3. 标测和消融** 使用F弯TC导管,在右心房标测,着重精标从界嵴-右心耳-三尖瓣环区域。在三尖瓣环10点到11点处发现最早激动点,局部单极电图呈QS形态,ABL1略早于ABL2(图16-7)。在此处消融1 s,房性心动过速立刻终止,继续消融至60 s,在附近以每点45～60 s巩固3点。

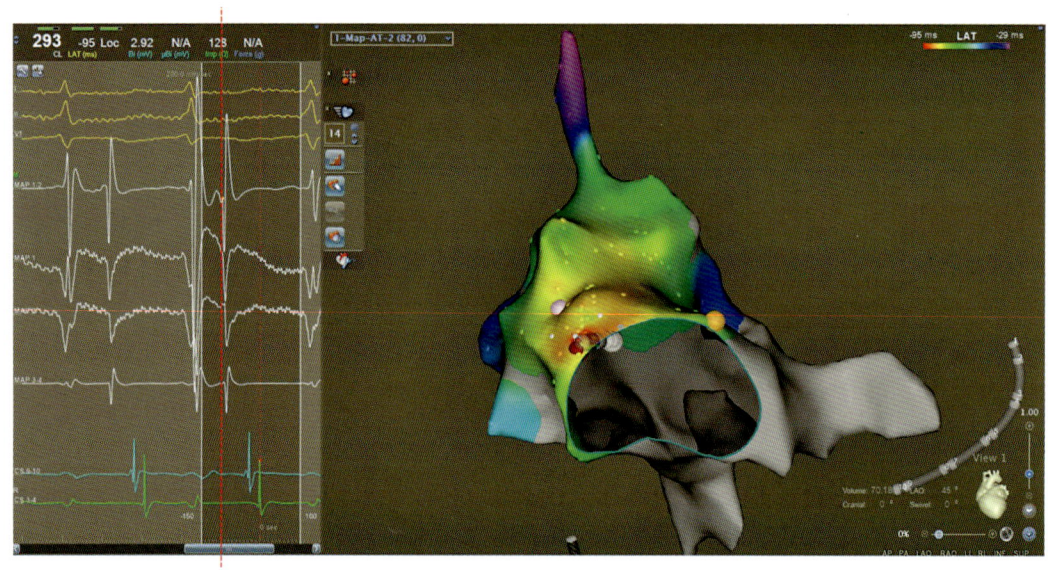

图16-7 三维标测解剖图和消融处靶点图

**4. 验证** 消融后予以再次行电生理检查，排除房室旁道和房室结双径路。异丙肾上腺素作用下，冠状窦和高位右心房刺激不能诱发心动过速。患者已随访半年余，未复发。

【临床启示】

本例为一典型的长RP心动过速病例。电生理检查前应有明确的鉴别诊断思路，即通过何种方式鉴别AT/不典型AVNRT/慢旁道介导的PJRT。通常心动过速/窦性心律中的心室连续起搏，以及心动过速中的心室单发早搏有利于诊断或排除旁路。而AVNRT和AT的鉴别较困难，特别是当AVNRT合并房室结逆传功能差时。我们一般通过：① 心房性早搏刺激或连续刺激观察VA/HA linking现象；② 心动过速同频率心房刺激观察AH间期；③ 起搏或药物阻断房室结观察反应；④ 观察心动过速是否以A波终止（不支持房性心动过速）这些手段来鉴别。三尖瓣环的房性心动过速常对维拉帕米敏感，容易和AVNRT或AVRT混淆。

【专家点评】

房性心动过速是临床上相对常见的广义上的室上性心动过速，在心电图常常表现为长RP窄QRS心动过速；且p波心电图可协助判断房性心动过速起源点。当然房性心动过速与狭义上的室上性心动过速腔内电生理诊断是房性心动过速诊疗最核心的环节。本病例提供的心房性早搏搏刺激或连续刺激观察VA/HA linking现象、心动过速同频率心房刺激观察AH间期、起搏或药物阻断房室结观察反应和观察心动过速是否以A波终止（不支持房性心动过速）等鉴别方法都很值得学习。

房性心动过速激动标测时，首先需要明确相对固定的参考电极最早的激动点，仍需尽可能提供靶点相对体表p波的领先程度。因为如激动标测提示间隔面领先的早搏，虽然在右心房内找到了最早激动点，但起源点有可能是左心房起源。所有相对于体表p波领先30 ms以上可有助确定最终靶点的可能性。当然该病例体表心电图V1导联为深负向，且激动标测为三尖瓣环游离壁侧心房起源最早，基本上明确为右心房起源的房性心动过速。同时该处无邻近组织，且消融即刻有效，提示靶点精准。此外房性心动过速的单级QS型同样对于靶点的判断有辅助作用。

参考文献

[1] Sarkozy A, Richter S, Chierchia GB, et al. A novel pacing manoeuvre to diagnose atrial tachycardia[J]. Europace, 2008, 10: 459-466.
[2] Man KC, Niebauer M, Daoud E, et al. Comparison of atrial-His intervals during tachycardia and atrial pacing in patients with long RP tachycardia[J]. J Cardiovasc Electrophysiol, 1995, 6: 700-710.

# 病例 17

# 房颤消融术后房扑

上海交通大学医学院附属第六人民医院　李　帅

【病史资料】

女性，72岁，房颤消融术后7个月，再发心悸2个月。

现病史：患者7个月前因持续性房颤，行肺静脉电隔离+左心房顶部线消融+左心房底部线消融。2个月前心悸再发，心电图提示房扑，行电复律一次转为窦性心律，给予可达龙维持窦性心律。本次因心悸再入院。

入院心肌酶、电解质等生化指标大致正常，入院心电图提示房扑（图17-1和图17-2）。

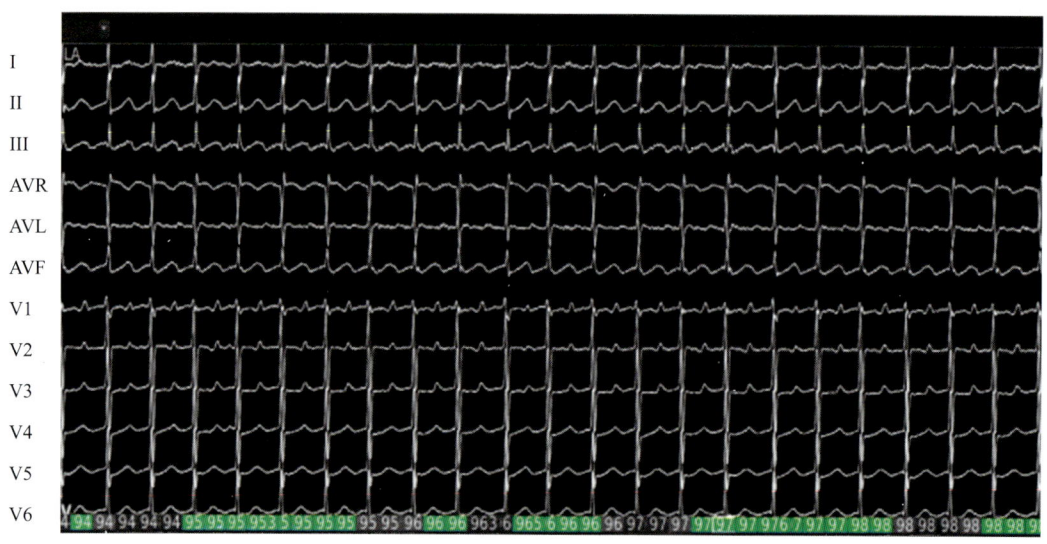

图17-1　房扑心电图，V1导联正向，下壁导联正负双向锯齿波

【临床诊断】

房颤消融术后房扑。

【术前讨论：电生理及消融策略】

常规穿刺右侧股静脉，经下腔静脉放置可调弯10极电极于冠状窦，记录冠状窦内电位。

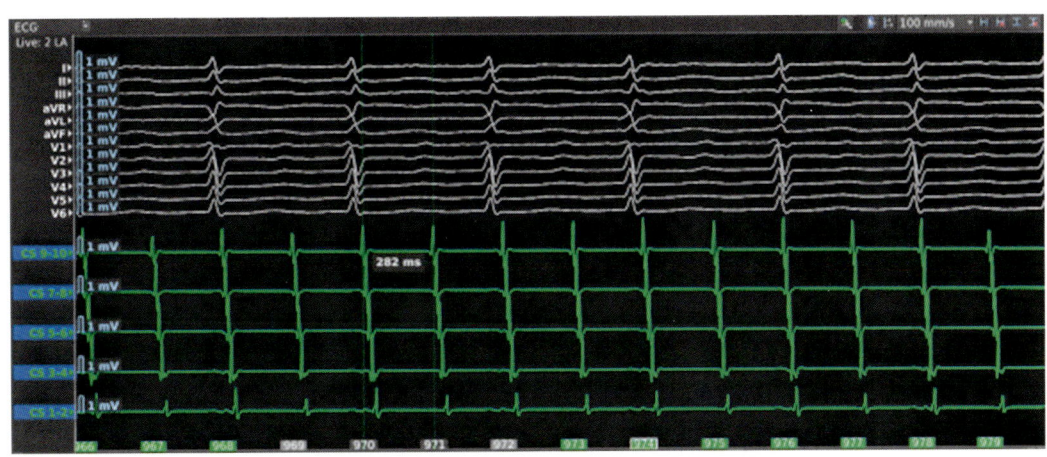

图17-2　心动过速周长282 ms，CS$_{9,10}$领先

### 【电生理检查、标测与消融结果】

使用Rhythmia三维标测系统，将Orion三维网篮标测导管送入右心房，先行右心房激动标测，未标测到全周长，提示右心房被动激动（图17-3）。穿刺房间隔，将Orion送入左心房，行左心房解剖重建及激动标测（图17-4）。可见左心房肺静脉电位未见恢复，左心房顶部线、底部线及前壁线部分Gap，共两个折返环（图17-5～图17-7）。前壁线Gap依赖的二尖瓣逆时针折返环及顶部Gap依赖的左肺静脉顺时针折返环。故选择左心房顶部线、底部线及前壁线补点消融（图17-8～图17-10）。

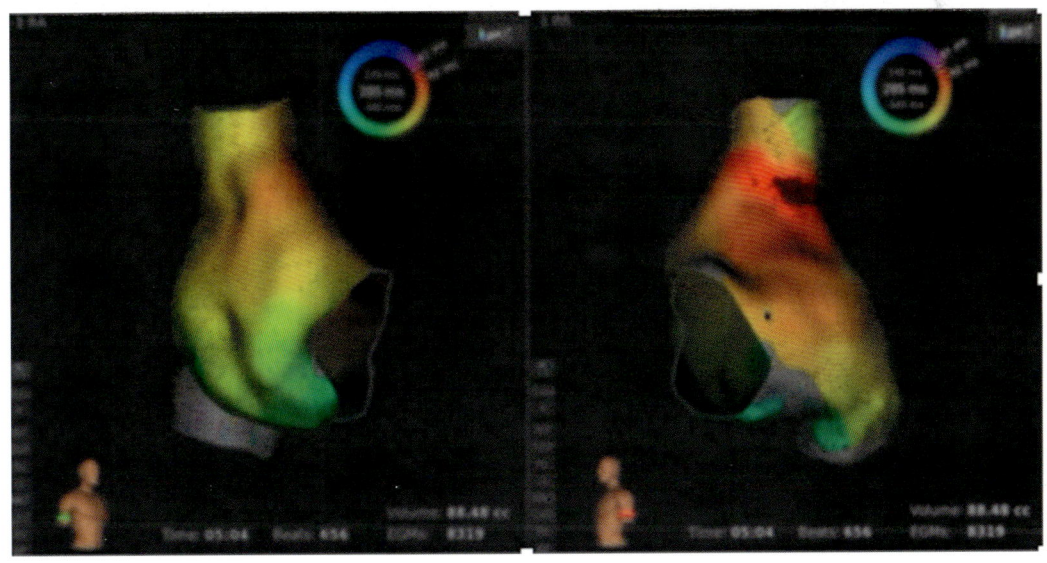

图17-3　右心房激动标测未标测到全周长，提示右心房被动激动

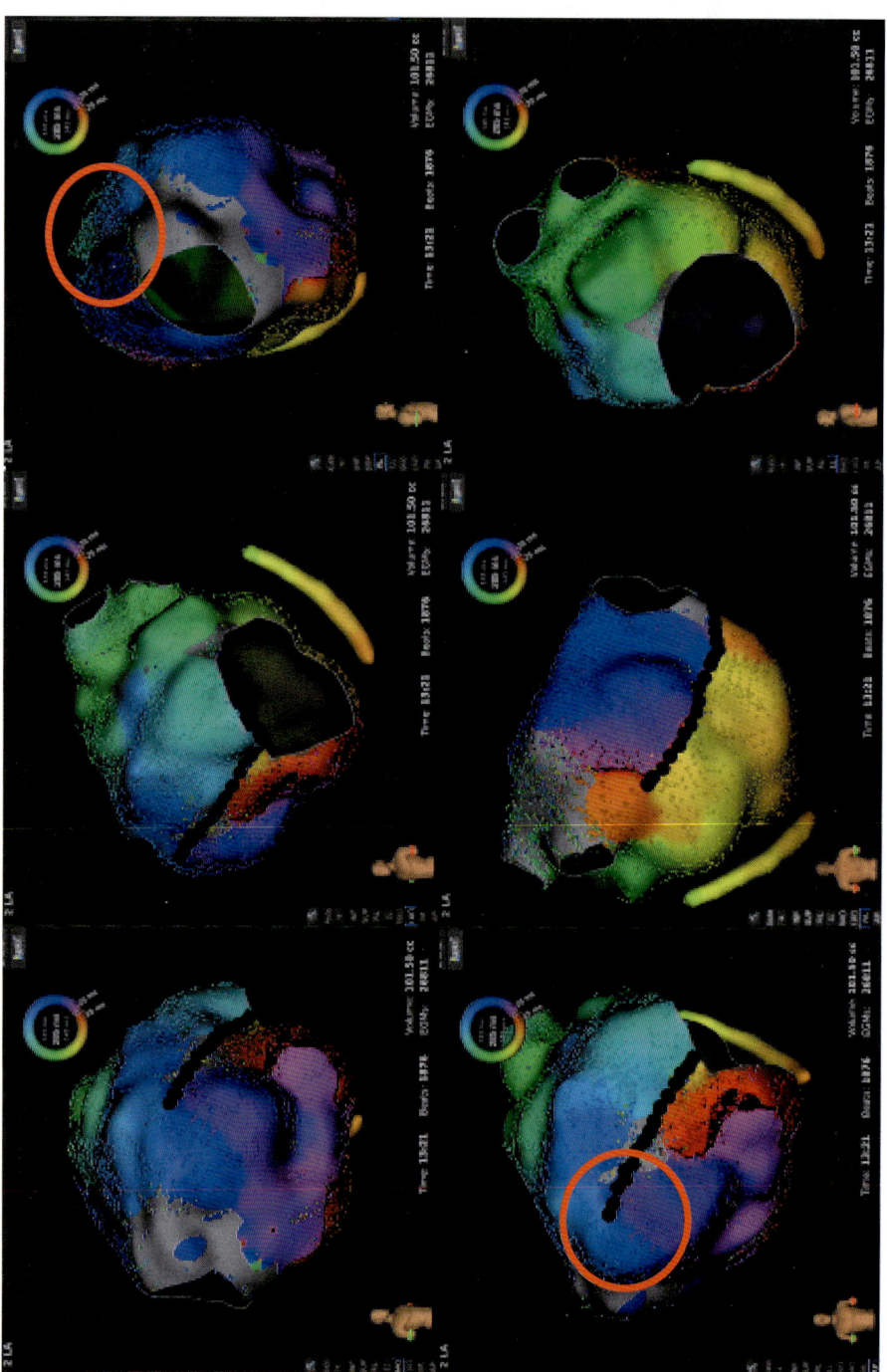

图 17-4 左心房激动标测，可见左心房肺静脉电位未见恢复，顶部线、底部线、前壁线 Gap

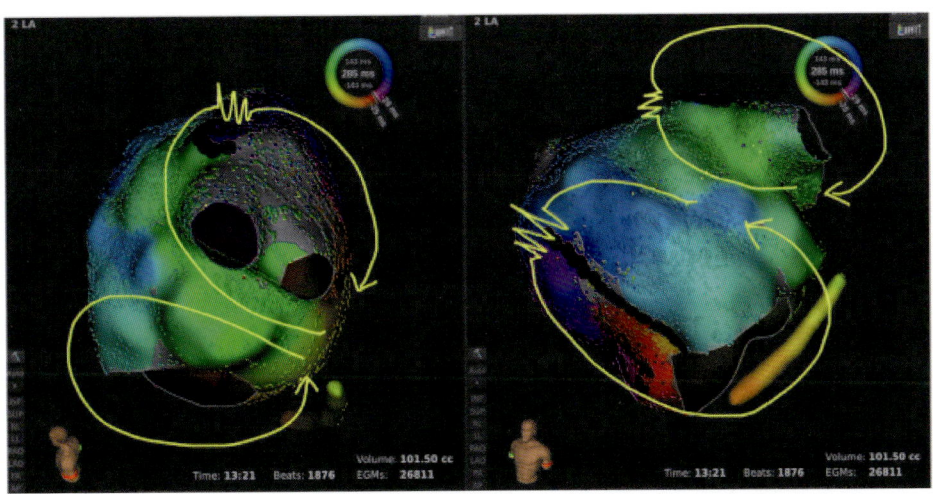

图 17-5 折返环示意图。可见两个折返环形成。折返环1绕着二尖瓣逆时针激动,前壁线靠右上肺前庭存在Gap。折返环2绕左肺静脉顺时针激动,顶部Gap依赖

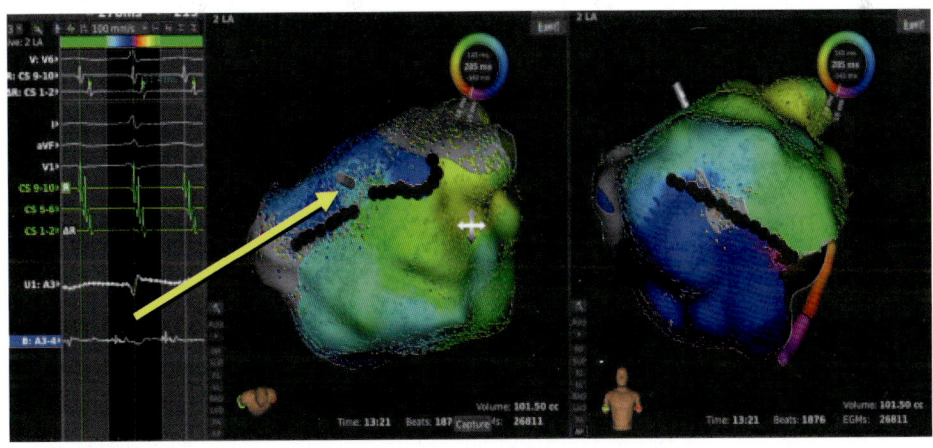

图 17-6 顶部Gap电位,未见明显双电位

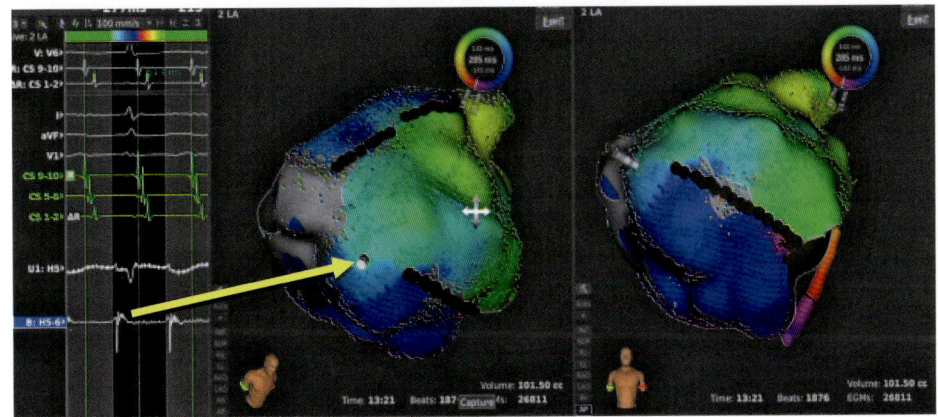

图 17-7 前壁线Gap电位,未见明显双电位

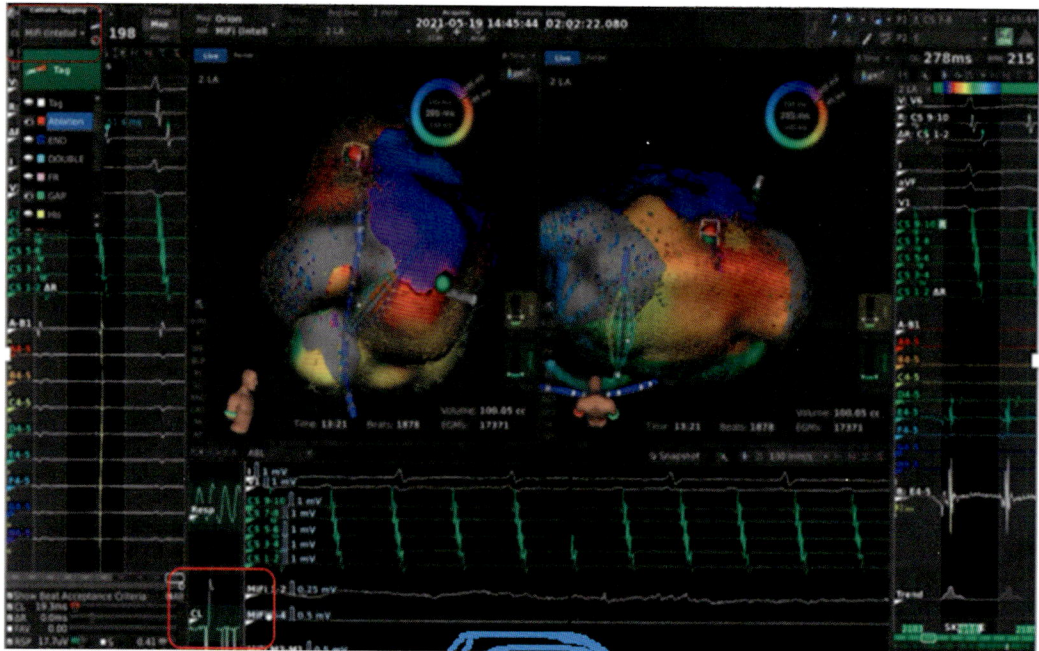

图 17-8 先对顶部 Gap 进行消融，放电 10 s 左右心动过速周长从 280 ms 左右突然延长至 300 ms，见左下角周长曲线突变（红框内）。周边继续巩固消融周长不再变化

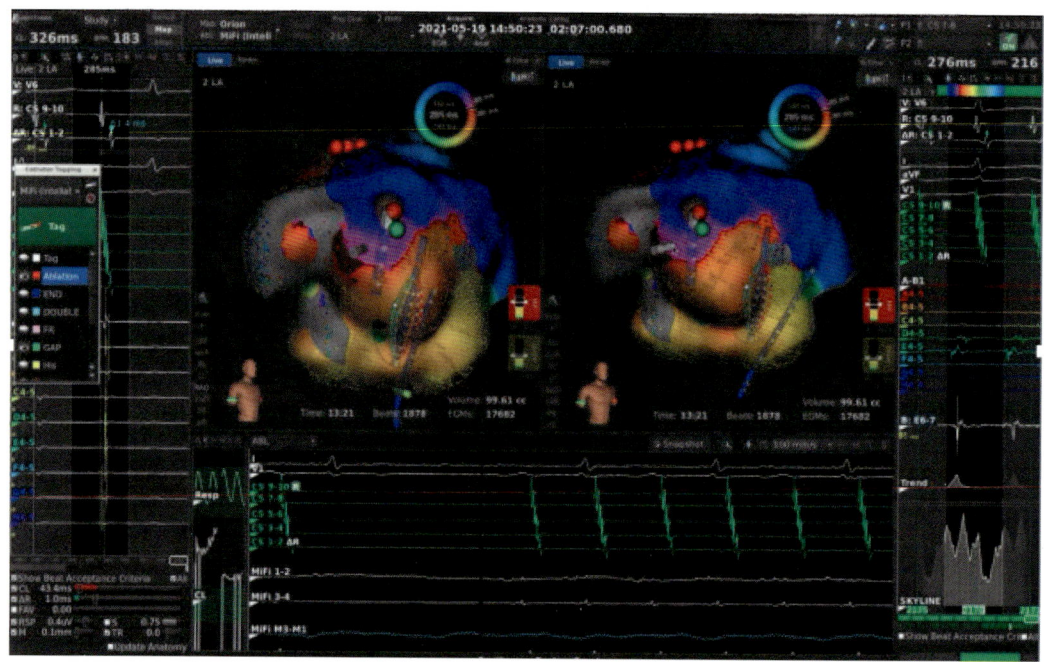

图 17-9 在前壁 Gap 处放电 7 s 心动过速随即终止。在周围巩固消融将墙壁线连接到右上肺静脉

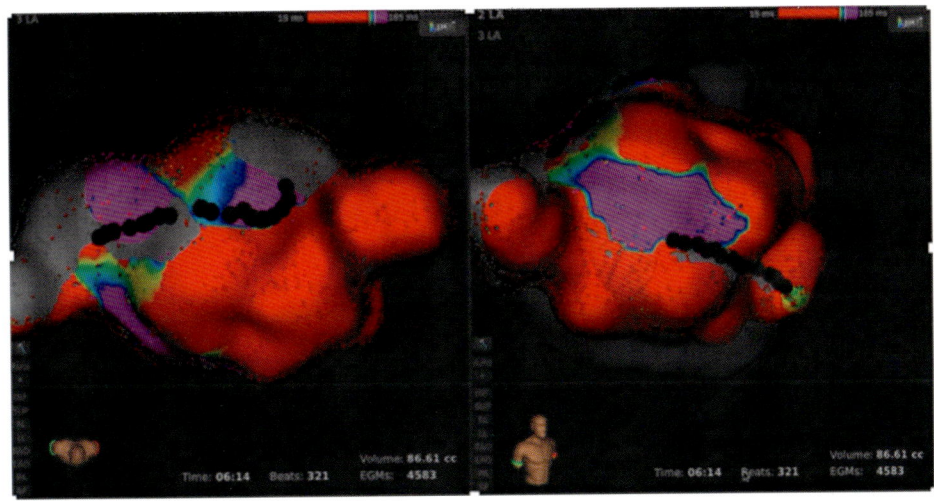

图17-10　起搏CS激动标测可见两处Gap均阻滞，BURST刺激无法诱发心动过速

**【临床启示】**

（1）持续性房颤消融术后，房扑、房性心动过速的发生率在5%～40%，发作机制包括局灶性和折返性。

（2）冠状窦远端领先的房性心动过速为左侧来源，冠状窦近端领先的房性心动过速可能起源于右心房，也有可能来自左心房，尤其是左心房间隔面或左心房前壁偏间隔。

（3）冠状窦电极由近至远拖带标测可以大致推测房性心动过速/房扑来源于左心房/右心房。三维高密度标测可以清晰地显示折返部位。

（4）根据标测找到折返环关键部位，设计合理消融路径，可以起到立竿见影的治疗效果。

**【专家点评】**

房颤经肺静脉电隔离术后的房扑，即使体表心电图的F波清晰，对于判断折返环的径路价值有限。在腔内置管之后，仍然要进行左心房和右心房的不同部位拖带，寻找关键峡部。消融线需要在折返环明确之后设计，尤其在左心房内消融，并不是消融的位置越多越好，要警惕过度消融会引发折返径路改变，出现新的房性心律失常，导致手术越做越复杂。

本例手术就在绘制明晰的折返环之后，再设计消融线，做到简单而清晰。术后进行了常规阻滞线的验证和心律失常的诱发，肯定了手术的效果。

**参考文献**

[1] Jaïs P, Sanders P, Hsu LF, et al. Flutter localized to the anterior left atrium after catheter ablation of atrial fibrillation[J]. J Cardiovasc Electrophysiol, 2006, 17(3): 279-285.

[2] Hung Y, Chang SL, Lin WS, et al. Atrial tachycardias after atrial fibrillation ablation: how to manage?[J]. Arrhythm Electrophysiol Rev, 2020, 9(2): 54-60.

[3] Mountantonakis S, Gerstenfeld EP. Atrial tachycardias occurring after atrial fibrillation ablation: strategies for mapping and ablation[J]. J Atr Fibrillation, 2010, 3: 290.

# 病例 18

# 上腔静脉起源房性心动过速

上海交通大学医学院附属第六人民医院　李　帅

【病史资料】

男性，65岁，咽痛3个月余。

现病史：头颅CT及MRI提示咽部恶性肿瘤，限期手术。多次因术中麻醉诱导时出现快速性心律失常，被迫暂缓手术。病区内再次持续性心动过速发作，给予美托洛尔、普罗帕酮（心律平）等药物效果不佳。追问病史，患者既往有心动过速史1年余。

既往史：否认心脏手术史，有高血压史，服用硝苯地平控制片降压治疗。

辅助检查：入院后心肌酶、电解质、甲状腺功能等生化指标无明显异常，UCG大致正常。入院心电图提示窦性心律（图18-1），心动过速发作时心电图提示房性心动过速，QRS间期不固定，其间可见窦性心律夺获（图18-2）。

【临床诊断】

阵发性房性心动过速。

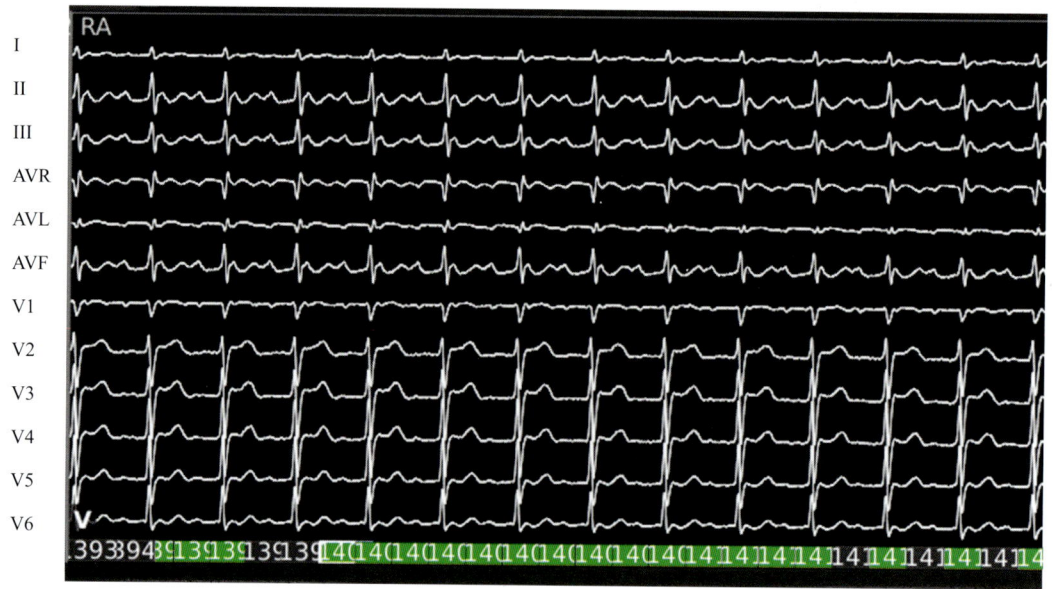

图18-1　窦性心律心电图

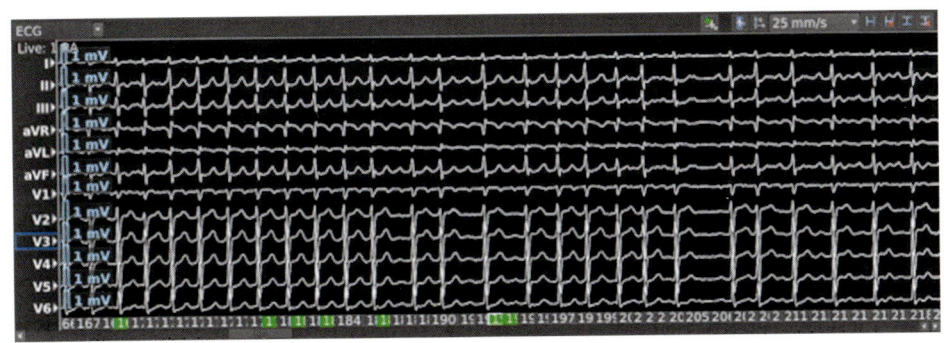

图 18-2　房性心动过速心电图（QRS 间期不固定，可见窦性心律）

**【术前讨论：电生理及消融策略】**

常规穿刺右侧股静脉，经下腔静脉放置可调弯 10 极于冠状窦，记录冠状窦内电位，可见房性心动过速发作时周长不等，考虑为自律性房性心动过速，或者折返性房性心动过速传出点变化。标测过程中患者出现自发房颤，后自行终止，是否需要干预左心房？

**【电生理检查、标测与消融结果】**

使用 Rhythmia 三维标测系统，将 Orion 三维网篮标测导管送入右心房，先行右心房激动标测。可见上腔静脉电位明显快于冠状窦，提示上腔静脉来源房性心动过速可能大。静脉滴注异丙肾上腺素后，心率逐渐增快，最终转为自发房颤。房颤发作时上腔静脉电位仍稍快于冠状窦，提示房颤与上腔静脉相关。在房性心动过速时，左心房电位频率与冠状窦相同。将 Orion 放置在高位右心房与上腔静脉之间，可见近端电极与冠状窦一致，部分远端电极快频率，提示上腔静脉为最早激动点（图 18-3～图 18-15）。

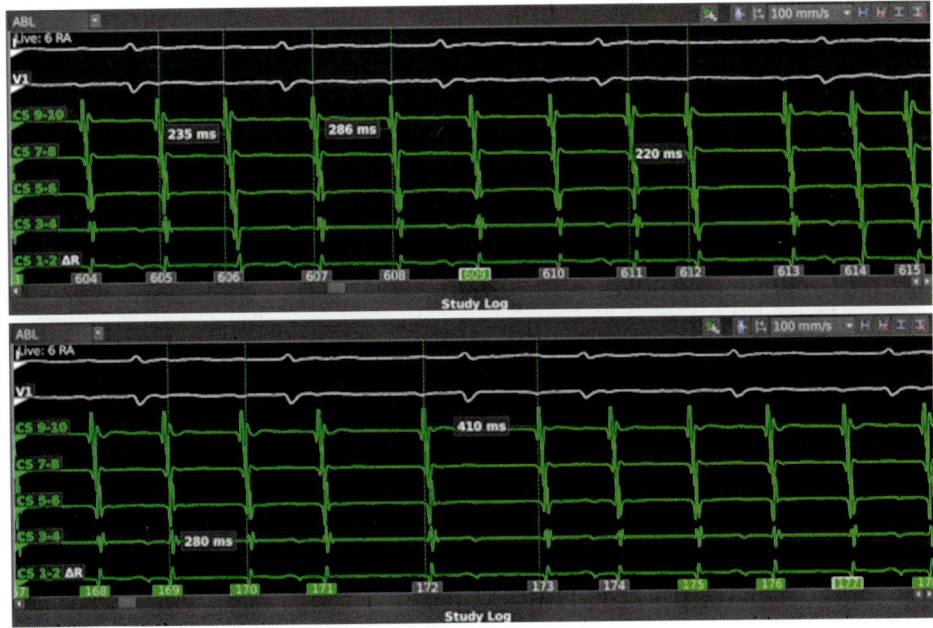

图 18-3　房性心动过速发作时周长不等

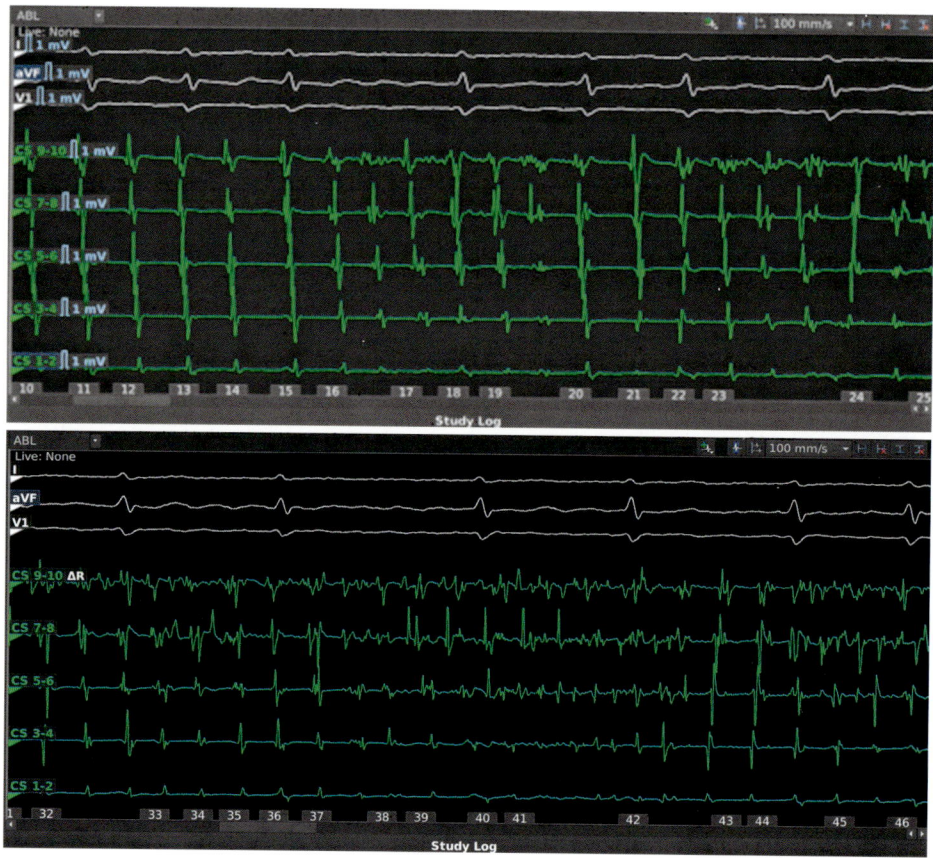

图 18-4　自发房颤

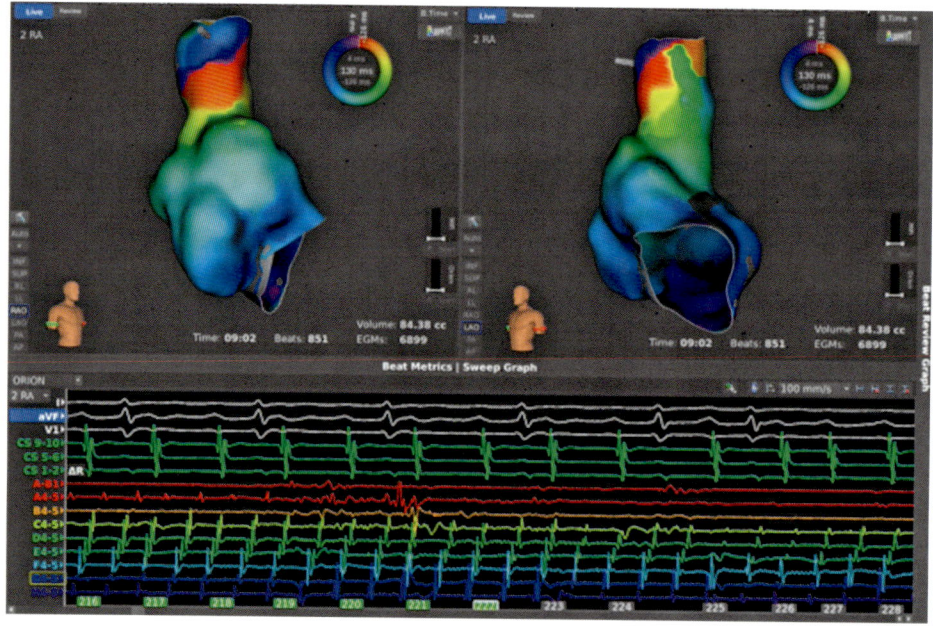

图 18-5　房性心动过速发作时，上腔静脉电位快于冠状窦

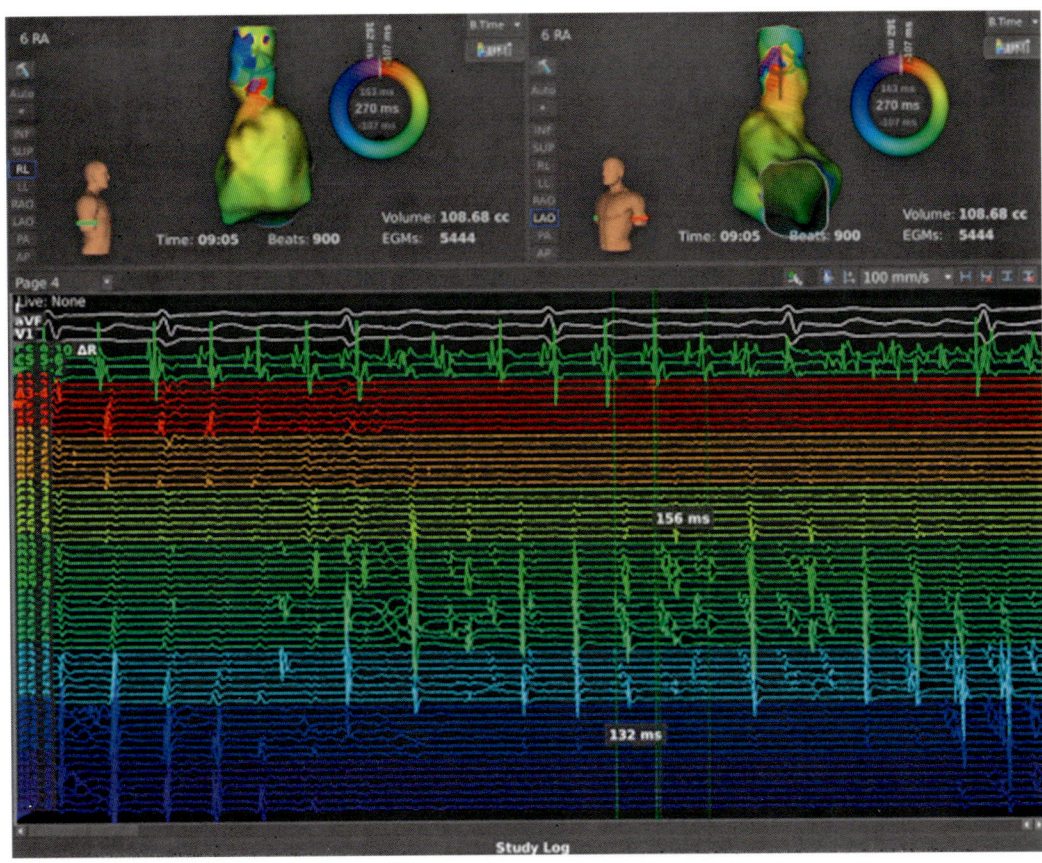

图18-6　房颤发作时上腔静脉电位快于冠状窦

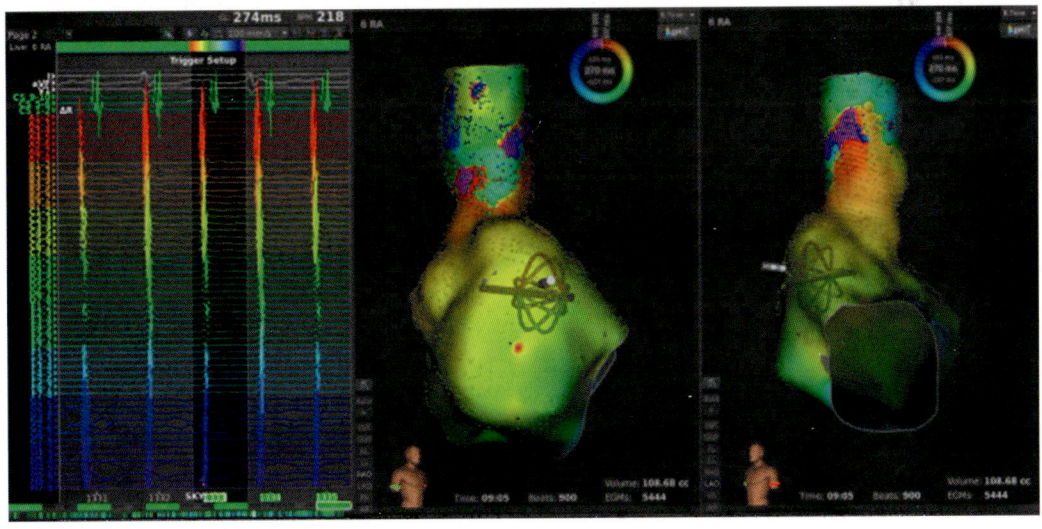

图18-7　左心房内a波频率与冠状窦相同

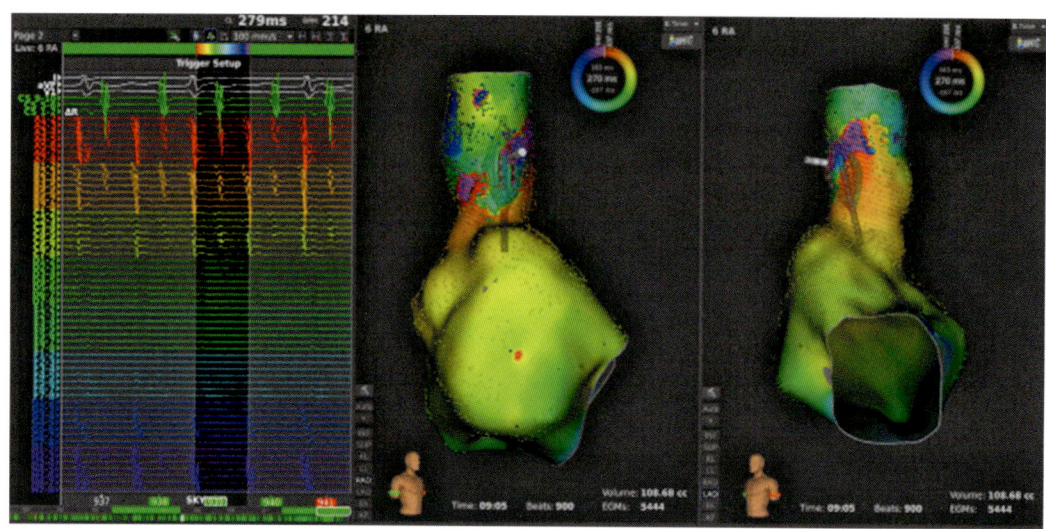

图 18-8　Orion 置于上腔静脉和右心房交界处电位，近端电极与冠状窦一致，部分远端电极快频率

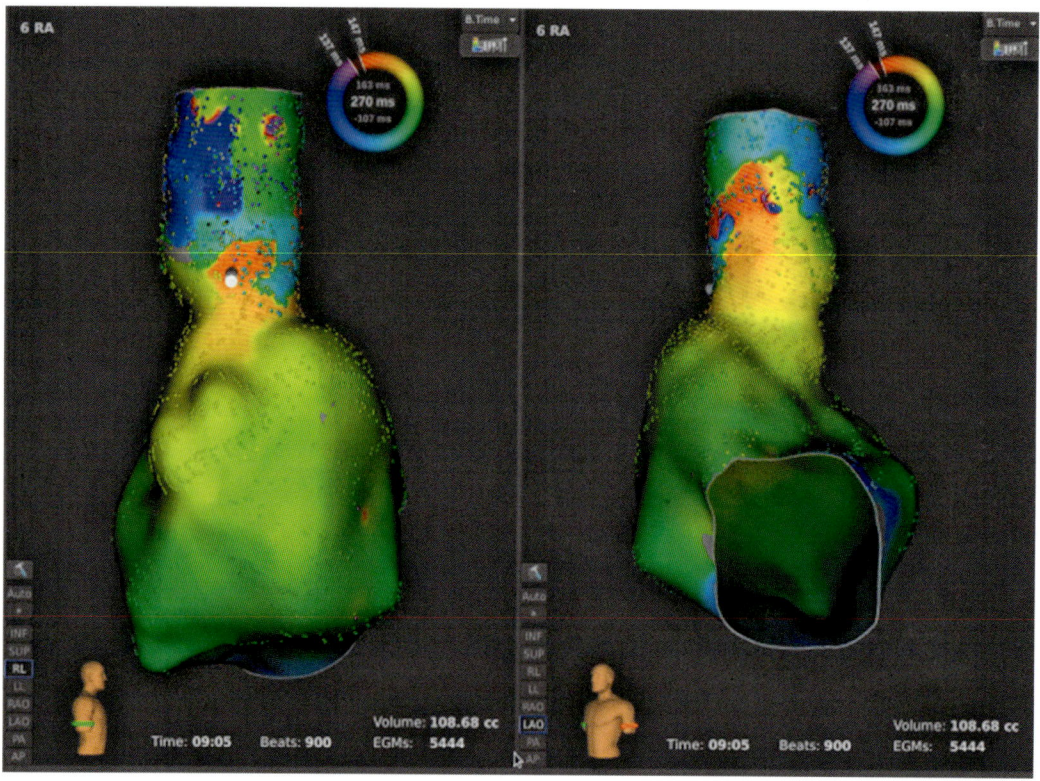

图 18-9　右心房传导图提示激动从上腔静脉内传出，上腔静脉侧壁和前壁均有激动突破，提示心房最早激动位置

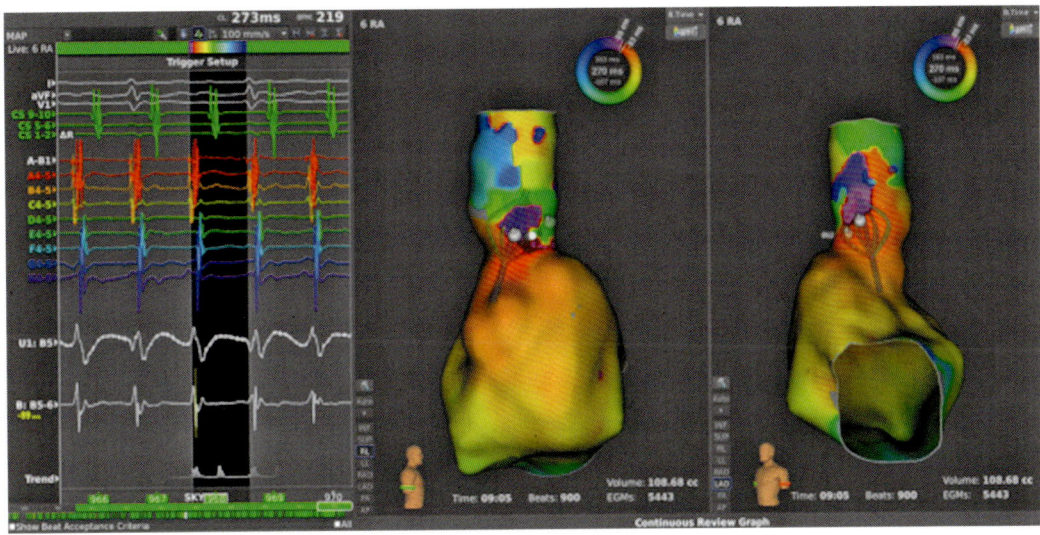

图 18-10　最早激动点位于上腔静脉

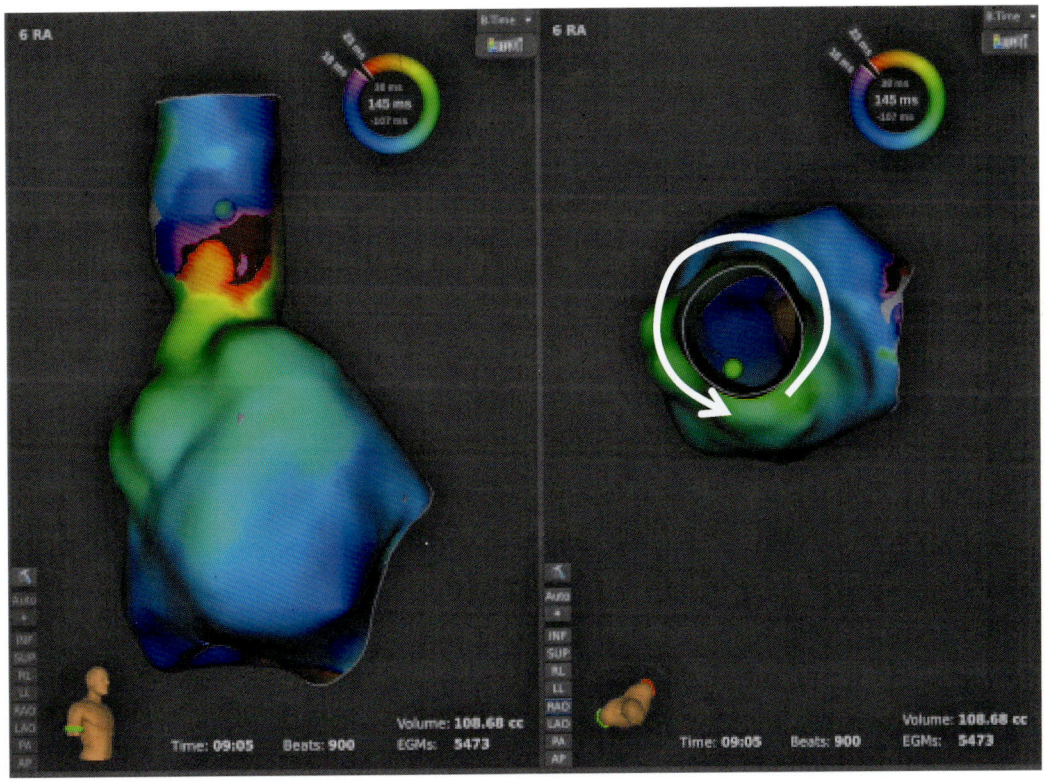

图 18-11　调整兴趣窗，可见围绕上腔静脉微折返形成，出口位于绿色点处

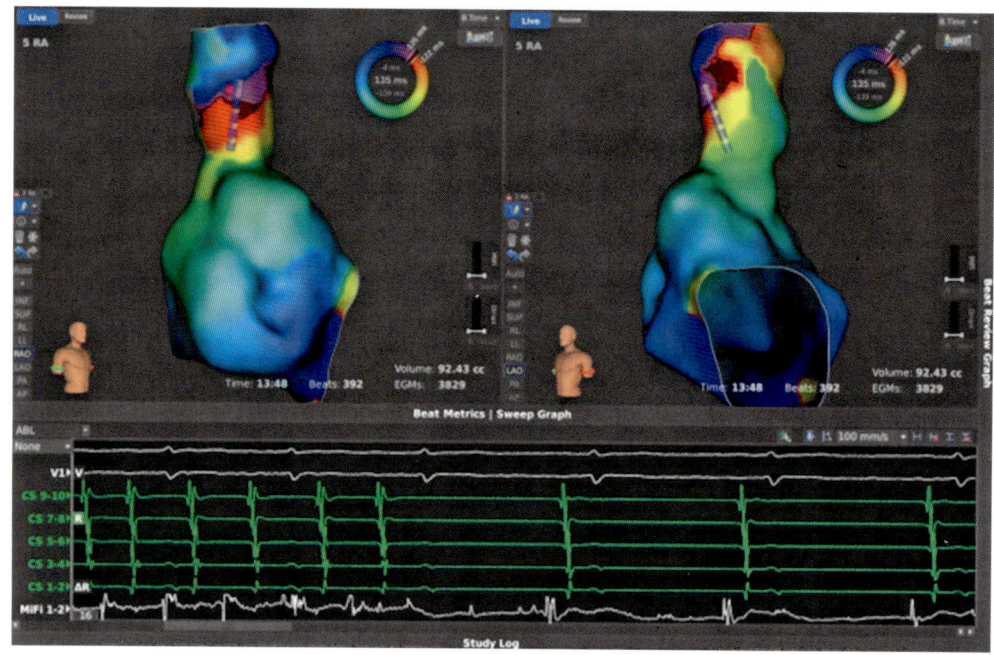

图18-12 绿色点消融后,心律失常即刻终止

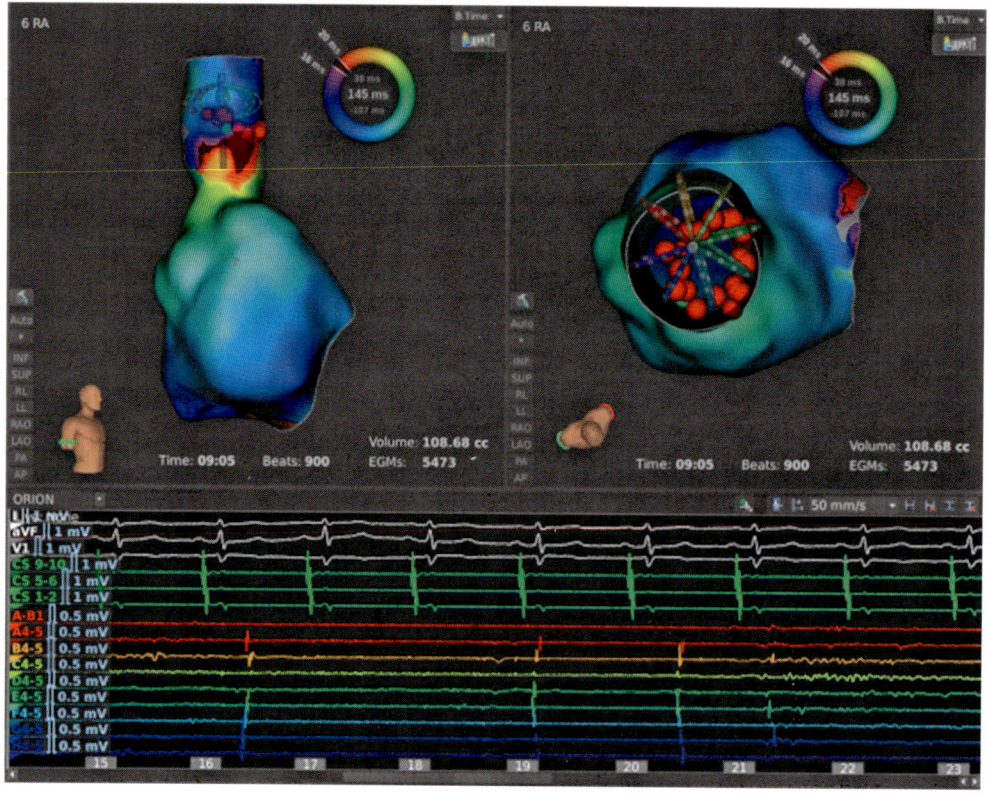

图18-13 环上腔静脉隔离,后可见上腔静脉内自律电位,未传出

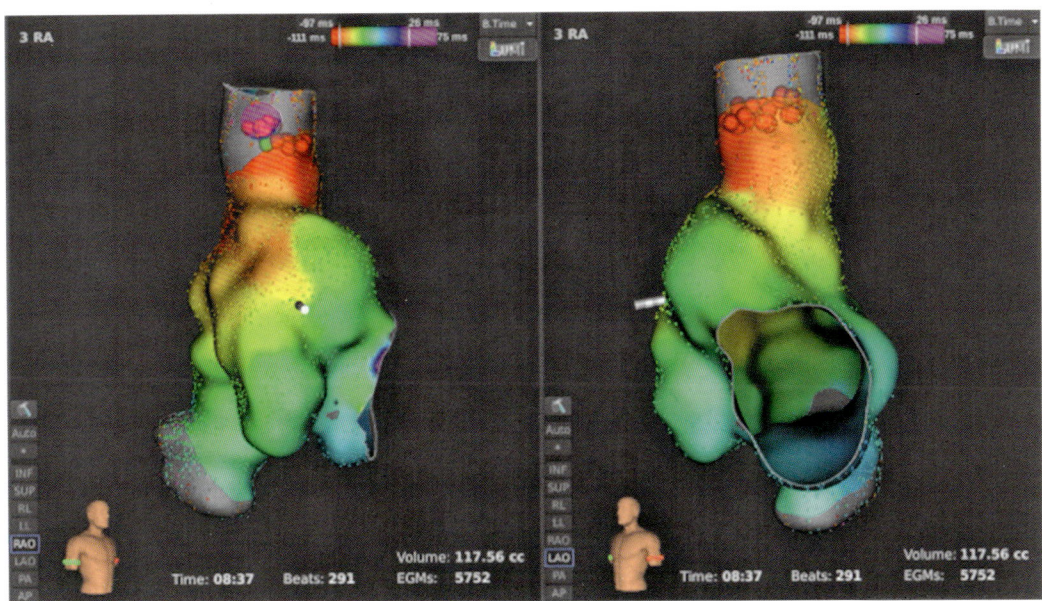

图 18-14　消融术后标测图

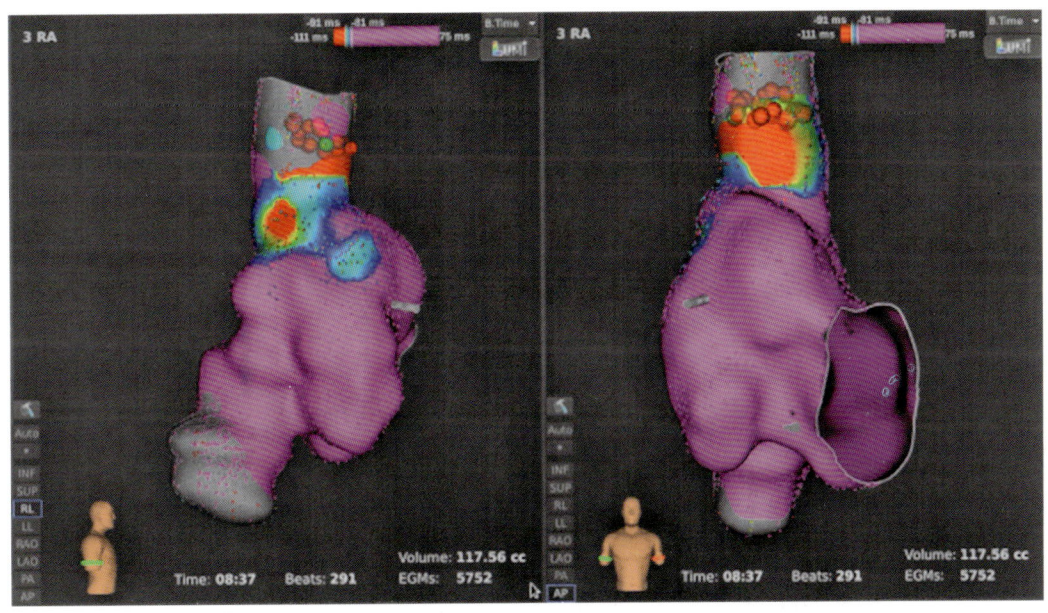

图 18-15　标测提示，上腔静脉内无激动传入，后高频刺激不能诱发

【临床启示】
（1）心电图可见Ⅱ、Ⅲ、aVF 导联 a 波直立，形态与窦性心律相似。
（2）房性心动过速发作时，冠状窦 a 波周长不等，可能为局灶性，也可能是折返不等传出。

（3）高精度标测可以精确显示最早激动点及折返环，显示早搏传出点，实现精准消融。

（4）患者出现自发房颤，是否需要干预左心房仍有疑问。结合患者需要近期外科手术病史，无法进行更全面的左心房评估及抗凝，且干预右心房后心动过速即刻终止，故未干预左心房。

**【专家点评】**

房性心动过速患者，在电生理检查和标测中，自发房颤，多数的房颤与肺静脉有关，通常需要进一步行肺静脉电隔离，以免将来因为房颤而需要进一步手术。但是房颤本身并非属于急症，如果没有严重症状，可以等时间合适的时候择期手术。

---

### 参考文献

[1] Vrachatis DA, Papathanasiou KA, Kossyvakis C, et al. Efficacy, safety and feasibility of superior vena cava isolation in patients undergoing atrial fibrillation catheter ablation: an up-to-date review[J]. Biomedicines, 2023, 11: 1022.

[2] Goyal R, Gracia E, Fan R. The role of superior vena cava isolation in the management of atrial fibrillation[J]. J Innov Card Rhythm Manag, 2017, 8(4): 2674-2680.

# 病例 19

# 心肌梗死后电风暴

上海交通大学医学院附属第六人民医院　李　帅

【病史资料】

男性，74岁，反复心悸9年，再发1h。

现病史：患者既往多次心肌梗死病史。9年前体检Holter提示短阵室性心动过速，拒绝埋藏式心脏复律除颤器（ICD）植入，口服胺碘酮治疗，每年有室性心动过速发作，予以多次电复律治疗。近期因甲状腺功能异常改为美西律口服。1h前患者搬运物品后再发胸闷、心悸，自服胺碘酮0.4g及美西律300mg后无效，至我院急诊，查心电图提示室性心动过速，因室性心动过速发作时血压偏低，予以电复律治疗。在除外继发心律失常原因后，植入ICD。植入ICD后1周内，患者出现电风暴，每次均三磷酸腺苷（ATP）治疗转为窦性心律。为减少室性心动过速发作，拟行射频消融治疗。患者术前冠状动脉CT血管成像（CTA）提示侧壁大片心肌梗死，UCG提示左心室后壁基底段中段、侧壁各阶段收缩运动消失，稍向外膨胀，心肌回声增强，最薄处5mm，下壁基底段收缩运动减弱。射血分数为38%。

【临床诊断】

室性心动过速，陈旧性心肌梗死。

【术前讨论：电生理及消融策略】

患者为心肌梗死后室性心动过速风暴，根据发作时体表心电图（图19-1），定位大

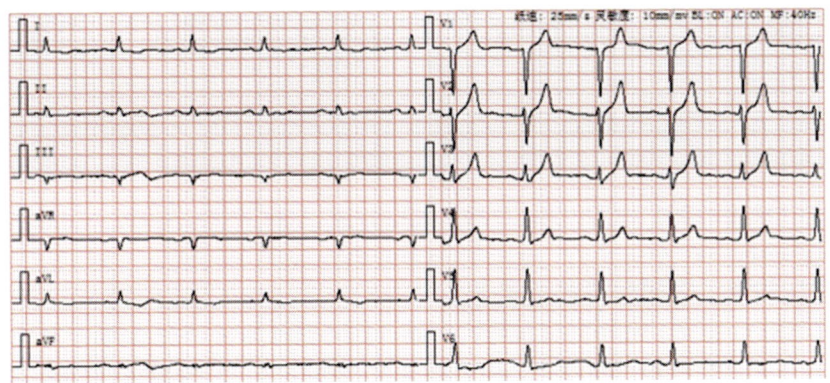

图19-1　入院心电图：窦性心律心电图，Ⅲ导联可见Q波

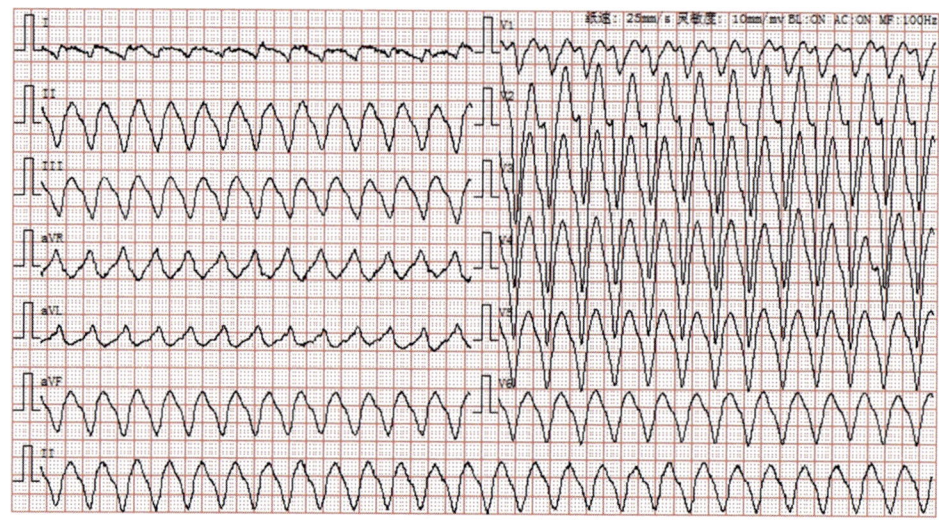

图19-2 第一种形态室性心动过速，Ⅰ导联负向，Ⅱ、Ⅲ、aVF导联QS型，V1导联rS型，V2～V6导联负向，考虑左心室心尖偏间隔区域来源

致在左心室心尖偏间隔区域，对应冠状动脉CTA及UAG的梗死瘢痕区（图19-2）。考虑患者室性心动过速发作时血流动力学不稳定，行起搏标测或诱发靶点标测消融临床风险过高，且文献报道基质改良消融有效，故决定行基质改良消融方案（图19-3）。

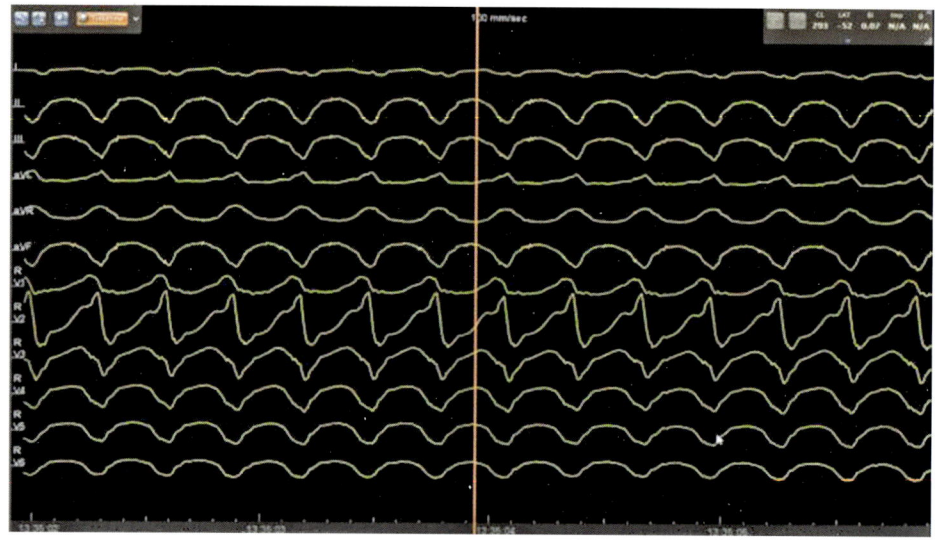

图19-3 第二种形态室性心动过速，下壁导联负向，V3～V6导联均为负向；出口接近心尖

【电生理检查、标测与消融结果】

使用CARTO系统，常规穿刺右侧股动脉，送入DECA可调弯10极标测导管，行左心室解剖重建及基质标测，可见左心室侧壁大片低电压区。行瘢痕区及周围局部异常心室激动（LAVA）电位消融及均质化后，再次高频刺激诱发出第三种形态室性早搏，考

虑出口改变。在左心室高侧壁行拖带呈隐匿性拖带，且起搏形态与原形态类似，考虑位于出口。在此处消融后室性心动过速终止。术后起搏器程控随访，患者无室性心动过速发作（图19-4～图19-9）。

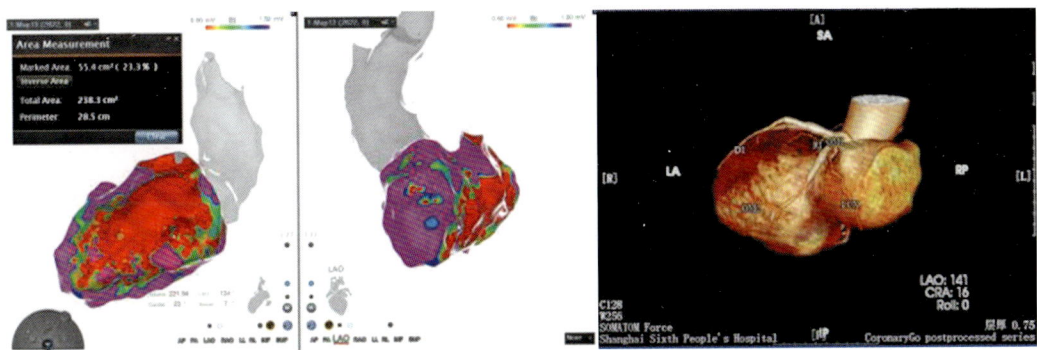

图19-4　左心室侧壁大片低电压区，与冠状动脉CTA所示对应。瘢痕区面积占比11%（电压阈值0.1～0.5 mV）～23.3%（电压阈值0.5～1.5 mV）

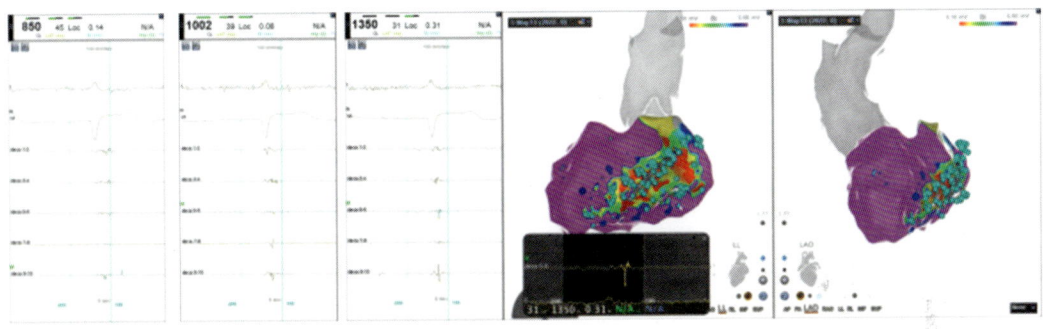

图19-5　DECA标测导管显示低电压区LAVA电位

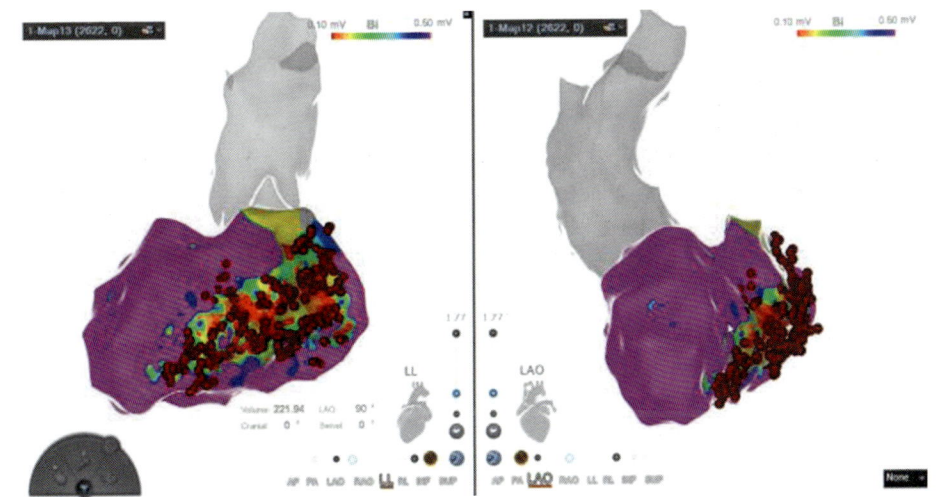

图19-6　LAVA电位消融，行均质化消融改良瘢痕区域（阈值0.1～0.5 mV）

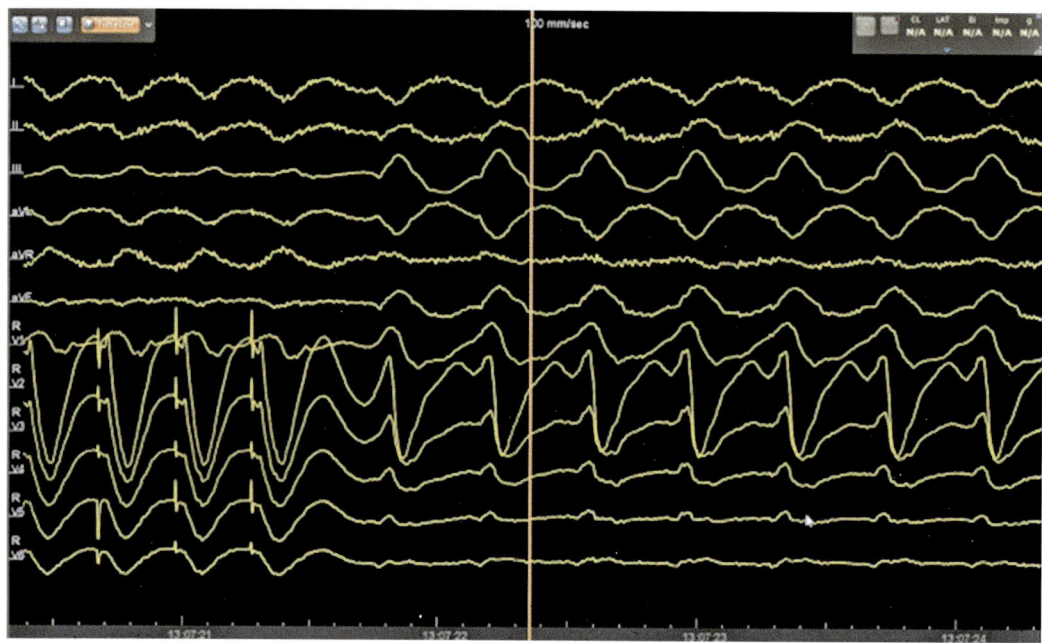

图19-7 均质化消融后，高频刺激（S1S1递减刺激）诱发出第三种形态室性心动过速，Ⅱ、Ⅲ、aVF导联直立，V3～V6导联直立，考虑出口改变至高侧壁区域

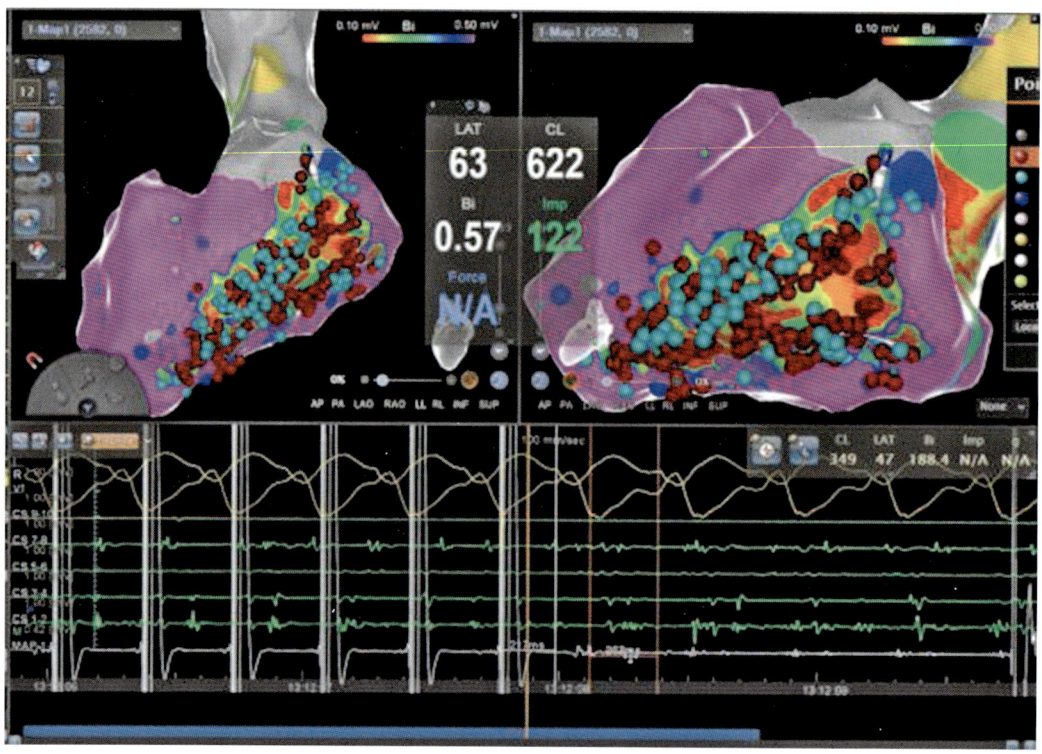

图19-8 将消融导管放至左心室高侧壁拖带，呈隐匿性拖带，且拖带后形态与原形态相似，故考虑消融导管位于出口之一

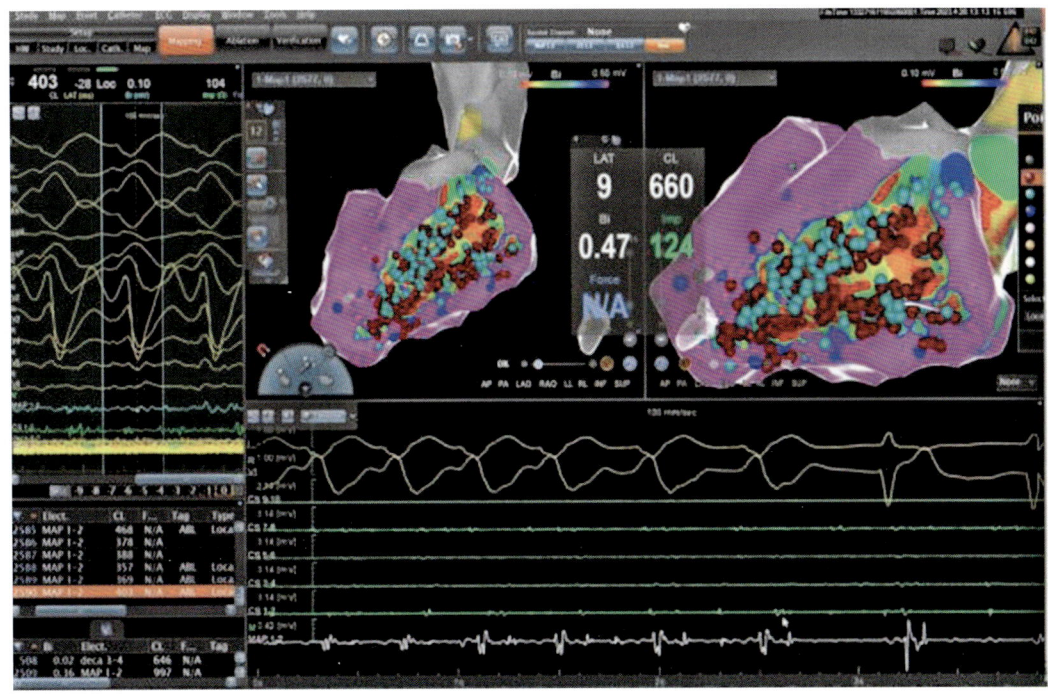

图 19-9　在左心室高侧壁消融后,室性心动过速终止

【临床启示】
（1）心肌梗死后室性心动过速的发生大多是围绕心肌瘢痕组织和/或解剖屏障（如瓣环）的折返形成,文献报道在90%左右。
（2）导管消融的方式主要有：① 破坏折返的关键峡部；② 基质改良；③ 室壁瘤/心肌瘢痕电隔离；④ 心肌均质化（即瘢痕及低电压区毁损式消融）；⑤ 心外膜面消融；⑥ 外科切除瘢痕/室壁瘤等方式。
（3）对于心肌梗死后相关的室性心动过速,大部分可以通过内膜消融减少或终止发作。
（4）包括晚电位（late potential）、碎裂电位（fractionated EGM）消融或LAVA电位消融在内的基质改良,可以明显减少室性心动过速发作。

【专家点评】
本例患者为心肌梗死后反复出现的瘢痕性室性心动过速。此类室性心动过速机制通常由致密瘢痕区之间具备缓慢传导功能的残存心肌构成折返峡部,梗死面积较大时常可形成多种折返。药物疗效不佳的ICD反复治疗为射频消融的强指征。消融策略包括针对临床心动过速的标测消融和基质改良。针对心动过速的消融常通过激动标测和拖带标测进行,基质改良主要针对目标区域的晚电位进行,亦有文献报道单纯基质改良的预后不劣于基质标测联合室性心动过速标测。由于心肌梗死后室性心动过速的基质多位于心内膜面,导管消融预后优于非缺血性心肌病基础的室性心动过速。对这例患者的处理使用了基质标测联合激动+拖带标测的方案,取得了良好的效果。

## 参考文献

[1] Jaïs P, Maury P, Khairy P, et al. Elimination of local abnormal ventricular activities: a new end point for substrate modification in patients with scar-related ventricular tachycardia[J]. Circulation, 2012, 125(18): 2184-2196.

[2] Katja Zeppenfeld. 2022 ESC Guidelines for the management of patients with ventricular arrhythmias and the prevention of sudden cardiac death: developed by the task force for the management of patients with ventricular arrhythmias and the prevention of sudden cardiac death of the European Society of Cardiology (ESC) Endorsed by the Association for European Paediatric and Congenital Cardiology (AEPC)[J]. Eur Heart J, Volume 43, Issue 40, 2022: 3997-4126.

[3] Yuki Komatsu. Substrate-based approach for ventricular tachycardia in structural heart disease: tips for mapping and ablation[J]. Journal of Arrhythmia, Volume 30, Issue 4, 2014: 272-282.

[4] Brunckhorst CB, Stevenson WG, Jackman WM, et al. Ventricular mapping during atrial and ventricular pacing. Relationship of multipotential electrograms to ventricular tachycardia reentry circuits after myocardial infarction[J]. Eur Heart J, Volume 23, Issue 23, 2002: 1131-1138.

# 病例 20

## ATP寻踪——复发的左侧旁道

上海交通大学医学院附属第六人民医院心内科　陈衍恺

【病史资料】

男性，37岁，间歇性心悸20年，加重1个月。

患者自20年前无明显诱因下出现心悸，自觉心跳快，无胸痛、气短症状，无黑矇、晕厥症状，每次发作持续数至数十分钟，可自行缓解，每年发作1～2次，未行系统诊治。1个月前开始患者心悸再发，较前频繁，每次持续十余分钟不等，可自行缓解，发作时未行心电图检查。2023年1月28日心电图提示窦性心律不齐、心室预激（A型）、电轴左偏（图20-1）。超声心动图及其他检查未见明显异常。

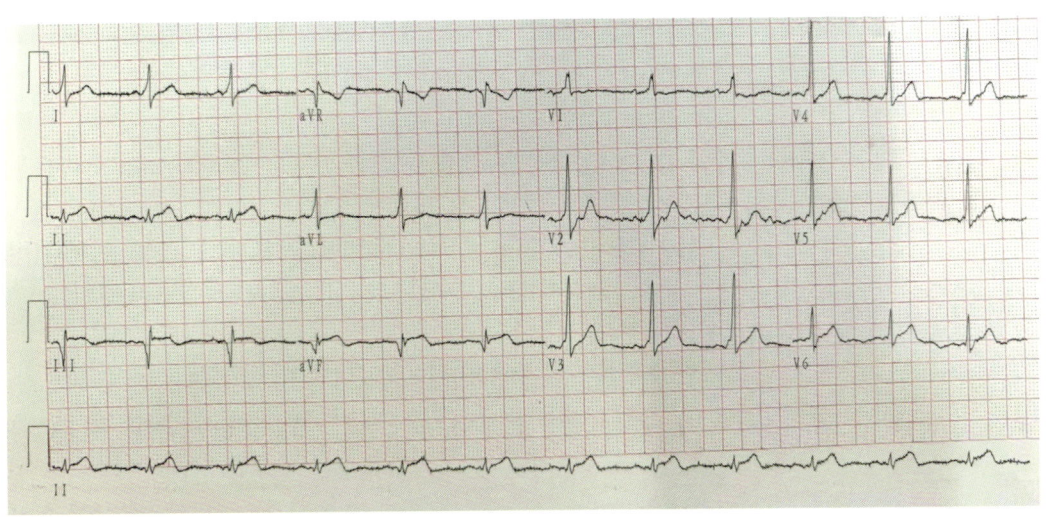

图20-1　门诊心电图，窦性心律，显性A型预激

【临床诊断】

A型预激，阵发性室上性心动过速（SVT）。

【术前讨论：电生理及消融策略】

根据患者病史特点及术前检查结果，患者体表心电图窦性心律下为显性A型预激，V1导联δ波正向，Ⅰ、aVL导联δ波正向，Ⅲ、aVF导联δ波负向，考虑左后侧壁或左后间隔旁道。拟先行常规行电生理检查，检查旁道顺传及逆传功能，并判断是否合并其他类型的心律失常，然后尝试诱发心动过速，并至相关区域附近标测。

【电生理检查、标测与消融结果】

2月17日，在CARTO系统指导下行电生理检查，患者基础心率为窦性心律，A型预激。经股静脉途径，分别放置10极标测电极于冠状窦，放置4极标测电极于右心室心尖部。放置电极过程中患者自发心动过速，心动过速周长335 ms，发作时A波以$CS_{3,4}$领先，VA融合（图20-2），结合体表心电图，考虑为顺向型AVRT（左侧后壁或左后间隔旁道）。

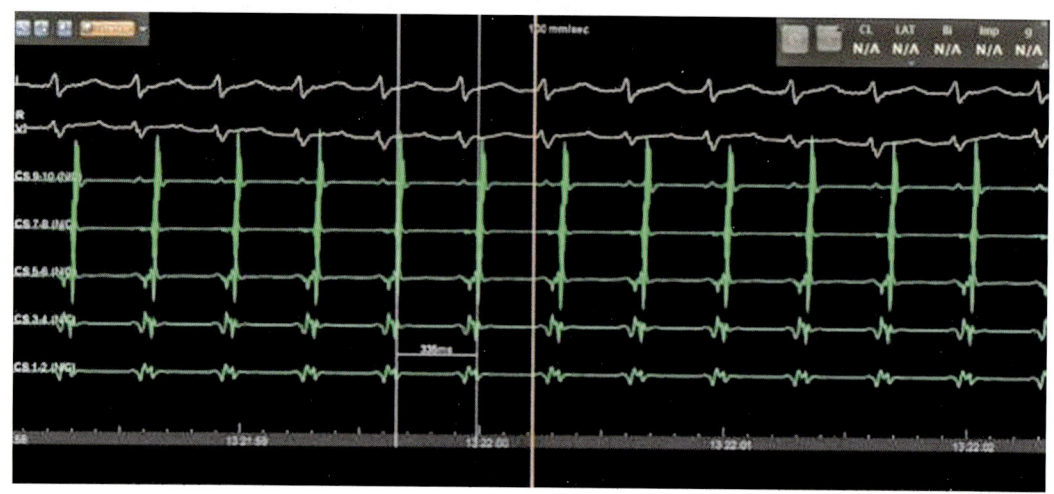

图20-2 放置导管过程中心动过速发作，发作时周长335 ms，A波以$CS_{3,4}$领先

遂穿刺右侧股静脉，置入8F SL1长鞘，行房间隔穿刺后，将ST蓝把消融导管送入左心房，于二尖瓣环4～5点方向（距冠状窦口3～4 cm）左后侧壁处标得小A波大V波，VA融合，窦性心律下ABL处V波领先体表约20 ms。以温控模式35 W 55 ℃消融（实际温度47～48 ℃），消融3 s后，前传阻断，δ波消失（图20-3），心室起搏可见VA分离，继续巩固消融150 s。

心室S1S1刺激，VA呈中心性传导，心室S1S1 420 ms刺激出现文氏传导（图20-4），S1S1 400 ms出现室房分离。再次行心房S1S1及心房S1S2刺激，均呈中心性传导，未诱发心动过速，观察30 min后，再次行上述刺激，未见旁道恢复，提示消融成功。术毕安返病房。

不幸的是，次日早晨患者在病房突发心悸，床旁心电图提示再发SVT。予以迷走神经刺激后转为窦性心律，复查12导联心电图，窦性心律下未见显性预激（图20-5）。考虑旁道逆传恢复可能，不排除AVNRT。

2月20日，再次在CARTO系统指导下行电生理检查。患者基础心率为窦性心律，无显性预激。经股静脉途径，分别放置10极标测电极于冠状窦，放置4极标测电极于右心室心尖部和希氏束。心室S1S1刺激，VA呈中心性传导（逆传A波以希氏束领先），370 ms刺激时，出现室房文氏传导，未诱发心动过速（图20-6）。心室S1S2刺激，可

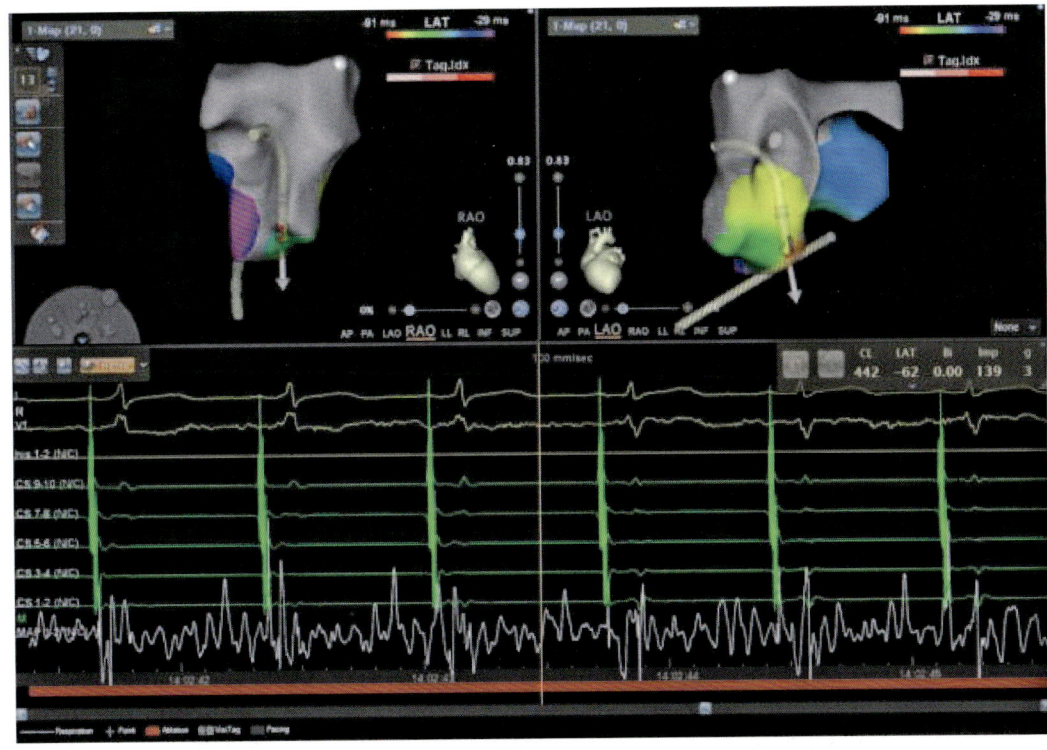

图 20-3　穿间隔于二尖瓣环 6 点方向左后间隔处标得靶点，消融 3 s 后 AV 延长，δ 波消失

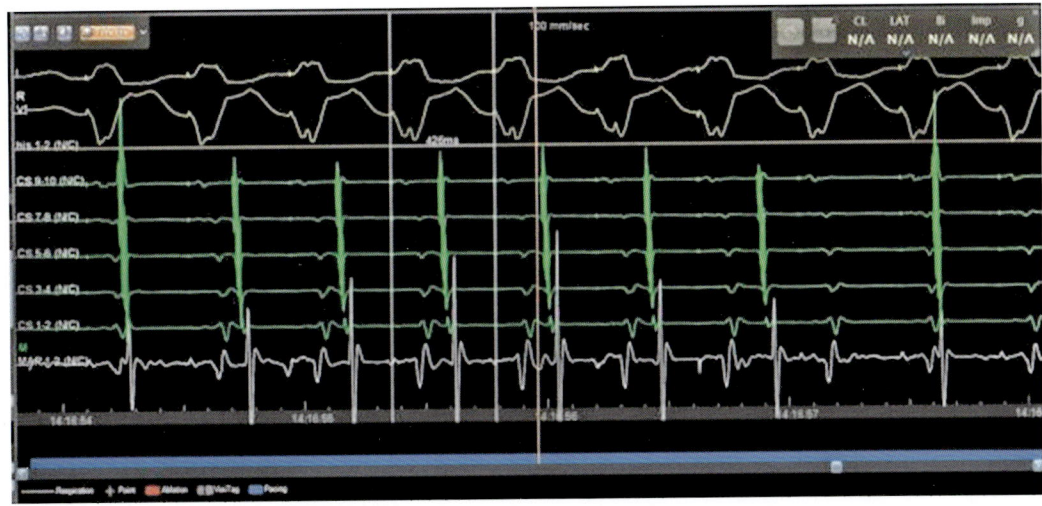

图 20-4　心室 S1S1 420 ms，逆传逐渐延长直至脱落

见 VA 逐渐延长，S1S2 400/270 ms 不能逆传至心房；心房 S1S1 及心房 S1S2 刺激，均呈中心性传导，未见跳跃或回波，未诱发心动过速。静脉推注异丙肾上腺素后重复上述刺激，仍呈中心性传导，未诱发心动过速。考虑此时顺传逆传均通过房室结（AVN）而非旁道（AP）。

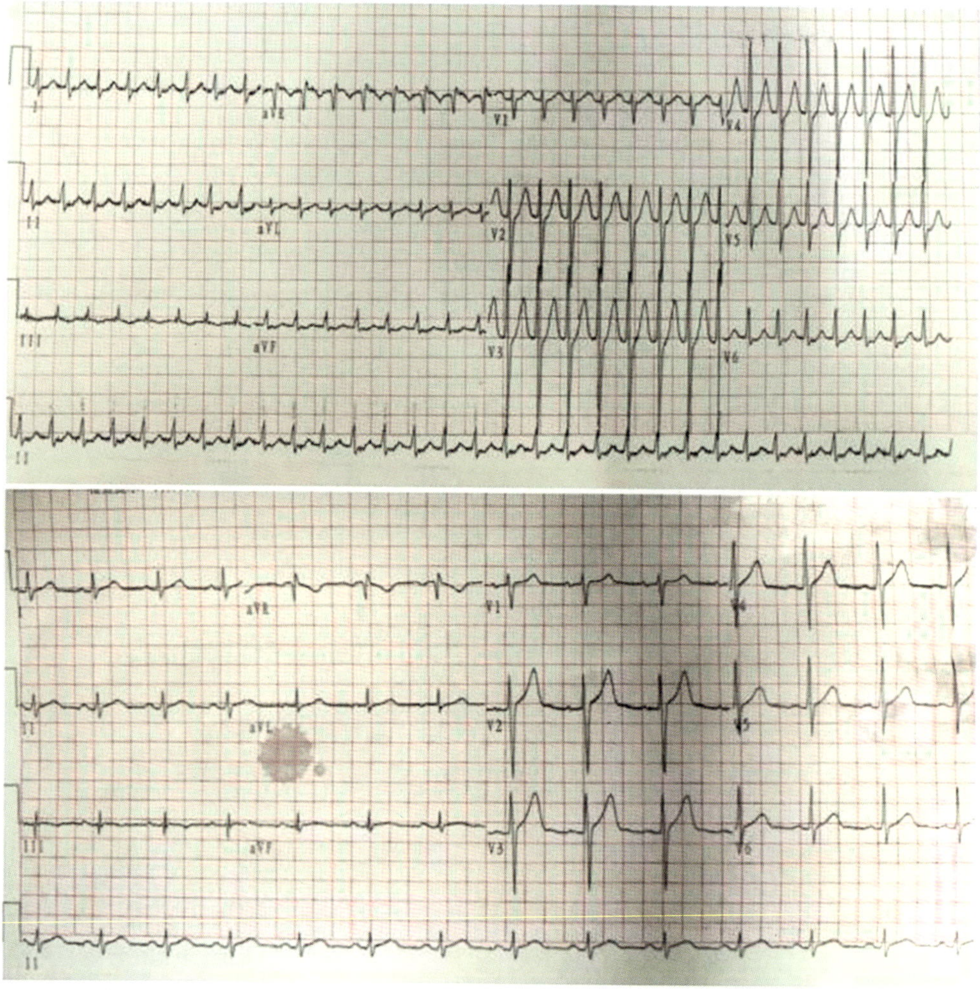

图20-5　次晨患者在病房再发SVT（上），转窦性心律后复查12导联心电图未见显性预激波（下）

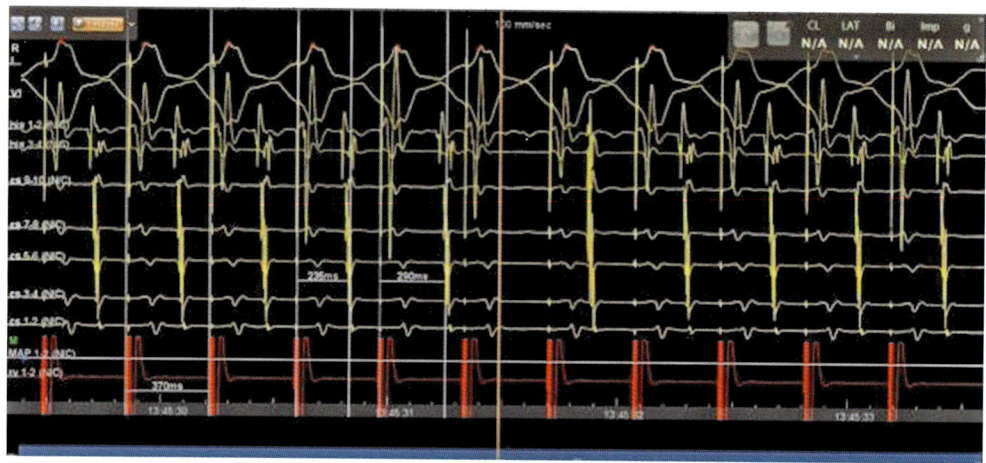

图20-6　心室S1S1刺激，VA呈中心性传导，370 ms出现VA文氏传导

但患者有明确的临床SVT发作，考虑用ATP刺激，探查是否存在AP恢复。

在400 ms心室起搏下，予以ATP 20 mg静脉推注，约10秒后出现VA阻滞和间歇性偏心性传导，偏心传导时逆传A波以$CS_{1,2}$处领先（图20-7），考虑第一次消融AP尚未完全阻断。但由于ATP半衰期短，通过ATP才能显现的AP无法稳定持续的逆传（或前传），难以进行定位标测（寻找AP的最早激动点），故只能根据AP间歇性逆传时最早心房激动点的位置（$CS_{1,2}$及$CS_{3,4}$附近），以及第一次消融靶点进行经验性的消融。

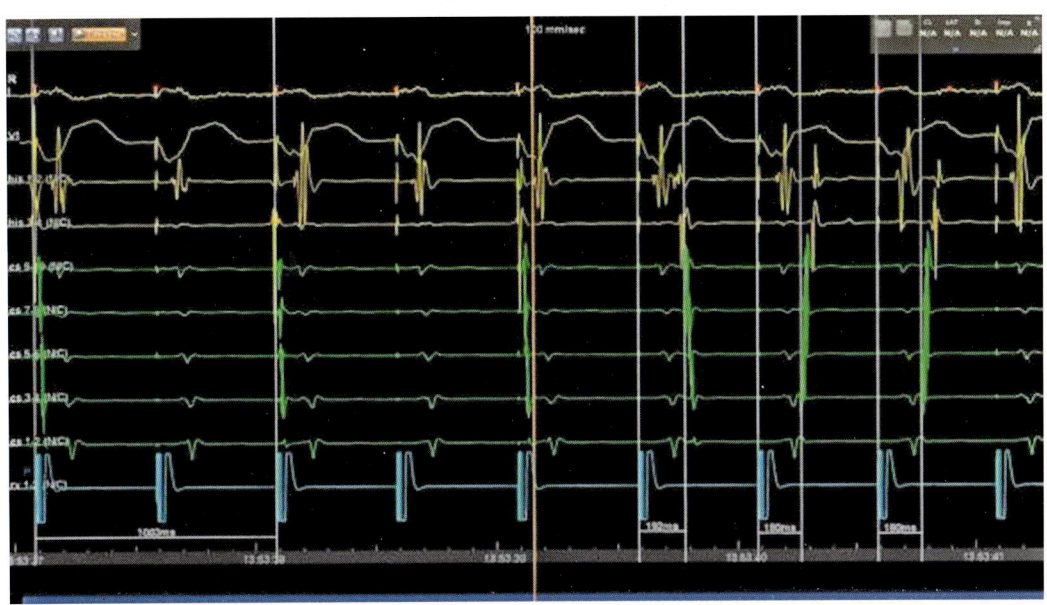

图20-7　400 ms心室起搏下，予以ATP 20 mg静脉推注，出现VA阻滞和间歇性偏心性传导，偏心性传导时逆传A波以$CS_{1,2}$领先

遂穿刺右侧股动脉，置入8F鞘，送入TC蓝把消融导管，于第一次消融靶点附件二尖瓣环3～4点方向，左后侧壁附近，以温控模式35～38 W 55℃（冷盐水2 mL/min，实际温度51～52℃）消融，共240 s，再次400 ms心室起搏下，静脉推注ATP 20 mg，出现短暂VA阻滞后逆传逐渐恢复正常，始终为中心性传导。待药物作用洗脱后，心室S1S1刺激，400 ms时出现文氏传导，观察30 min，重复上述检查（包括ATP试验），未见旁道恢复。拔出所有鞘管，缝合动脉，加压包扎静脉，安返病房。随访3个月患者未再出现心动过速症状。

【临床启示】

ATP进入体内后迅速降解为腺苷，后者抑制房室结细胞的动作电位，减慢或阻滞房室结（AVN）传导，但对多数旁道（AP）无效（除了少数递减传导的AP），从而造成AP相对于AVN的优势传导，显示隐藏或传导功能较低的AP。因此ATP和腺苷都可以作为诊断工具来验证射频消融后旁道的传导功能。

腺苷/ATP让隐藏的AP现身的方式包括：① 在窦性心律下，注射ATP后δ波出现，或预激成分增加（表示阻断了AVN后，窦性心律或心房刺激经AP前传）；② 在心室起搏下，注射ATP后，没有出现VA阻滞，传导顺序可能变为偏心性（表示阻断了AVN后，心室刺激经AP逆传）。有趣的是，严格理论上来说，因为AP对腺苷不敏感，这两种情况下，ATP阻断了AVN后，激动可以通过AP传导，所以不会出现AV/VA阻滞。

在本例患者，在心室起搏下使用ATP验证时先出现明显的VA阻滞，然后才出现间歇性的偏心性逆传（经AP逆传）。为此我们查阅了相关文献，2014年 Circulation AE 上发表的一项研究专门描述这种射频消融后腺苷/ATP诱发的休眠旁道传导。在该研究中，休眠旁道传导被定义为：注射腺苷后出现的一过性的AP传导，表现为间歇性出现的预激或逆传A波传导顺序改变，可以重新出现消融前的波形或传导方式。研究在109名成功行射频消融的AP患者中，静脉注射腺苷（12 mg起始，逐渐递增至出现AV/VA阻滞），发现有13例（12%）患者出现休眠旁道传导，表现为间歇性的AP顺传（8例）和/或AP逆传（6例），其中1例为顺传逆传都走AP。由此提出三种机制假说：① 慢传导模型，指消融损伤后存在一条稳定出现的慢传导AP，其传导速度慢于AVN，故正常情况下激动经AVN传导，而当腺苷阻断了AVN，使得激动经AP传导，AP得以显示。在这种模型下，注射腺苷/ATP后不应该出现AV/VA阻滞，且经AP传导的AV/VA间期应该长于注射腺苷/ATP前经AVN传导的AV/VA间期。② 蝉联模型，指上一跳经AVN下传的激动经AP逆传，与后一跳经AP下传的激动相撞抵消，即蝉联现象（linking phenomenon）。而腺苷/ATP可以使前一跳发生AVN阻滞，而后一跳则可以通过AP下传，AP得以显示，在此模型中，只有当前一跳发生完全AVN阻滞时，AP才能下传。③ 兴奋性恢复模型，指腺苷/ATP直接作用于AP，使AP的兴奋性出现一过性的恢复，激动经恢复的AP传导，而不依赖于腺苷/ATP对AVN的作用。在该研究中发现，13例腺苷反应阳性的患者电生理特点更符合第三种假设的机制，因为在这些病例中，注射腺苷后经AP传导的AV/VA间期都短于注射腺苷前经AVN传导的AV/VA间期，从而认为腺苷直接作用于AP使其兴奋性一过性恢复是其导致休眠旁道传导的主要原因。回到本病例，患者注射腺苷后经AP传导的VA间期却长于注射腺苷前经AVN传导的VA间期。我们认为本病例相对更符合上述提到的第一种机制，即慢传导模型，唯一的不同点是，在注射ATP的前几秒内出现了一过性的VA阻滞，说明ATP对AP也有一过性的阻断或减慢作用。另外，在该研究中出现休眠旁道传导的13例患者中，8例进行了再次消融（在原靶点附近行经验性消融），其中有6例成功阻断了休眠旁道的传导。而在后续随访中，13例发现休眠旁道传导的患者有2例复发SVT（15%），而96例未发现休眠旁道传导的患者也仅有2例复发SVT（2%），说明休眠旁道传导的存在是SVT复发的预测因子。

综上所述，本病例提示：① ATP和腺苷都可以作为诊断工具来发现隐藏的AP或判断AP射频消融的效果，值得注意的是，消融后损伤的AP可能出现AV/VA阻滞和间歇性AP的传导同时发生。所以在注射腺苷/ATP后，如果出现了AV/VA阻滞，不要急着下结论，应仔细检查传导顺序是否发生了改变。② AP消融成功后，下台之前，在观察一段时间后，常规进行ATP/腺苷验证能降低临床SVT复发率。③ 即使患者为显性预激，且SVT容易诱发，也应该进行完整的电生理检查，避免错过重要信息。④ 类似本例患者这种经过消融损伤，需要腺苷/ATP刺激才能显示的AP，由于药物半衰期短，AP无法稳定传导，目前似乎仅能通过AP出现时的CS传导顺序和前次消融的靶点，进行经验性的消融，是否有更好的方法来定位靶点有待进一步研究。

【专家点评】

本例患者在初次消融后第2天出现SVT复发，第4天再次行电生理检查，常规刺激未显示旁道，ATP刺激显示的旁道不能维持，导致只能进行经验性消融。此时旁道难以维持不能排除和消融后的心肌水肿有关，可以在与患者充分沟通的前提下，建议患者出院休息一段时间再入院行电生理检查和消融，届时旁道传导可能更为明显，方便进行标测和消融。

电生理检查中，当常规部位心室刺激难以显示可能存在的房室旁道时，可以尝试在心室不同的位置进行起搏，可能有不同的发现。

对于室上性心动过速，无论是否容易诱发，是否对心动过速的类型有了大致判断，消融是否顺利，都应该进行完整规范的电生理检查，并在消融后重复。

## 参考文献

[1] Miyata A, Kobayashi Y, Jinbo Y, et al. Effects of adenosine triphosphate on ventriculoatrial conduction — usefulness and problems in assessment of catheter ablation of accessory pathways[J]. Jpn Circ J, 1997, 61: 323-330.

[2] Keim S, Curtis AB, Belardinelli L, et al. Adenosine-induced atrioventricular block: a rapid and reliable method to assess surgical and radiofrequency catheter ablation of accessory atrioventricular pathways[J]. J Am Coll Cardiol, 1992, 19: 1005-1012.

[3] Alvarez M, Tercedor L, Lozano JM, et al. Utility of adenosine 5′-triphosphate in predicting early recurrence after successful ablation of manifest accessory pathways[J]. Heart Rhythm, 2004, 1: 648-655.

[4] Morgan-Hughes NJ, Griffith MJ, McComb JM. Intravenous adenosine reveals intermittent preexcitation by direct and indirect effects on accessory pathway conduction[J]. Pacing Clin Electrophysiol, 1993, 16: 2098-2103.

[5] Spotnitz MD, Markowitz SM, Liu CF, et al. Mechanisms and clinical significance of adenosine-induced dormant accessory pathway conduction after catheter ablation[J]. Circ Arrhythm Electrophysiol, 2014, 7: 1136-1143.

# 病例 21

## 抽丝剥茧，内外兼修——Marshall静脉酒精消融在持续性房颤中的应用

上海交通大学医学院附属第六人民医院　王延鹏

【病史资料】

男性，71岁，反复胸闷气促半年，伴心慌、四肢乏力。心电图示房颤伴快速心室率（图21-1）。

既往史：高血压和糖尿病15年。

超声心动图示左心房增大，内径53 mm。左心室整体收缩活动减弱；左心室射血分数35%，左心室舒张末内径64 mm。心包腔内未见明显积液，中度主动脉瓣反流。

冠状动脉造影：冠状动脉粥样硬化。

【临床诊断】

扩张型心肌病，心功能不全，射血分数下降的心力衰竭，NYHA Ⅱ级。

心律失常，持续性心房颤动。

冠状动脉粥样硬化。

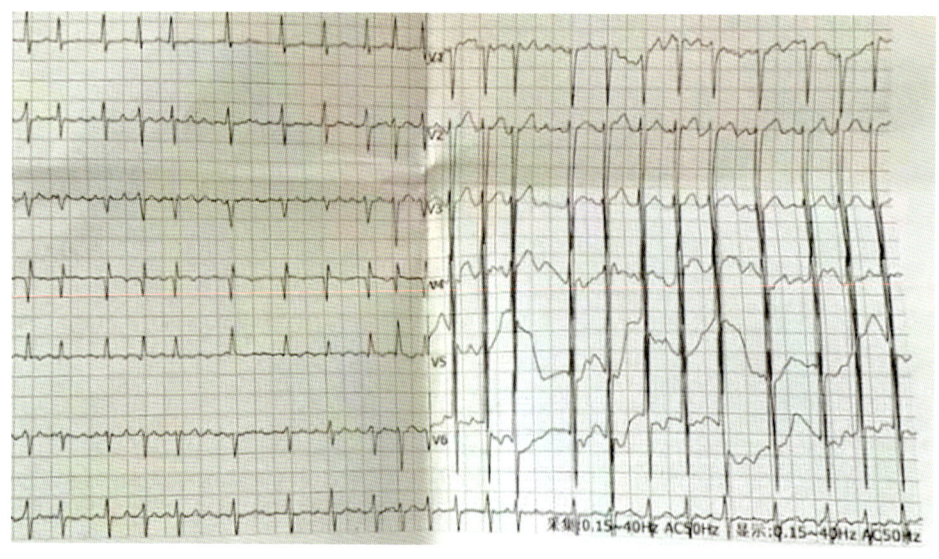

图21-1　12导联心电图示房颤伴快速心室率

【术前讨论：电生理及消融策略】

根据患者病史特点及术前检查结果，首先分析手术过程中可能遇到的困难：

1. 操作困难　患者左心房内径为53 mm，房间隔穿刺是操作难点之一。为减少并发症，最好在食管超声或心腔内超声指导下行房间隔穿刺。

2. 标测困难　扩张型心肌病心肌纤维化，心房内有多发的、大片的低电压区，导致基质标测困难。如果消融后转为房扑，如何激动标测和拖带标测？

3. 消融困难　环肺静脉电隔离是消融的基本策略。对于持续性房颤，如果心房基质较差，可增加顶部线及后壁线，即BOX术式。扩张型心肌病存在不少心外膜传导，部分病例心内膜消融很难透壁，造成消融困难，尤其是二尖瓣峡部消融时很难阻断心外膜传导。可以用Marshall静脉酒精消融消除一部分心外膜传导。

【电生理检查、标测与消融结果】

患者基础心律为房颤，首先进行左心房模型重建。左肺静脉消融后，左肺静脉电隔离。右肺静脉消融后壁时，房颤转房扑。继续右肺静脉消融，右肺静脉双向阻滞。行顶部线、后壁线消融后，房扑未终止。标测房扑，CS远端最早，周长（TCL）220 ms；激动标测显示为：绕二峡折返的房扑。于前壁低电压处改良基质；行二峡线消融，房扑未终止，但TCL延长至240 ms；再次对左心房行激动标测，左心房标测周长小于房扑周长，怀疑心外膜参与；遂经冠状窦外膜面消融，房扑仍未终止。于Marshall静脉内行无水酒精消融：1.5 mm OTW球囊8 atm（1 atm=760 mmHg=101 300 Pa）封闭口部，先后4次注入总量为10 mL无水酒精，房扑仍未终止。再次二峡内膜面补充导管消融，房扑终止；冠状窦口起搏，至左心耳为182 ms；左心耳起搏，至冠状窦口为152 ms，说明二峡线双向阻滞。

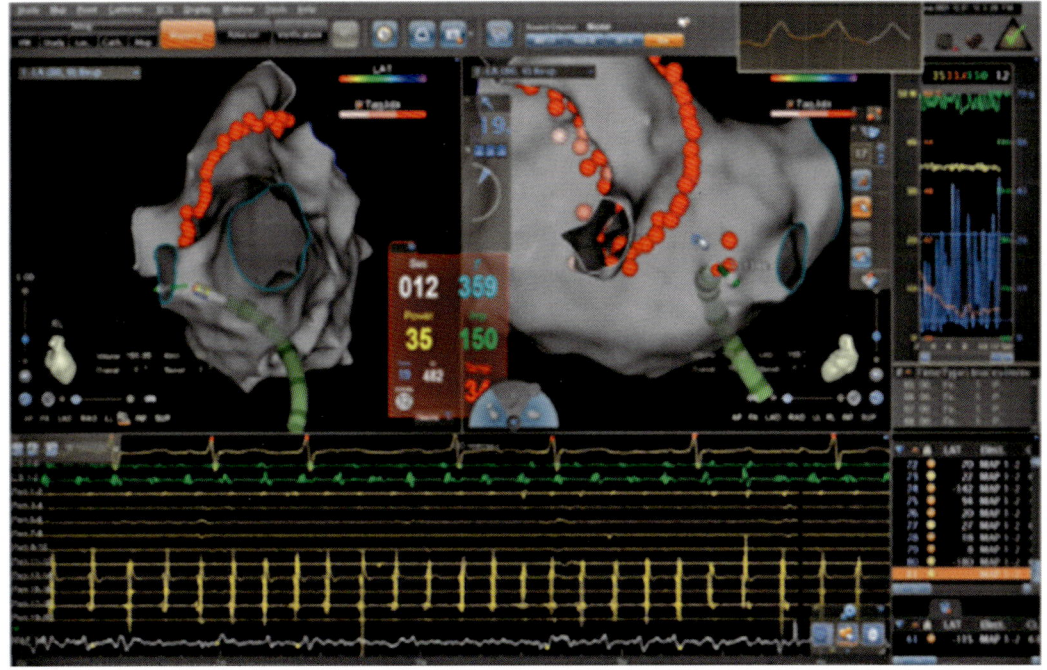

图21-2　左心房BOX消融后，房扑未终止

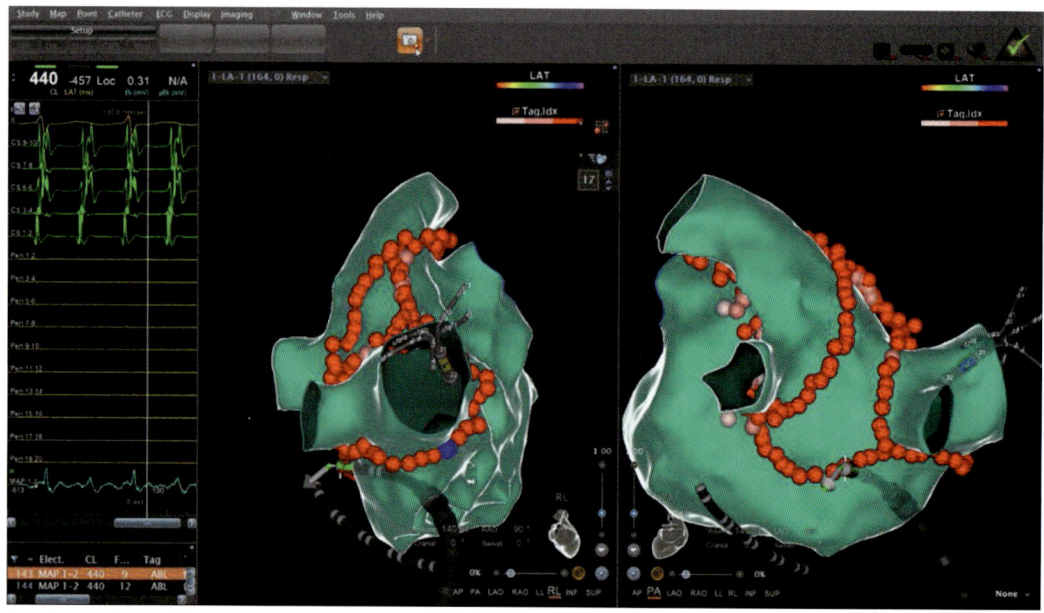

图21-3　房扑激动标测显示绕二峡折返的房扑

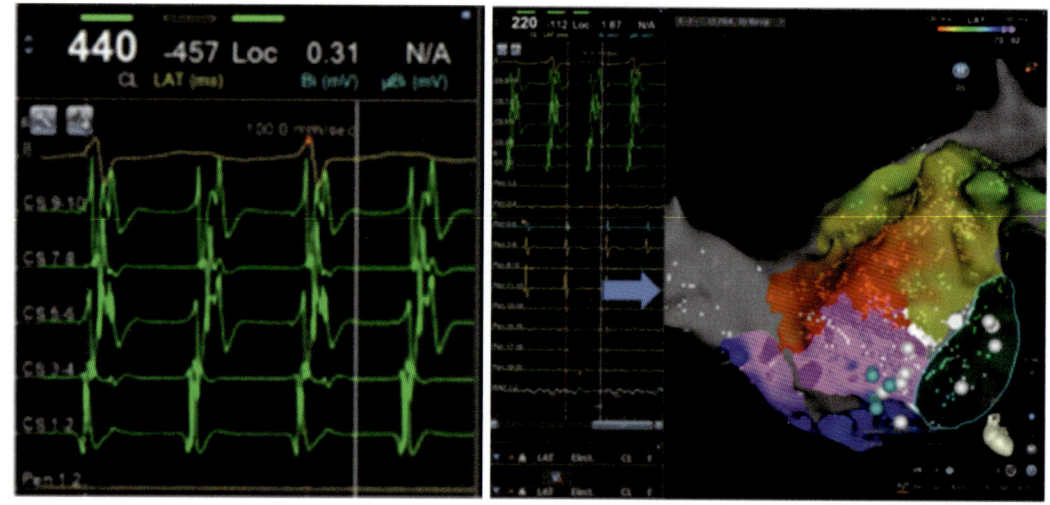

图21-4　二峡线消融和前壁低电压改良

【临床启示】

对于二尖瓣峡部相关的房扑，Marshall静脉酒精消融可以增加二尖瓣峡部线阻滞成功率。但远期疗效仍需更多研究。

Marshall静脉（VOM），亦称左心房斜静脉，位于左心房后面。VOM是胚胎时期左前主静脉的遗迹。VOM位于左心房后壁和游离壁，从左侧肺静脉到左心耳之间，延续至冠状静脉窦，对应心内膜面的左外侧嵴附近。1972年Scherlag等观察到Marshall静脉（VOM）起源的电活动，提示VOM可能是心律失常的起源点之一。随后大量研究表明，

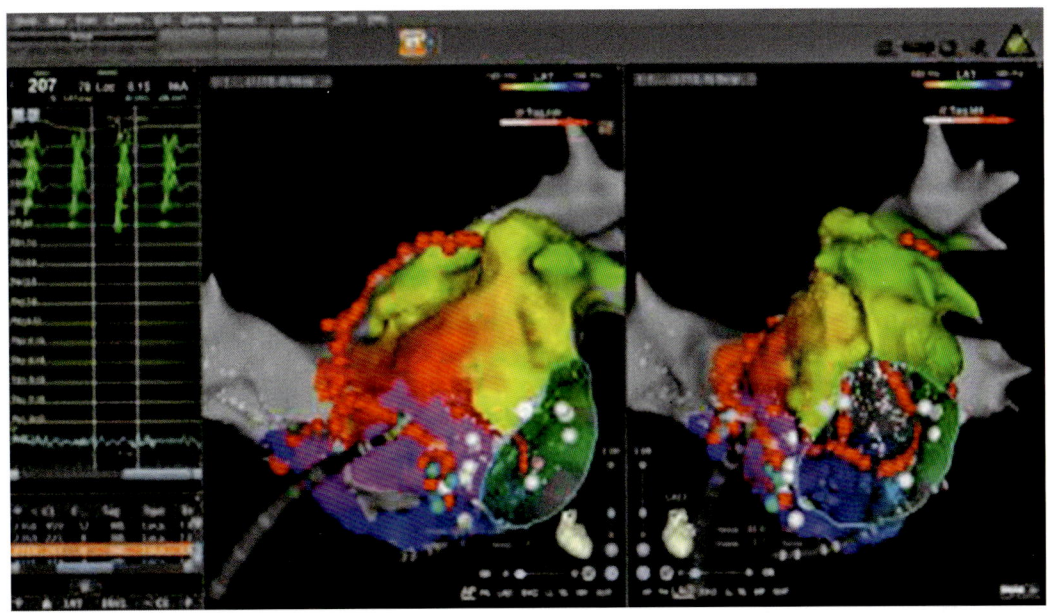

图21-5 再次标测，经冠状窦外膜面消融，房扑仍未终止

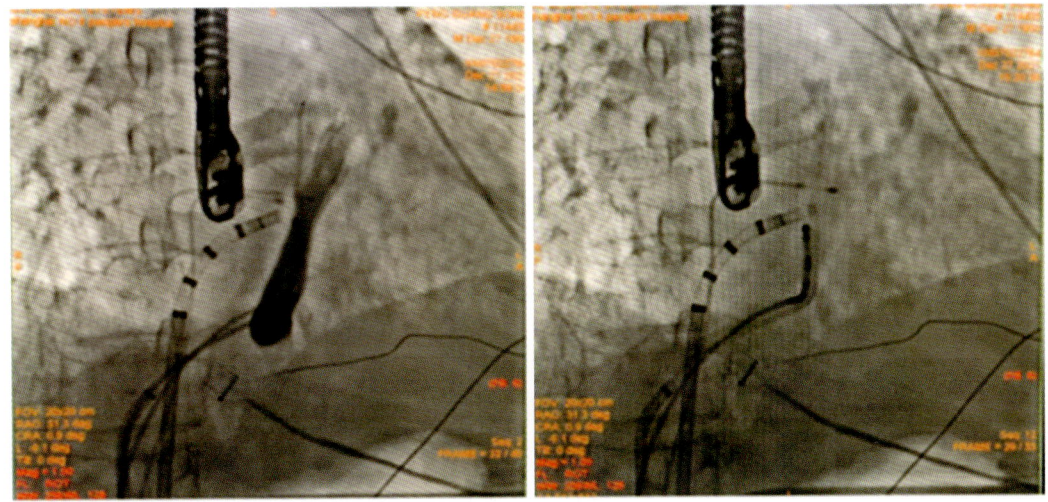

图21-6 Marshall静脉无水酒精消融，房扑未终止

VOM与心房颤动、房性心动过速及二尖瓣峡部相关的心律失常有着密切联系，其机制可归纳为以下三点：① 异位触发机制，Santangeli等通过大规模临床统计，在14%的阵发性房颤、22%的持续性房颤和28%的长程持续性房颤患者中发现了VOM来源的触发灶。② 解剖联系机制，VOM通过心肌纤维与冠状窦、肺静脉和左心房游离壁相连，可以作为连接冠状窦与左肺静脉的通道，参与房颤时左肺静脉与左心房的电耦合。VOM与二尖瓣峡部的解剖关系密切，可作为二尖瓣峡部相关心房扑动折返环的组成部分。VOM中段与左心房侧脊间存在复杂的解剖联系，与肺静脉电隔离后仍存在异位电活动

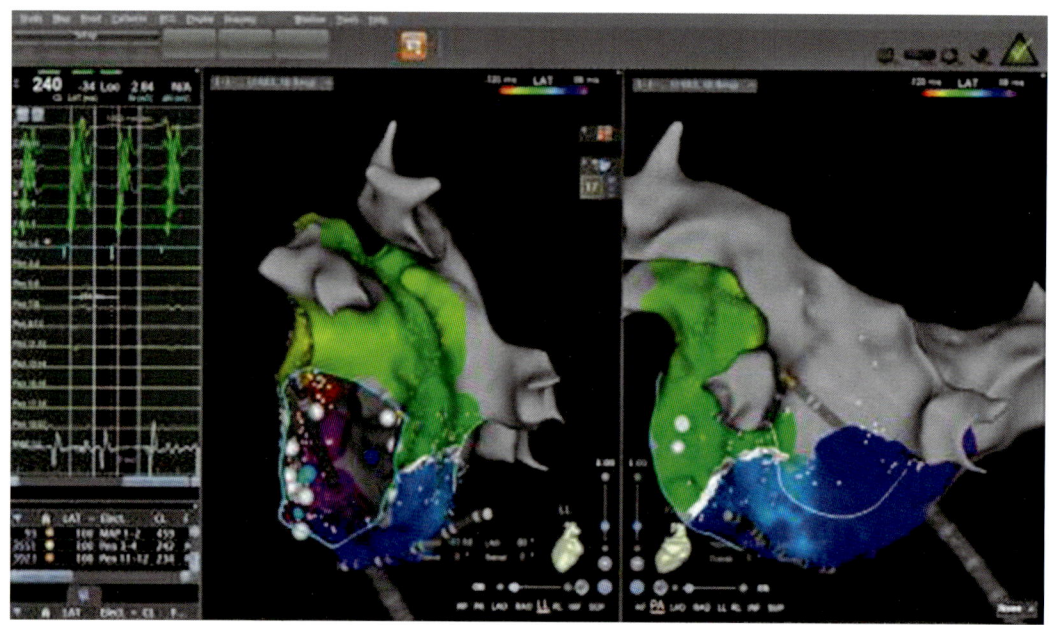

图21-7 二峡内膜面补充消融，房扑终止，验证二峡线双向阻滞

和房颤复发密切相关。③自主神经机制，VOM内含有丰富的交感神经与副交感神经，与心脏自主神经系统关系密切。

2009年，Valderrabano等开始探索VOM酒精注射消融治疗房颤的可行性与安全性。随后，更大规模的研究相继展开。VOM酒精消融在部分患者中可以实现肺静脉的再次阻断，其成功率取决于VOM的解剖形态与肺静脉传导恢复的特点。最新的研究集中于VOM酒精注射治疗的远期复发率与安全性。有研究显示，VOM无水酒精消融联合导管射频消融术治疗阵发性房颤安全、可靠，其远期疗效优于单纯行导管射频消融术。持续性房颤"2C3L"联合VOM无水酒精化学消融安全、可行，近期疗效满意。所有患者均实现肺静脉电隔离、消融线完全传导阻滞。最近，Valderrabano等设计了前瞻性多中心的VENUS和MARS研究来评估VOM酒精注射对于持续性房颤的远期疗效。其中，VENUS研究针对接受过消融治疗的患者，MARS研究针对接受过一次消融治疗后复发房颤或房性心动过速的患者，预计随访时间为1年，其远期疗效有待进一步证实。

临床上仍需注意Marshall韧带消融的并发症：血管入路相关并发症；心包积液、心脏压塞和心包炎，发生率为1%，大多数为亚急性心包积液，常于术后出现，考虑与心包炎症，尤其是VOM穿孔病例，术后多次复查UCG；冠状静脉窦和VOM撕裂夹层，轻柔操作；容量超负荷，常见，建议使用利尿剂；造影剂滞留，考虑造影剂泄漏相关，与临床不良事件不相关；VOM狭窄，普遍存在，二次手术难度大，尽量避免；其他少见并发症：高度AVB/过敏性休克、左心耳电隔离、冠状动脉痉挛等。

【专家点评】

目前已有充分的研究证实Marshall静脉酒精消融在持续性房颤中的有效性和安全性，其核心在于能充分干预二尖瓣峡部及左肺静脉嵴部的外膜心肌。国内多中心的经验显示持续性房颤先行Marshall静脉酒精消融能有效缩短手术时间，提高二尖瓣峡部阻滞的成功率。

　　本病例展示了一例成功的射频消融结合Marshall静脉酒精消融治疗持续性房颤，以及二尖瓣峡部依赖房扑；术中从心内膜面及心外膜面射频能量干预二尖瓣峡部效果不佳，及时切换思路行Marshall静脉酒精消融结合心内膜面补点后实现二尖瓣峡部阻滞。术后观察未见Marshall静脉酒精消融相关并发症，肯定了Marshall静脉酒精消融治疗二尖瓣峡部依赖房扑的作用。

--- 参考文献 ---

[1] Rodriguez-Manero M, Schurmann P, Valderrabano M. Ligament and vein of Marshall: a therapeutic opportunity in atrial fibrillation[J]. Heart Rhy Thm, 2016, 13(2): 593.

[2] Valderrabano M, Peterson LE, Bunge R, et al. Vein of Marshall ethanol infusion for persistent atrial fibrillation: VENUS and MARS clinical trial design[J]. Am Heart J, 2019, 215: 52.

[3] Liu CM, Lo LW, Lin YJ, et al. Long-term efficacy and safety of adjunctive ethanol infusion in to the vein of Marshall during catheter ablation for nonparoxysmal atrial fibrillation[J]. J Cardiovasc Electrophysiol, 2019, 30(8): 1215.

# 病例 22

## 狡兔三窟，一网打尽——两种形态室性早搏

上海交通大学医学院附属第六人民医院　王延鹏

【病史资料】

男性，65岁，反复发作性心慌2年，加重2个月。2021年3月外院就诊，查动态心电图示窦性心律，室性早搏34 702次（总心搏数112 099次），多源性成对室性早搏，予以美托洛尔治疗，仍诉心慌。2021年5月我院查动态心电图示室性早搏46 267次（总心搏数为114 604次），双源性室性早搏（图22-1）。

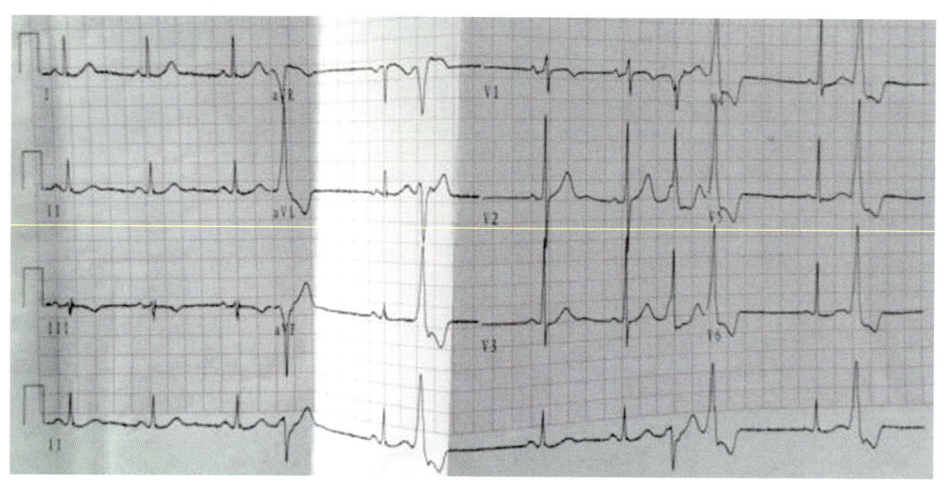

图22-1　12导联心电图示双源性室性早搏

既往史：有高血压和糖尿病史。

超声心动图示左心房增大，内径43 mm；未见节段性室壁运动异常；射血分数60%。

【临床诊断】

心律失常，频发室性早搏（双源性）。

【术前讨论：电生理及消融策略】

患者术前检查未发现器质性心脏病，考虑患者室性早搏为特发性室性早搏。根据心电图可以对特发性室性早搏进行初步定位，患者两种室性早搏的QRS波形态有以下特点（图22-2和图22-3）。

第一种室性早搏：Ⅱ、Ⅲ、aVF导联直立；移行在V1导联，比窦性心律早，V5、V6导联无S波。初步判断为主动脉窦来源室性早搏。

第二种室性早搏：Ⅰ导联主波正向；Ⅱ、Ⅲ、aVF导联负向；V1导联呈qRs型，移行在V2导联。初步判断为左后分支来源室性早搏。

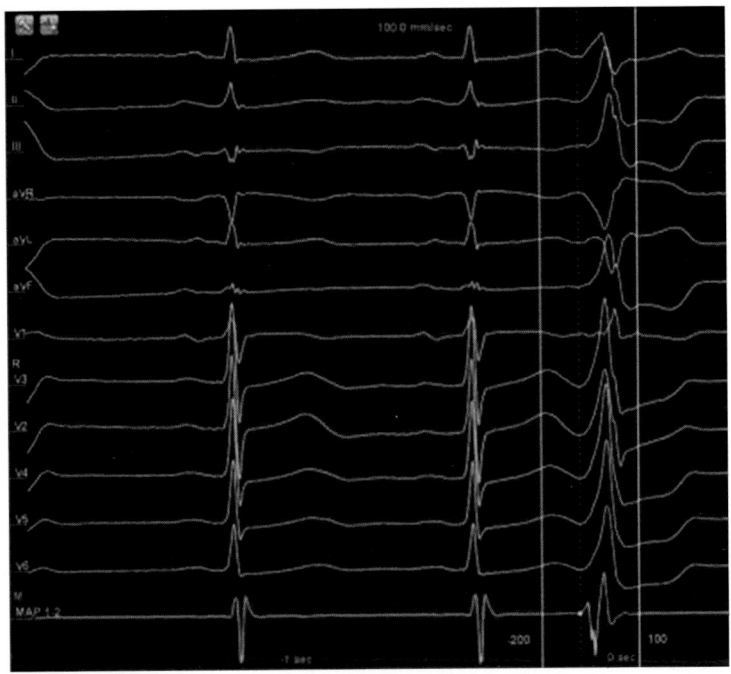

图22-2　第一种室性早搏12导联心电图特点

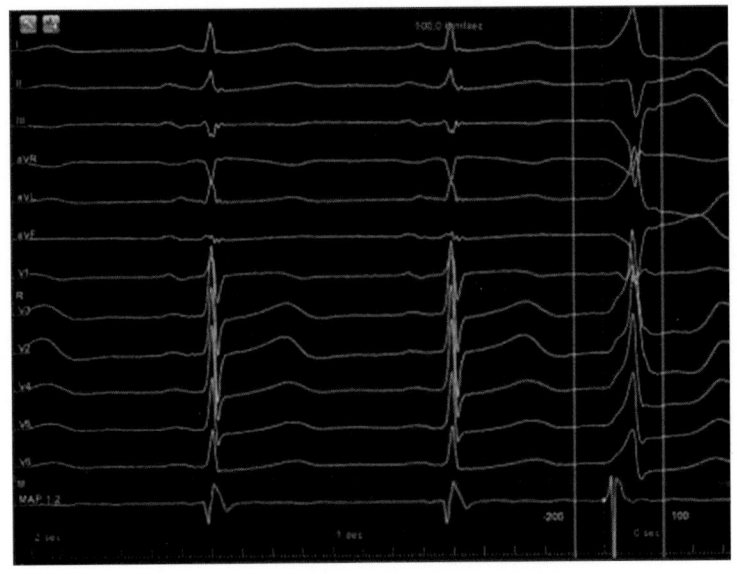

图22-3　第二种室性早搏12导联心电图特点

【电生理检查、标测与消融结果】

常规1次穿刺左股静脉,放置10极标测导管于冠状窦。穿刺右侧股动脉,将TC消融导管逆行送入主动脉根部,先在主动脉瓣上标测,最早激动位于左右冠窦之间,但提前体表QRS波群<25 ms,单极呈rS型(图22-4A)。将消融导管跨主动脉瓣进入左心室,主动脉窦下标测,最早激动位于左右冠窦之间,提前体表QRS波群35 ms,单极电图呈QS型(图22-4B)。主动脉瓣下左右冠窦之间消融(40 W)有效,该形态室性早搏5 s消失,共放电90 s。接下来进行第二种室性早搏的标测。左心室左后分支区域标测,最早激动点提前体表QRS波群>25 ms,单极呈QS型(图22-5A)。起搏验证,形态相似(图22-5B)。TC消融导管大头15 W,20 mL/min消融5 s室性早搏消失,能量逐渐滴定至30 W消融,共放电120 s。异丙肾上腺素静脉滴注后观察30 min,仍未有室性早搏。

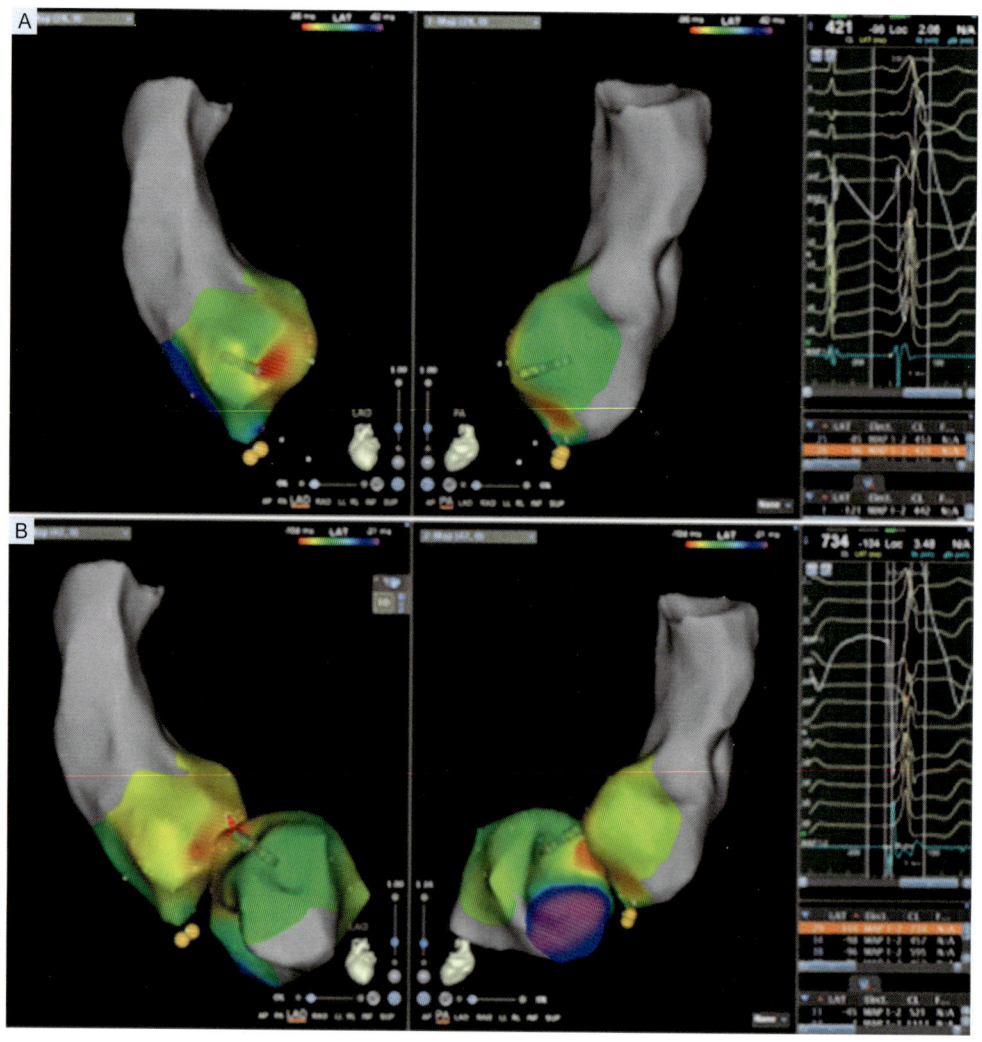

图22-4　第一种室性早搏主动脉瓣上(A)和瓣下激动标测(B)

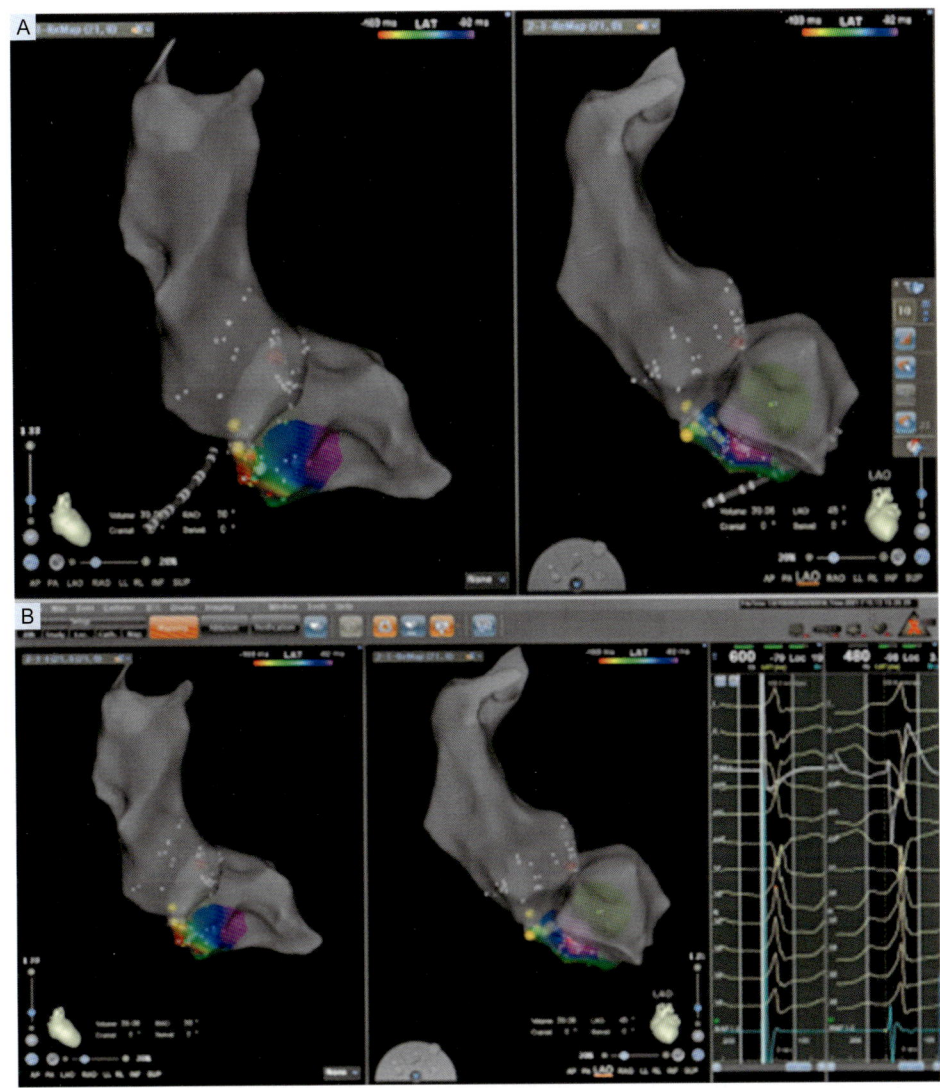

图 22-5　第二种室性早搏左后分支区域激动标测（A）和起搏标测（B）

【临床启示】

第一种形态室性早搏从体表心电图看，起源于主动脉瓣上左右冠窦之间，瓣上未标测到理想靶点或消融不成功须考虑瓣下标测和消融。第二种形态室性早搏起源于左后分支区域，且靠近基底部，消融前须标测好希氏束电位，以低功率开始，滴定消融，并且须密切关注 PR 间期变化，避免出现房室传导阻滞。

特发性室性心律失常（VA）包括室性早搏和/或室性心动过速（PVC/VT），是最常见的心律失常。右心室流出道（RVOT）是最常见的起源部位，约占特发性心律失常的 60%；其次是主动脉窦，约占 10%。室性早搏是临床上最常见的心律失常，可见于正常人和各种器质性心脏病患者。心室的任何部位均可引起室性心律失常，但心室流出道是其好发部位，此处的室性早搏导管消融的成功率可高达 90% 以上。而提示左心室流出道来源的室性心律失常在体表心电图上的表现也具有特征性，通常可起源于下列部位：① 主动脉根部及窦部；② 二尖瓣环；③ 间隔基底部上段；④ 心外膜；⑤ 主动脉-二尖瓣连接处（aortomitral continuity，AMC）。尽管AMC来源的室性早搏及室性心动过速并不常见，但由于其独特的结构基础和消融策略，近年来越来越得到重视。

AMC位于主动脉窦和二尖瓣环之间的三角形区域，毗邻主动脉窦（ASC）和RVOT。与其他常见室性心动过速的起源点不同，AMC区域并非心室肌结构，而主要由纤维组织构成。AMC室性早搏表现为V1导联呈qR型，V6导联呈R型，Ⅰ导联呈R或Rs型。由于左纤维三角区域的初始除极向量向左，因此V1导联呈qR型，为其最具特征性的心电图表现。但根据三角区域的具体位置及范围，室性早搏有时可能并不出现此特征，而是胸前导联QRS波群主波呈一致正向的右束支阻滞型且V6导联无S波。Yamada等发现，50%的AMC室性早搏的V1导联呈qR型，且V5或V6导联有S波；而V5和V6导联无S波则倾向于室性早搏起源于LCC、GCV或AIV。有学者发现，AMC室性早搏除上述表现外，还具有QRS波群时间较短、下壁导联（以Ⅱ导联显著）出现高R波的特点。如上所述，既往对AMC室性早搏心电图的研究结果并不完全相同，而Chen等通过将AMC分为前部和中部，在一定程度上解释了这些差异。他们发现起源于AMC前部的室性早搏，QRS波群呈左束支阻滞图形，胸前移行导联≤V2导联；而起源于AMC中部者，QRS波群则呈右束支阻滞图形。

用三维标测技术首先构建左心室模型而后分别构建主动脉瓣和二尖瓣环结构，显示AMC区域。在AMC区域内标测室性心律失常激动最早点或起搏标测与室性心动过速室性早搏相比对完全相符则确认为靶点。

**【专家点评】**

临床上出现多源性（两种以及两种以上）的特发性室性早搏的情况不算少见，一般我们会仔细地定位找寻其起源位点（SOO）并分别进行消融治疗。这个病例为我们展示了同一名患者的两种形态室性早搏的射频消融，12导联体表心电图初步定位于左心室顶部已经左后间隔区域。第一种室性早搏在左心室顶部区域激动标测在主动脉左右冠窦之间标记到最早V波，瓣下标测的腔内双极电图可见提前的碎电位，单极电图为QS型，在此处消融后室性早搏消失。该靶点位于左右冠窦瓣叶间三角（ILT）区域，其特征形态为在符合左心室流出道室性早搏的基础上可见Ⅰ导联倾向于M形态，以及出现V3导联的QRS跳跃式转折。此区域的消融需要仔细标测包括右心室流出道间隔面、左心室流出道间隔面、主动脉瓣下及心外膜（心大静脉远段）并选择合适的消融靶点。第二种室性早搏在左后间隔区域激动标测，于左后分支近端靠近间隔面标记到最早A波，该区域的室性早搏需要区分传导束来源（分支起源）及心肌起源（后组乳头肌起源），体表心电图及心腔内超声可以用于区分是否位于后组乳头肌。此区域消融需要注意损伤传导系统（包括房室结、希氏束、左束支），推荐低功率起始逐步滴定。

## 参考文献

[1] McGuire MA, de Bakker JM, Vermeulen JT, et al. Atrioventricular junctional tissue. Discrepancy between histological and electrophysiological characteristics[J]. Circulation, 1996, 94(3): 571-577.

[ 2 ] Yamada T, Litovsky SH, G Neal Kay. The left ventricular ostium: an anatomic concept relevant to idiopathic ventricular arrhythmias[J]. Circ Arrhythm Electrophysiol, 2008, 1(5): 396-404.

[ 3 ] Chen J, Hoff PI, Rossvoll O, et al. Ventricular arrhythmias originating from the aortomitral continuity: an uncommon variant of left ventricular outflow tract tachycardia[J]. Europace, 2012, 14(3): 388-395.

# 病例 23

## 左前分支近段室性早搏

上海交通大学医学院附属第六人民医院　黄　冬

【病史资料】

女性，65岁，胸闷、心悸不适数年，加重2个月余。门诊多次动态心电图检查示频发室性早搏，24 h总量在15 000～18 000次，先后使用异搏定、心律平、美西律等药物无效。

既往史：高血压，慢性肾病，15年前行肾移植术，肾功能正常范围内。

冠状动脉CTA提示大致正常冠状动脉，UCG未见明显结构异常，门诊ECG提示频发室性早搏时呈三联律，患者自身心电图为电轴左偏，室性早搏呈窄QRS波群，从心电图特征初步考虑为室性早搏起源于左前分支区域（图23-1）。

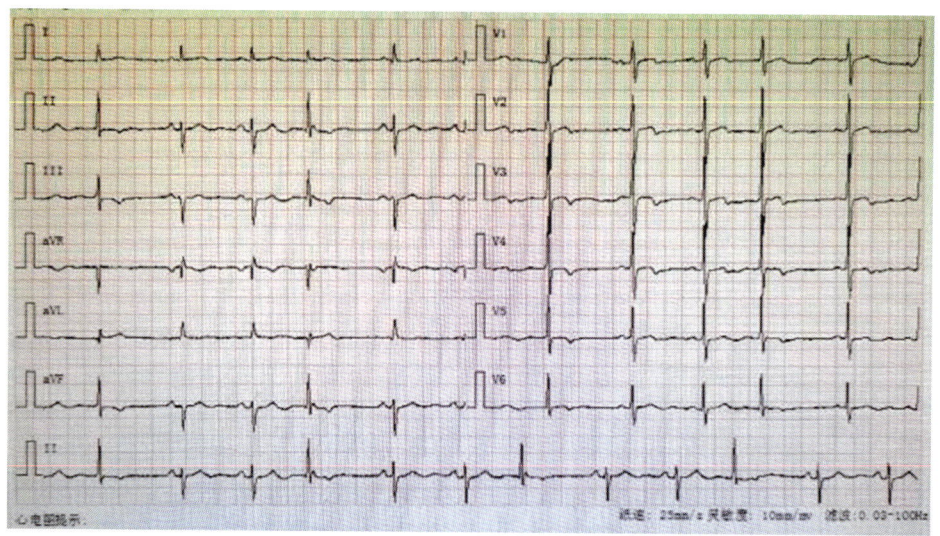

图23-1　患者普通12导联心电图特点。患者频发室性早搏呈三联律，自身心电图窦性心律下为电轴左偏（第2、3个QRS波群），室性早搏（第1、4个QRS波群）呈窄QRS波群，QRS波群宽度为90 ms，联律间期为800 ms，电轴极度右偏

【临床诊断】

特发性室性早搏（左前分支型）。

【术前讨论：电生理及消融策略】

患者基础心电图自身QRS波群为电轴左偏，室性早搏时电轴为极度右偏，因此从心电图特征初步判断患者左前分支本身有不同程度阻滞，而结合室性早搏时电轴特点提示早搏起源于左前分支。据此，我们术前推测室性早搏的起源来自左前分支近段区域。

预测该患者室性早搏起源点（理论上的消融靶点）靠近左侧希氏束，该区域进行标测前应先将主动脉窦瓣上、瓣下解剖，以及希氏束、左前分支、左后分支等分布区域进行精确标测，并测量靶点与希氏束之间的距离。因室性早搏稳定出现，故可采用激动标测寻找靶点，随后比较靶点邻近多个区域与希氏束之间的距离，选择安全系数较高的区域进行消融。如需要可在瓣下消融过程中采用能量滴定的方式进行。结合相关文献提示，对该区域室性早搏的标测不能忽略瓣上尤其是经右冠窦内实施解剖消融，这样也许同样可以取得成功，还可最大限度地降低损伤希氏束的风险。

考虑到跨瓣的实际难度和瓣下导管操作的灵活性，标测和消融大头导管宜选择常规非冷盐水导管或冷盐水非压力导管。但是相关文献提示，如果经过右冠窦内进行消融，采用压力导管更有优势，因为消融过程中保持较高的压力（10 g以上）更有助于实现解剖消融，达到消除左前分支近段室性早搏的目的。

【三维激动标测与消融结果】

常规穿刺左股静脉放置10极标测导管于冠状窦，穿刺右侧股动脉和股静脉，分别植入8F鞘管，采用CARTO3系统进行三维解剖重建和激动标测，选择TC冷盐水大头导管进行标测和消融。

首先三维建模并同时标记出关键解剖位点，包括右冠窦（RCC）、左冠窦（LCC）、无冠窦（NCC）、左右侧希氏束（HIS）、左前分支（LAF）和左后分支（LPF）分布区域（图23-2），同时进行室性早搏的激动标测，在左侧HIS束附近左前分支近段标测到最早激动电位，该处可见浦肯野电位且早搏时提前体表QRS波群约32 ms（图23-3A），此处测靶点局部激动时间（LAT）范围在-80~-74 ms（图23-3B~D），但该靶点处大

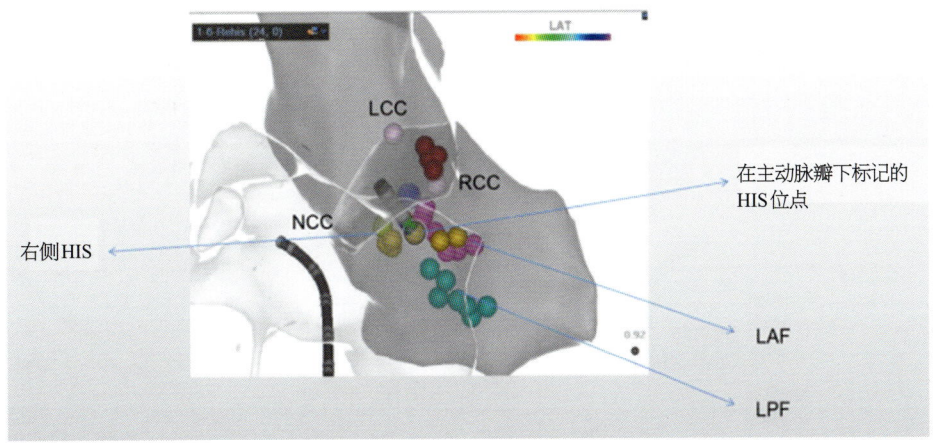

图23-2　三维电解剖标测特殊点位注释（右前斜位）。RCC：右冠窦；LCC：左冠窦；NCC：无冠窦；HIS：希氏束；LAF：左前分支；LPF：左后分支

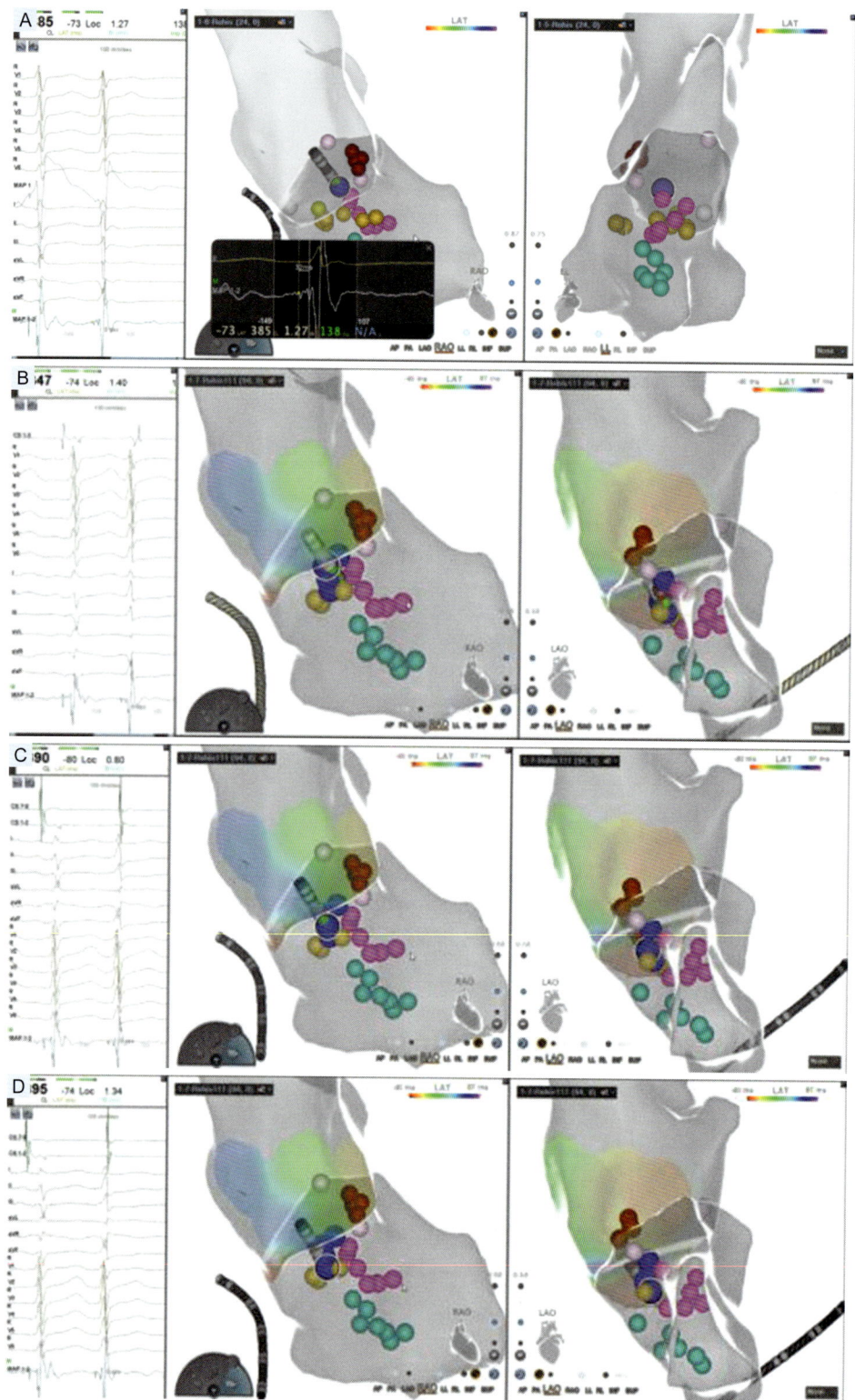

图 23-3　三维标测靶点电位及空间位置。A. 激动标测到最早的激动点在左前分支近段，提前体表 QRS 波群 32 ms；B. 三维标测靶点附近电位 1，LAT：−74 ms；C. 三维标测靶点附近电位 2，LAT：−80 ms；D. 三维标测靶点附近电位 3，LAT：−74 ms。蓝色点为激动标测到的为室性早搏时的最早激动点，位于 LAF 近段，RCC 下方，靠近左侧 HIS，此处提前体表 QRS 波群约 32 ms（A），该区域室性早搏 LAT 为 −80～−74 ms（A～D）

头导管距离左侧HIS仅为6.9 mm，考虑到在此处消融有损伤HIS束的风险，最终选择在RCC窦底进行放电（此处距离靶点约6.6 mm，V波和体表QRS波群相比并不提前，可见远场的P电位，图23-4）。消融采用功率控制模式，功率从25 W逐渐增高至35 W，冷盐水灌注速度为25 mL/min，放电6 s早搏消失，在此区域巩固放电消融120 s，静脉滴注异丙肾上腺素并观察30 min，未见室性早搏出现（图23-5）。最早激动靶点、实际消融点（RCC），HIS之间的相互距离关系（图23-6和图23-7）。

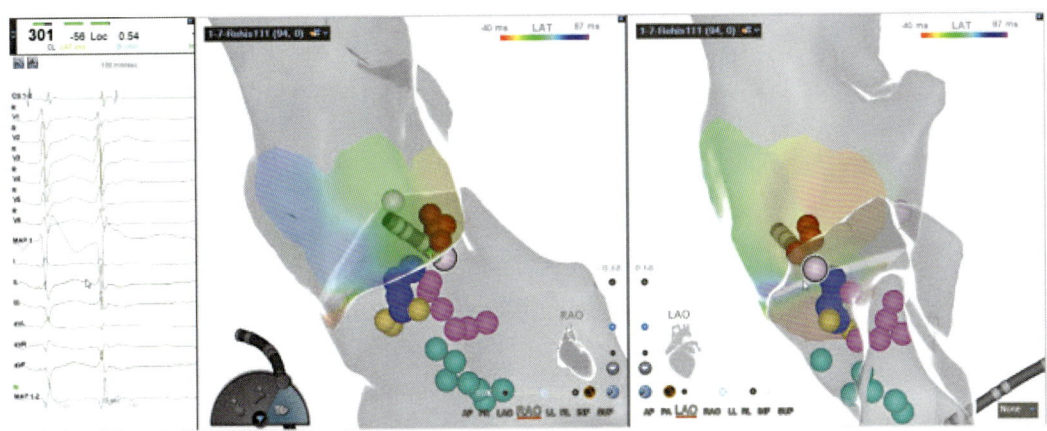

图23-4　RCC窦底消融，红色点为消融点，此处QRS波群较体表心电图并不提前

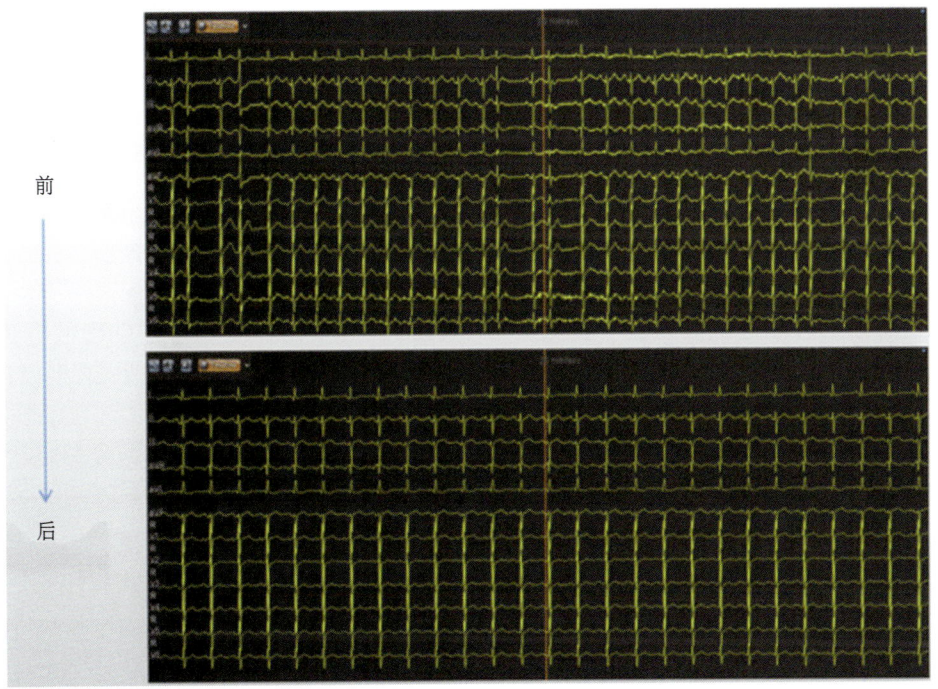

图23-5　消融前后心电图，消融后室性早搏完全消失，消融前后本身电轴无变化（走纸速度为25 mm/s）

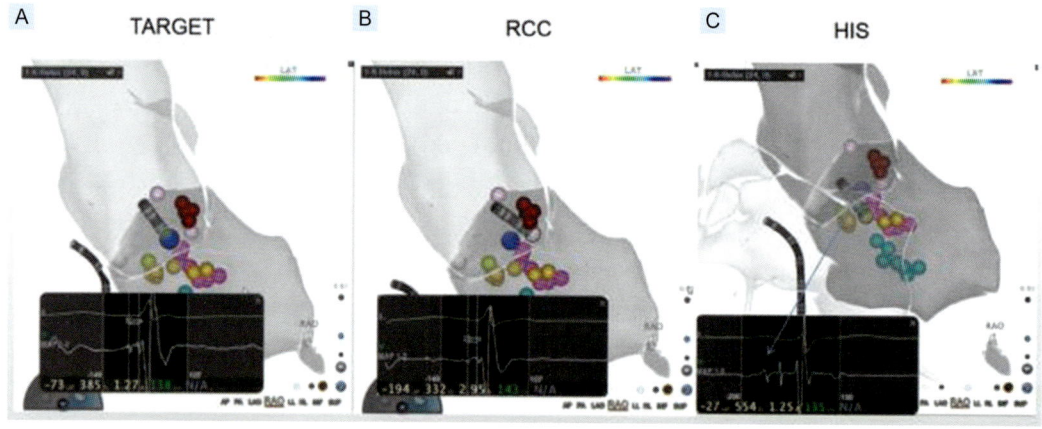

图23-6 特殊点电位图。A. 靶点电位（Target）碎裂及P电位，提前体表心电图QRS波群30 ms左右；B. RCC电位在窦性心律下表现小A大V波，可见远场P电位；C. 左侧希氏束，可见明显HIS电位

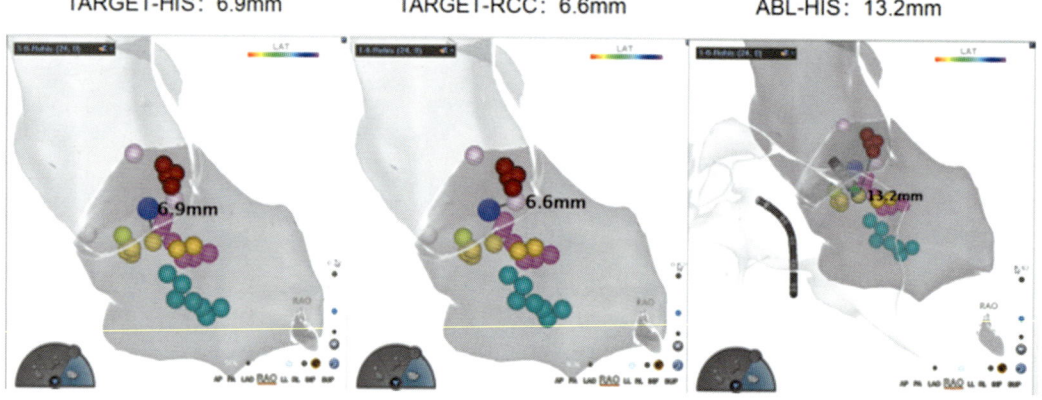

图23-7 几个关键点相互之间距离

【临床启示】

左前分支近端起源的室性早搏为窄QRS波群，甚至比窦性心律下QRS波群更窄，胸前导联类右束支阻滞图形，Ⅰ、aVL导联呈rS型，Ⅱ、Ⅲ、aVF导联呈qR型或R型，电轴右偏，符合左前分支型室性早搏特征。

右冠窦和左前分支解剖上非常邻近，所以右冠窦可以消融左前分支近段起源的室性早搏；窦性心律和室性早搏QRS时限差值<15 ms能够较好地预测室性早搏起源于左前分支近端。

【专家点评】

表现为窄QRS波群图形，根据体表QRS形态考虑左前分支近段区域起源的特发性室性早搏，因其解剖部位邻近希氏束，消融难度很大，复发率高，消融导致完全性房室传导阻滞的风险也很高（通常以激动标测的方法，以最早激动点为消融靶区，往往因为安全性顾虑而有意识地降低消融能量，缩短消融时间，进而影响即刻或远期消融成功率），成为临床上消融治疗的挑战。对于该种类型室性早搏，也有学者认为是起源于主动脉根部的盲端（retro-aortic root branch, RARB），属于左束支主干的一个分支，其主要特征要点在于室性早搏呈不完全右束支阻滞图形，解剖上RARB区域在RCC和LCC正下方，距离左侧HIS较LAF近段稍远，与起源于LAF近段室性早搏一样，45%的患者可以在RCC内（与靶点的平均距离5 mm左右）或瓣下左心室内膜面消融取得成功。本病例结合三维标测图和腔内点图特点，该室性早搏更支持起源于左前分支近段区域。最终因为此区域距离左侧HIS较近，考虑消融安全，选择在RCC底部消融获得成功，RCC处室性早搏时虽然较体表QRS波群不提前，但可记录到远场P电位，在此处采用冷盐水非压力大头导管消融成功。有文献报道称在RCC的某个局部区域可记录到稳定的远场P电位，但实际操作中可能并非所有病例都可记录到，当无法记录到P电位时，我们可采用三维标测图下对RCC到LAF近段靶点区域进行距离测量从而选择最近的位点实施解剖消融。

## 参考文献

[1] Chen SW, Lu XF, Peng S, et al. Ablation at right coronary cusp as an alternative and favorable approach to eliminate premature ventricular complexes originating from the proximal left anterior fascicle[J]. Circ Arrhythm Electrophysiol, 2020, 13(5): e008173.

[2] Zhang JL, Li K, Ding YS, et al. Terminal end of retro-aortic root branch: an unrecognized origin for "proximal left anterior fascicle" premature ventricular complexes with narrow QRS duration[J]. Heart Rhythm, 2022, 19(10): 1631-1639.

[3] Zhang J, Tang C, Zhang Y, et al. Catheter ablation of premature ventricular complexes arising from the left fascicular system[J]. Heart Rhythm, 2019, 16: 527-535.

[4] Wang YF, Xu Q, Luo HD, et al. Catheter ablation of premature ventricular contractions arising from left anterior fascicle guided by an earliest presystolic Purkinje potential[J]. Int J Cardiol, 2016, 221: 280-282.

[5] Han B, Li XJ, Hsia HH. Catheter ablation of arrhythmia from the aortic sinus cusp: the presence of a dead-end tract of the conduction system[J]. Europace, 2013, 15: 1515.

# 病例24

# 左上间隔室性心动过速

上海交通大学医学院附属第六人民医院　黄　冬

【病史资料】

男性，34岁，反复心悸10余年于2011年3月10日收住院。患者10余年前开始发作心动过速，曾在外院诊断为室上性心动过速，2次行射频消融未成功。心动过速早期发作为间歇性，入院前1年发作频繁，1周前变为无休止性，偶有短暂的窦性心律出现。心动过速发作时最快心率为150～160次/min，维拉帕米静脉注射有效。否认器质性心脏病史。入院时体检无阳性体征。超声心动图及胸部X线片检查均正常。心电图示窄QRS心动过速（103 ms），不完全右束支阻滞图形伴电轴右偏，可见房室分离和窦性夺获，胸导联R波移行于V4导联（图24-1）。

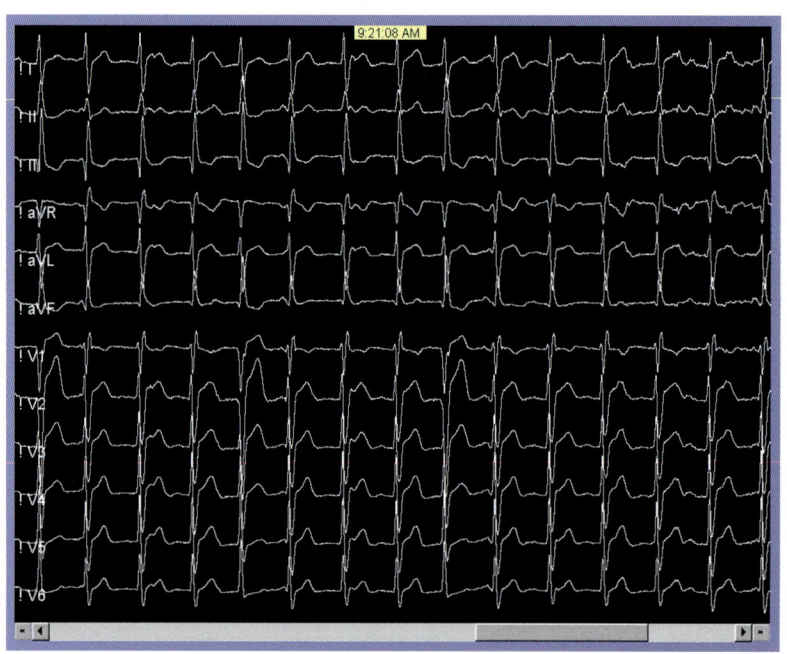

图24-1　心动过速发作时的12导联心电图。心动过速时QRS波群正常，呈右束支阻滞图形伴电轴右偏。可见房室分离和窦性夺获（第1、5和9个心搏为窦性夺获）（走纸速度为25 mm/s）

【临床诊断】

室性心动过速（左前分支型）。

【术前讨论：电生理及消融策略】

患者在外院已有2次消融史，本次须进行规范化的电生理检查，完全排除室上性心动过速。

重点应对左心室间隔部进行仔细标测，明确心动过速为大折返还是局部微折返性心动过速。

预测患者消融靶点靠近左侧希氏束，导管消融过程中宜采用能量滴定的方式进行，避免损伤房室结从而导致严重的临床并发症。

【电生理检查、标测与消融结果】

常规穿刺左锁骨下静脉放置10极标测导管于冠状窦，穿刺股静脉分别放置4极标测导管于希氏束和右心室心尖部。同时记录体表心电图（Ⅰ、Ⅱ、aVF和V1导联）和腔内电图。采用多导电生理程序刺激，强度采用舒张期阈值2倍。

术中患者心动过速为无休止状态，腔内电图提示心动过速周长为444 ms（建议将窦性心律和心动过速的HV间期，以及希氏束激动方向放在这里），可见房室分离和窦性夺获（图24-2）；以快于心动过速的频率行心房S1S1刺激，不能激动心室，表现为房室分离（图24-3），提示室性心动过速（简称室性心动过速），窦性心律下HV间期58 ms，心动过速时HV间期23 ms排除隐匿性结-室旁路介导的结-室型心动过速。

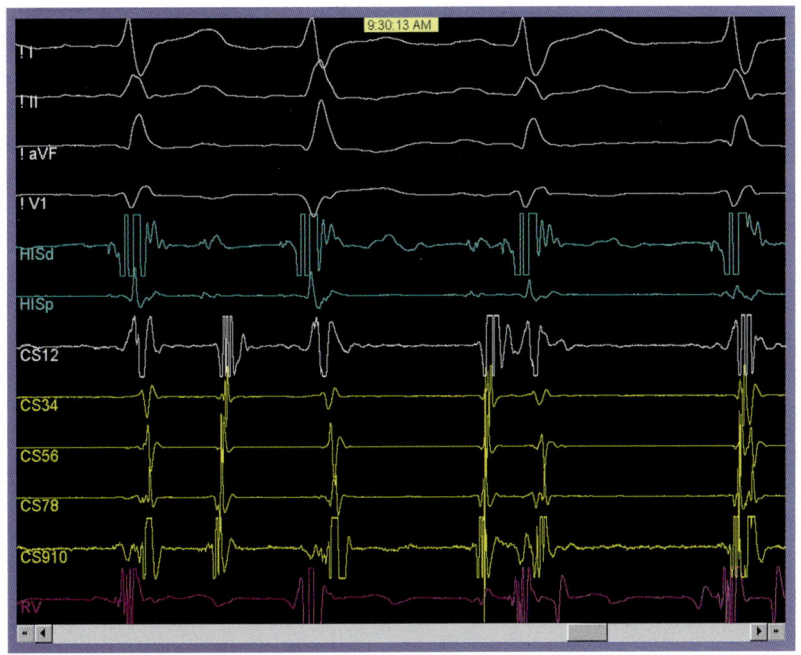

图24-2 心动过速时腔内电图。可见房室分离和窦性夺获（第2个心搏）。同步记录（从上到下）体表心电图Ⅰ、Ⅱ、aVF和V1导联，希氏束远端（HISd）和希氏束近端（HISp），冠状窦远端至近端（$CS_{1,2}$～$CS_{9,10}$），以及右心室心尖部（RV）的双极电图（走纸速度为100 mm/s）

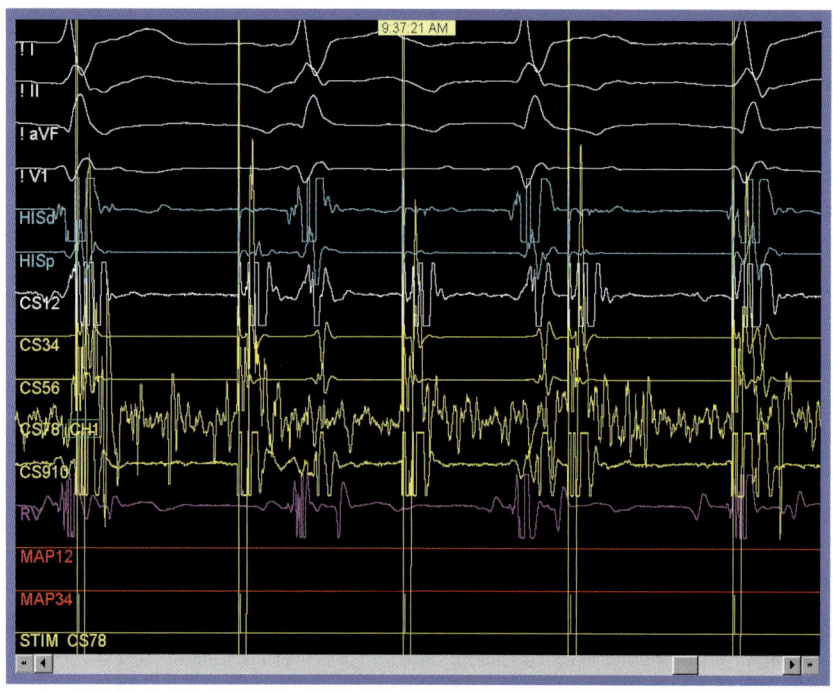

图 24-3　心房行S1S1刺激电生理检查。不能激动心室，表现为房室分离。同步记录（从上到下）体表心电图Ⅰ、Ⅱ、aVF和V1导联，希氏束远端（HISd）和希氏束近端（HISp），冠状窦远端至近端（$CS_{1,2}$～$CS_{9,10}$），右心室心尖部（RV）和标测导管远端（MAP12），以及近端（MAP34）的双极电图（走纸速度为100 mm/s）

根据心动过速发作时呈不完全右束支阻滞图形特点，判断室性心动过速起源于左心室，故在EnSite NavX系统（Endocardial Solutions）指导下行激动标测。穿刺右侧股动脉，送入4 mm中弯冷盐水消融导管（Therapy Cool Path Duo, Irvine Biomedical, Inc. a St. Jude Medical Company, USA）于左心室。先行左心室解剖结构重建，在导管操作过程中，可出现窦性心律（图24-4），导管操作引发的室性早搏可终止心动过速（图24-5）。室性心动过速的QRS波群宽度为103 ms，而窦性心律的QRS波群宽度为119 ms，伴左后分支阻滞。在左后分支和左前分支区域行激动标测均未标测到理想靶点，即V波或浦肯野电位（PP）较体表心电图QRS波群提前均<20 ms（图24-6），遂逐步将标测导管移至左上间隔部位（图24-6和图24-7），可记录到PP（或左束支电位），窦性心律时，激动方向是从希氏束向标测导管近端，然后向远端传导（HV间期=58 ms），在室性心动过速时，激动方向发生逆转（HV间期=23 ms），是从标测导管远端向标测导管近端，然后向希氏束传导（图24-8），室性心动过速时PP较体表心电图QRS波群提前40 ms。关闭冷盐水，先以15 W，55℃试消融1 s室性心动过速终止，逐步滴定功率至30 W，温度至55℃，共放电90 s，无房室传导阻滞及左束支阻滞发生（图24-9），且AH间期和HV间期均正常。放电终止后在成功消融靶点处以心动过速的频率起搏所产生的12导联QRS波群图形与室性心动过速完全相同，且刺激信号至QRS波群起点间期等于室性心动过速时PP至QRS波群起点间期（图24-10）。观察

30 min后静脉滴注异丙肾上腺素后行心室和心房S1S1刺激，以及S1S2刺激均未诱发室性心动过速。如今随访12年，患者再无心动过速发作。

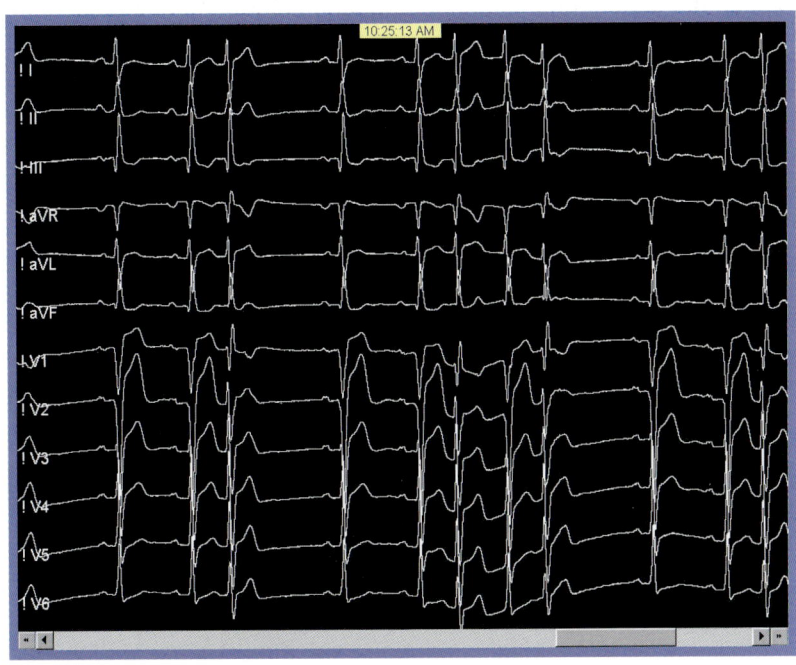

图 24-4　导管操作过程中出现窦性心律的心电图（走纸速度为25 mm/s）

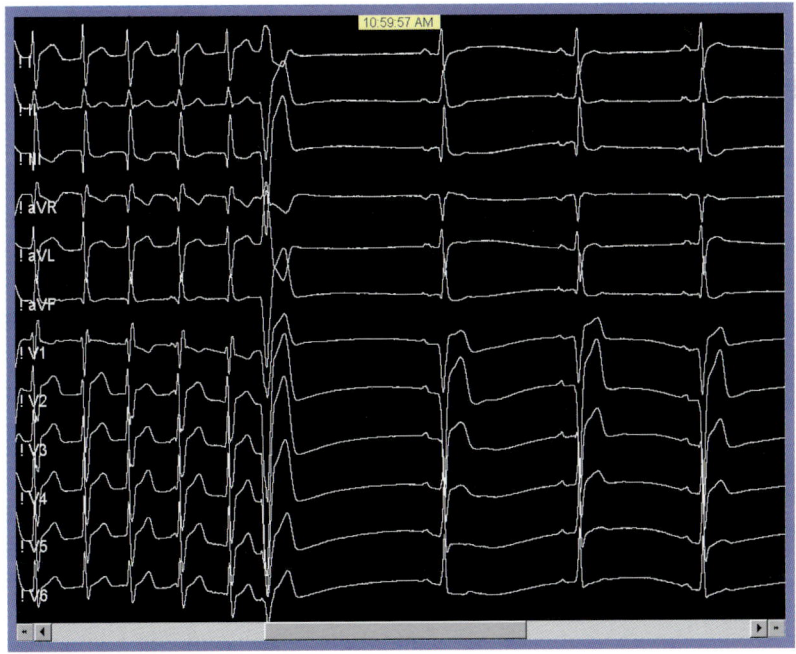

图 24-5　室性早搏可终止室性心动过速的心电图（走纸速度为25 mm/s）

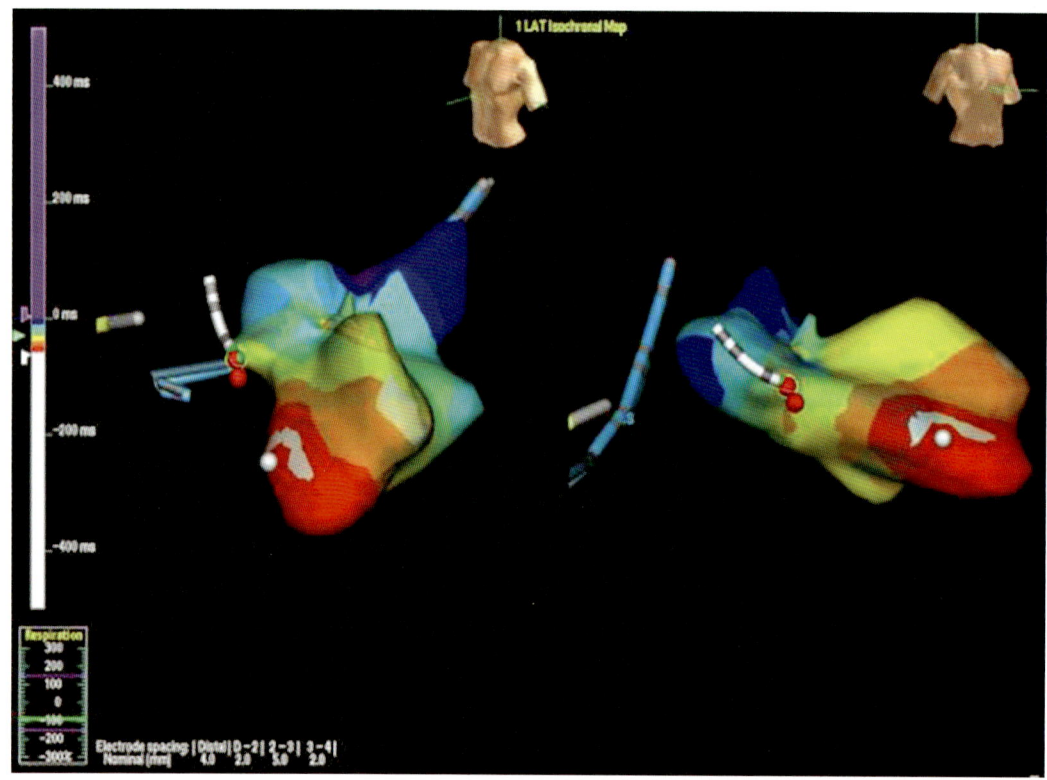

图 24-6 激动三维标测图（红色点为消融靶点，白色点为开始标测的最早激动部位）

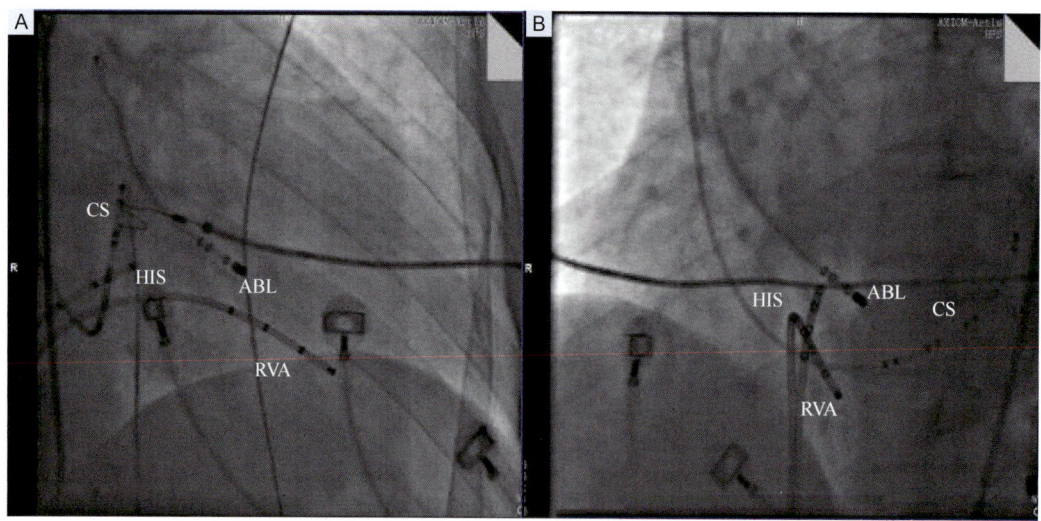

图 24-7 消融靶点的X线影像。A. 右前斜位30°；B. 左前斜位45°。ABL：消融导管；HIS：希氏束导管；CS：冠状窦导管；RVA：右心室导管

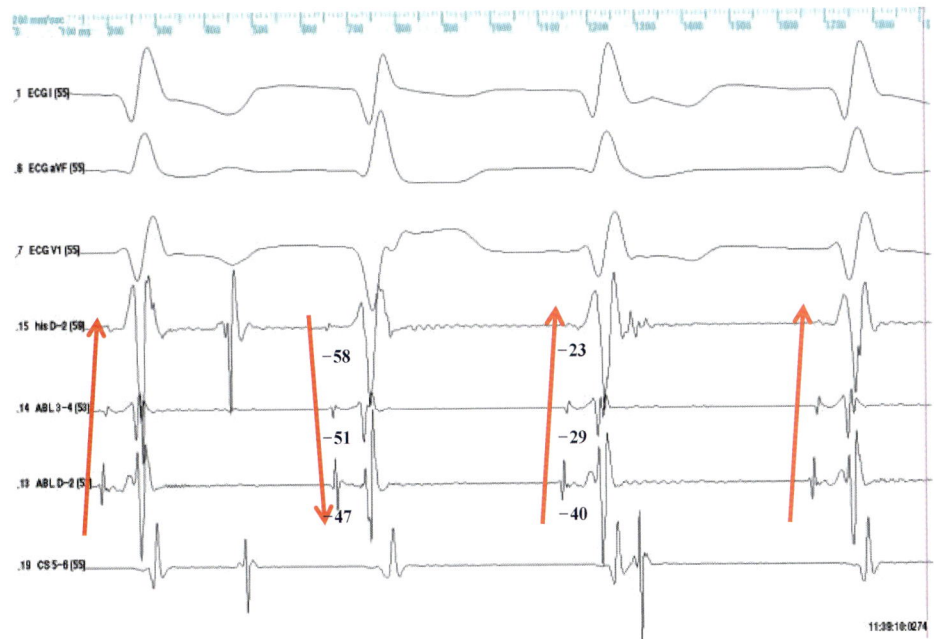

图 24-8 室性心动过速及窦性夺获时腔内电图（第2个心搏为窦性夺获）。同步记录（从上至下）体表ECG Ⅰ、aVF 和 V1 导联，希氏束远端（HIS D-2），消融导管远端（ABL3-4）和近端（ABL D-2）的双极电图。数字为PP或HIS电位较体表心电图QRS波群激动提前值（ms）（走纸速度为200 mm/s）

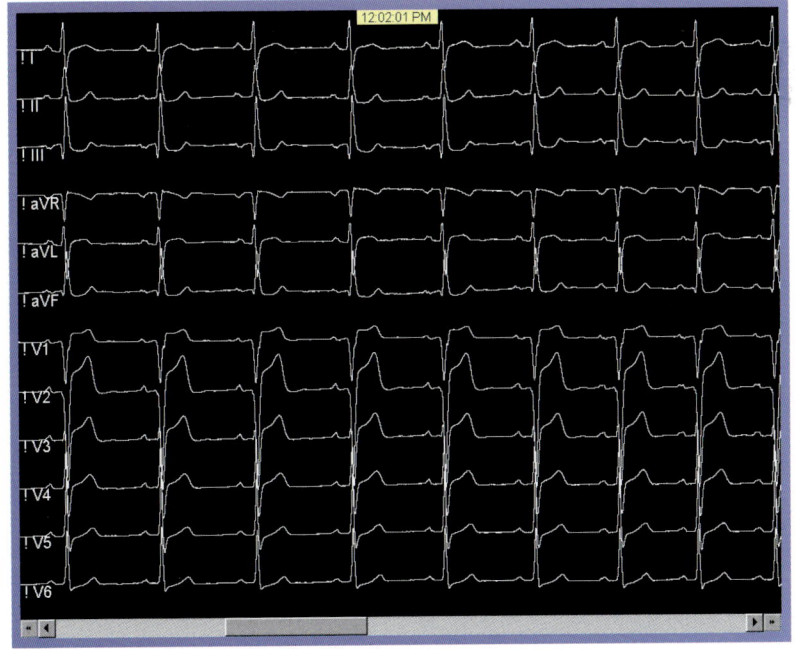

图 24-9 消融后 12 导联心电图（走纸速度为 25 mm/s）

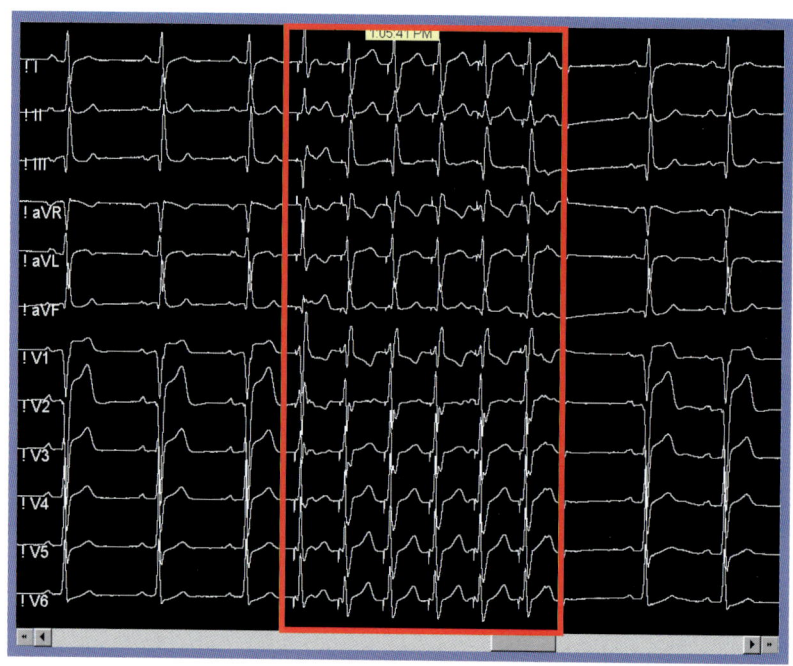

图 24-10　消融靶点处起搏 12 导联心电图。红框内为起搏心电图（走纸速度为 25 mm/s）

## 【临床启示】

分支型室性心动过速以左后分支型室性心动过速和左前分支型室性心动过速多见，而上间隔分支型室性心动过速极少见。目前多数研究认为左后分支型室性心动过速是以左后分支及其周围异常浦肯野组织组成折返环的大折返性室性心动过速，其可能环路是前传支为心底至心尖的维拉帕米依赖性缓慢传导区，逆传支为左后分支。而左前分支型室性心动过速可能的折返环是左前分支为逆传支，异常的浦肯野组织为前传支，具有维拉帕米敏感性和缓慢传导特征。左后分支型室性心动过速或左前分支型室性心动过速消融可以舒张晚期浦肯野电位（DP）作为靶点，如未记录到 DP，则以最早收缩期前 PP 作为消融靶点。本例患者为正常 QRS 波群心动过速，其心动过速时 QRS 波群宽度仅为 103 ms，且胸导联移行于 V4 导联，与 Nogami 报道病例类似，说明室性心动过速的起源位置非常高且接近正常的传导系统。经激动标测在左后分支区域及左前分支区域均未记录到较 QRS 波群提前大于 20 ms 的 PP，经仔细标测在左上间隔区域记录到 PP（或左束支电位），其激动顺序在窦性心律（HV 间期为 58 ms）和室性心动过速（HV 间期为 23 ms）时相反，故其折返环可能为左前分支和左后分支均是室性心动过速的前传支，它们之间是由异常浦肯野组织组成的共同逆传支，具有维拉帕米敏感性和缓慢传导特征，在此靶点消融成功。本例因最终消融靶点处标测到了理想的 PP，且激动顺序在窦性心律和室性心动过速时发生了反转，我们推测为左上间隔局灶起源的折返性室性心动过速。而在靶点部位获得的 12 导联心电图起搏图形与室性心动过速完全一致，且刺激信号至 QRS 波群起点间期等于室性心动过速时 PP 至 QRS 波群起点间期，这说明靶点在其折返环出口部位。左前分支和左后分支均是室性心动过速的前传支，所以室性心动过速时QRS波群较窄，有时会被误诊为室上性心动过速。本病例发生室性心动过速时，虽然左后分支和左前分支均是室性心动过速的前传支，但由于其窦性心律时存在左后分支阻滞，故其左前分支的传导快于左后分支，从而出现电轴右偏。

左上间隔分支型室性心动过速消融靶点由于靠近希氏束及左束支，消融有发生房室传导阻滞和左束支阻滞的风险，故需仔细标测，消融功率宜采用滴定法，功率可从15 W开始逐步滴定至30 W，温度不超过55℃。采用冷冻消融或许也是避免出现房室传导阻滞的一个较好选择。

【专家点评】

本病例详细展现了一例左上间隔起源分支型室性心动过速的诊断和消融全过程。分支型室性心动过速在临床上较为常见，但起源于左上间隔部位的分支型室性心动过速相对少见，本病例心动过速时QRS波群比窦性心律时更窄，说明心动过速起源的部位相对高，且心动过速时在常规的左前分支、左后分支区域未标测到理想靶点，而在左上间隔区域标测到了左束支电位，其激动顺序在窦性心律和室性心动过速时相反，在该区域起搏标测形态与心动过速完全相同，最终通过冷盐水导管能量滴定的方式进行消融取得了成功，且远期随访结果非常理想。

在这个病例的诊治过程中，我们认识到规范的心电生理检查的重要性，无论何种心动过速在电生理诊断不明确的前提下应避免盲目消融。其次，对于高位间隔部的消融，要高度关注消融能源选择和能量把控，注意消融的安全性。目前已有冷冻消融导管，为术前决策提供了更多选择。

## 参考文献

[1] Okishige K, Mogi J, Goseki Y, et al. Ventricular tachycardia with narrow QRS duration, a right bundle branch block pattern, and right axis deviation abolished by catheter manipulation[J]. Journal of Electrocardiology, 1996, 29(2): 161.
[2] Nogami A. Idiopathic left ventricular tachycardia: assessment and treatment[J]. Cardiac Electrophysiology Review, 2002, 6: 448.
[3] Guo XG, Liu X, Zho GB, et al. Clinical, electrocardiographic, and electrophysiological characteristics of left upper septal fascicular ventricular tachycardia[J]. Europace, 2018, 20(4): 673-681.

# 病例 25

# 先天性心脏病外科术后心动过速

海军军医大学第一附属医院　黄松群

【病史资料】

男性，35岁，反复心悸5年，加重1个月。反复心悸5年，发作呈突发突止。1个月来发作频繁，持续时间延长，最长持续3天，行心电图检查提示阵发性室上性心动过速。24年前因房间隔缺损、单心室、肺动脉狭窄、大动脉异位、右位心行Fontan术治疗。

Fontan术又称肺动脉下心室旷置术，主要用来解决三尖瓣闭锁、单心室、肺动脉闭锁等先天性心脏病。手术的原理是：肺动脉内压力低，只要腔静脉压力稍高，不需要右心室泵的作用，腔静脉内的血液也可以流入肺动脉。据此，Fontan术及其改良术式主要的目的是把腔静脉或右心房与肺动脉连接起来，使血流绕过三尖瓣而流入肺动脉内。

【临床诊断】

心律失常，阵发性室上性心动过速？

先天性心脏病，房间隔缺损，单心室，肺动脉狭窄，大动脉异位，右位心。

【术前讨论：电生理及消融策略】

分析患者心电图（图25-1）可见，由于患者为右位心，把患者左右手反接再做心电图（图25-1B），仍然"异常"：P波在Ⅱ、Ⅲ、aVF导联为正向，Ⅰ、aVL、aVR导联均为多向低振幅；PR间期>0.12 s，为一度房室传导阻滞；QRS波群在Ⅰ、aVL导联主波向下，为rS型，Ⅱ、Ⅲ、aVF导联呈现病理性Q波，胸前导联以qR型逐渐过渡到rS型；广泛导联ST-T改变。发作时心电图（图25-1C）为窄QRS心动过速，QRS波群终末部似乎可见P′波，VA比例为1∶1，VA间期<AV间期，VA间期>70 ms。鉴于患者先天性心脏病外科手术病史，结合心动过速心电图表现和突发突止的发病特点，推测心动过速机制：AVRT、房性心动过速房扑、不典型AVNRT均有可能，需心内电生理检查以确诊。

本例患者射频消融手术最大的难点还是对心脏解剖结构的分析和理解。为此，我们仔细分析了患者当时外科手术后主刀医生手写的手术记录及画的示意图，如图25-2所示。由这一手术过程可获得以下信息。

患者上腔静脉已经被离断，且缝合到肺动脉，所以无法将冠状窦电极从上腔静脉途径送入右心房。

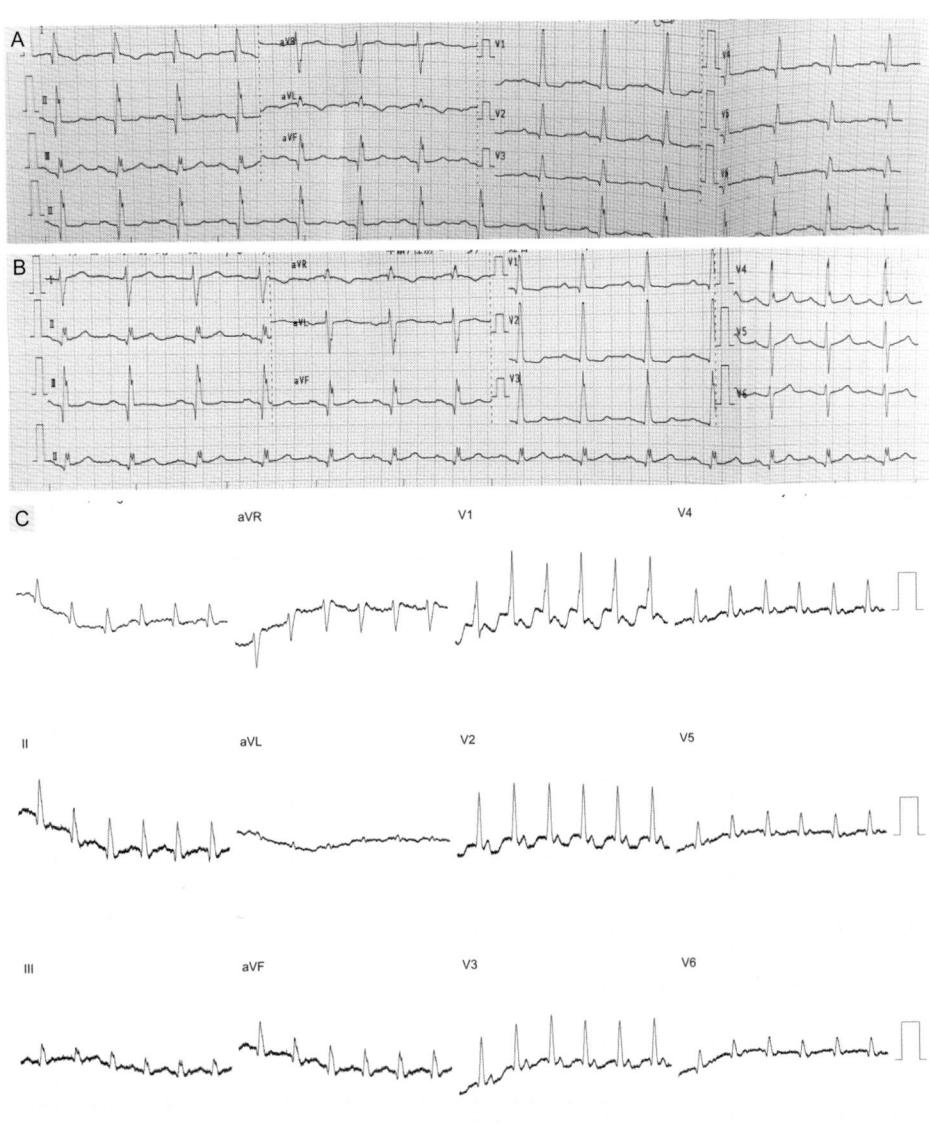

图 25-1　心电图表现。A. 窦性心律下常规 12 导联心电图；B. 左右手反接后 12 导联心电图；C. 心动过速发作时常规 12 导联心电图

患者右心房和房间隔之间存在板障，虽然中心有 4 mm 的小孔沟通血流，但是将冠状窦电极从小孔伸入再进入冠状窦内，难度极大。

（1）板障缝合的位置决定了消融导管能否达到希氏束和 Koch 三角。

（2）如果需要导管贴靠二尖瓣环或三尖瓣环进行操作，可以通过板障到左心房的 4 mm 小孔，达到左心房和二尖瓣环，甚至再伸入心室后反勾到三尖瓣环。

为明确患者目前的心脏结构，我们积极完善术前影像学检查（图 25-3 和图 25-4），证实心房内 Gore-tex 片留存孔洞血流通畅，上腔静脉与肺动脉之间血流通畅，下腔静脉

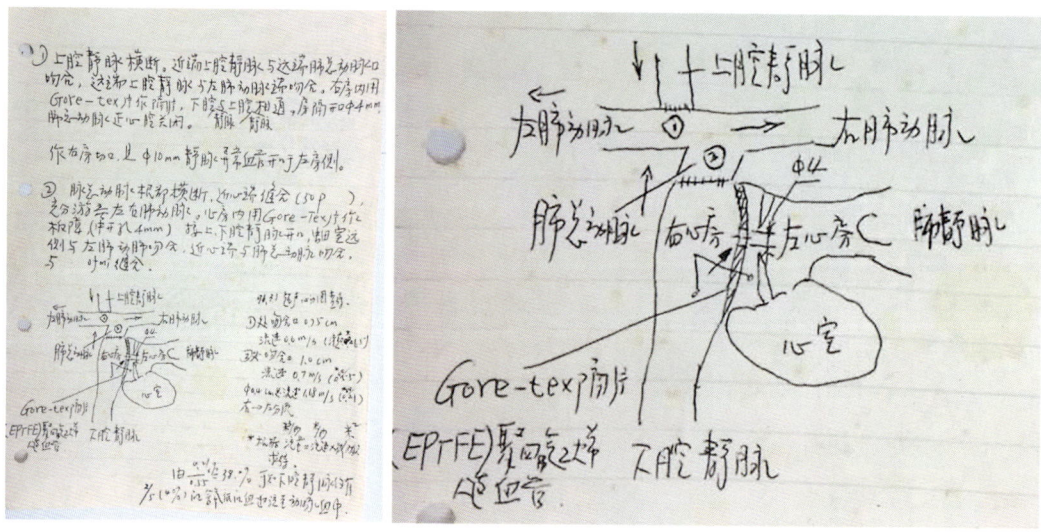

图 25-2　外科手术记录及手绘示意图

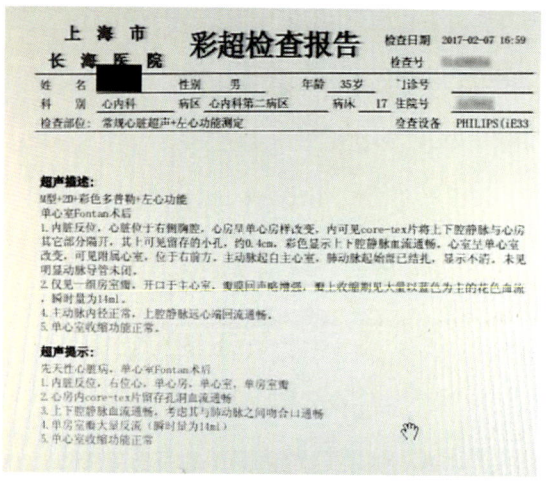

➤ 先在性心脏病，单心室 Fontan 术后
➤ 内脏反位，右位心、单心房、单心室、单房室瓣
➤ 心房内 Gore-tex 片留存孔洞血流通畅
➤ 上下腔静脉血流通畅，考虑其与肺动脉之间吻合口通畅
➤ 单房室瓣大量反流（14 mL）
➤ 单心室收缩功能正常

图 25-3　UCG 结果

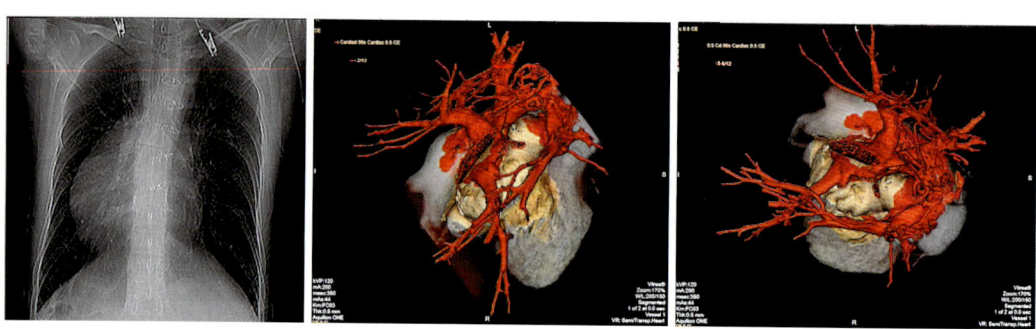

图 25-4　胸部 X 线片和心脏 CTA 重建结果

与右心房之间血流通畅。但是由于心脏CTA的重建图像非常复杂，无法研究心腔内的精细结构，于是我们利用3D打印技术，打印了患者的心脏模型，并切开模型以展示其内部结构（图25-5）。通过3D打印模型，我们确认了板障的存在将冠状窦口和大部分右心房隔绝开来，因此冠状窦电极无法从右心房进入冠状窦口。除此之外，三尖瓣闭锁，使4极导管也无法通过右心房进入右心室记录心室电位。

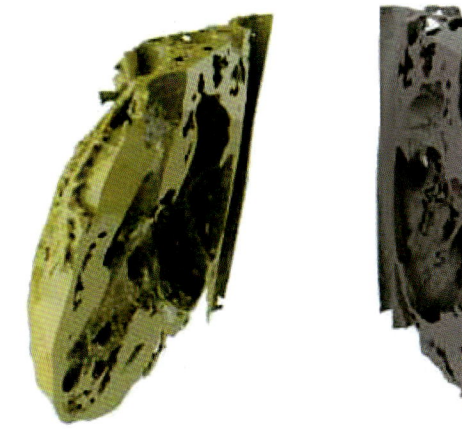

图25-5　3D打印的心脏模型

**【电生理检查、标测与消融结果】**

穿刺左股静脉，分别放置10极标测导管于右心房。患者为右位心，所以X线图像与正常人相比，为"左右颠倒"，为了调整到熟悉的形态，我们将数字减影血管造影（DSA）图像调整为左右镜面反转。通过心影形态，可以发现，通过DSA左右静脉反转后，患者的X线图像中右前斜45°与正常人的左前斜45°的心影形态相似，左前斜30°相当于正常人的右前斜30°（图25-6）。

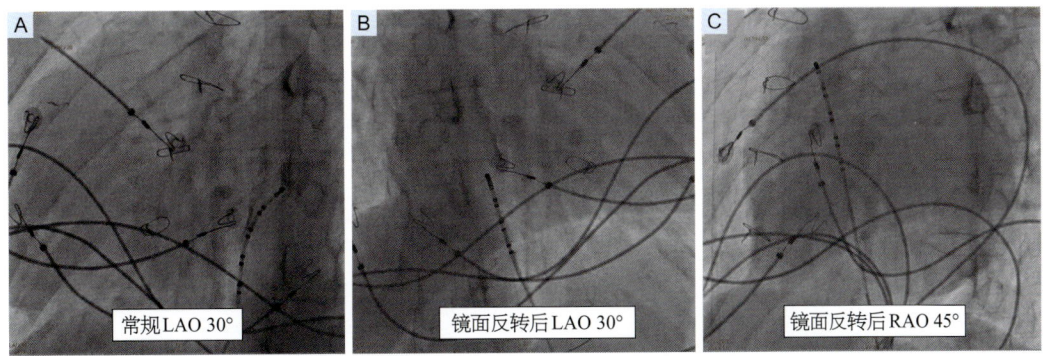

图25-6　X线心影形态。A. 常规左前斜（LAO）30°，可见脊柱位于屏幕右侧，形态类似于正常人镜面反转的右前斜30°形态；B. 镜面反转后的左前斜30°，与正常人右前斜30°的心影形态相似；C. 镜面反转后的右前斜（RAO）45°，与正常人左前斜45°的心影形态相似

由于从静脉系统无法放置心室电极，10极可调弯电极也无法进入冠状窦，只能放置在右心房，因此只能先诱发心动过速。发作时心内心电图存在以下特点（图25-7）：① CS电极沿右心房从上向下放置，可见$CS_{1,2}$领先于$CS_{9,10}$，提示可能是由上向下传导；② VA间期不固定；③ AA间期不固定。由此推测，该心动过速为房扑、房性心动过速的可能性大。

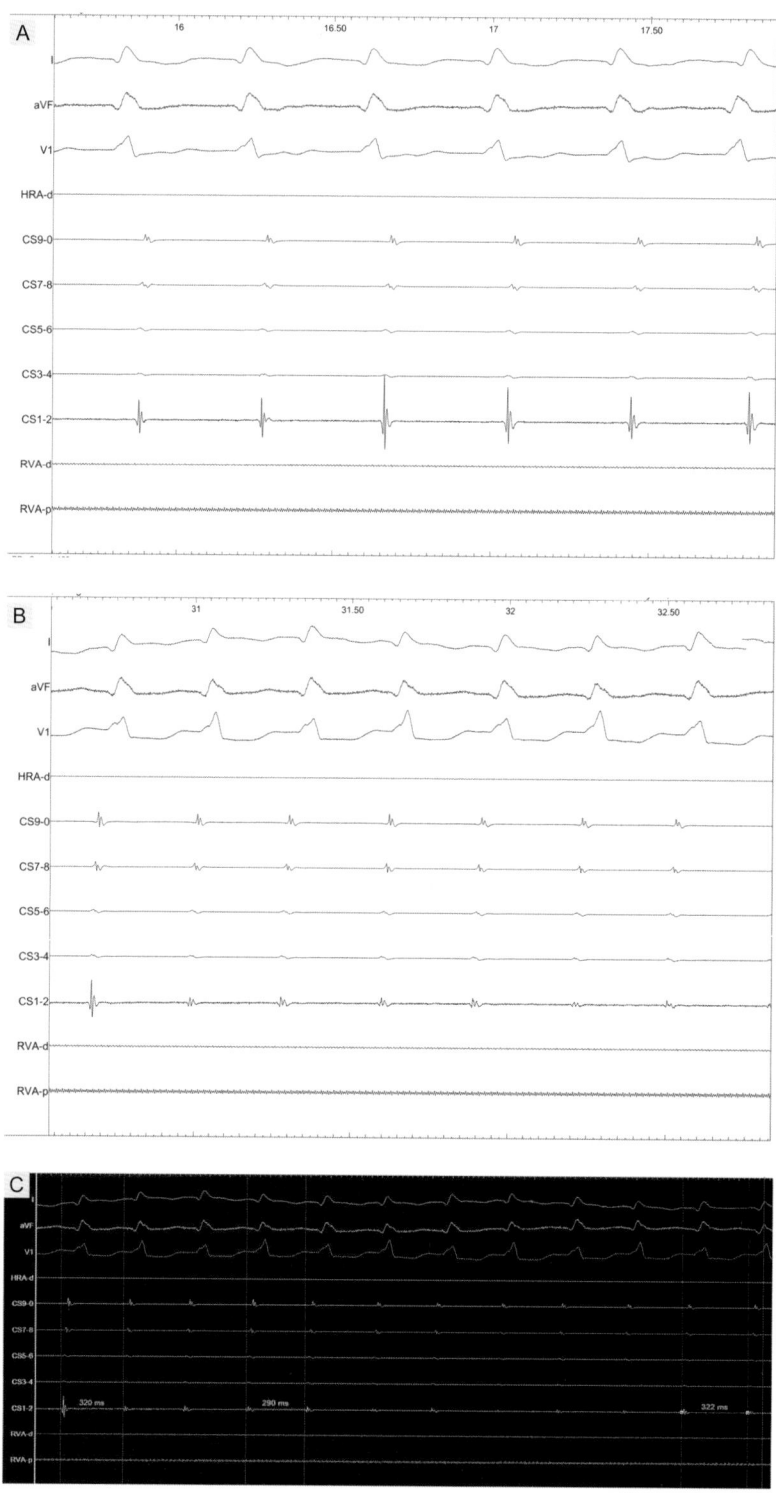

图25-7 心动过速时的心内心电图。A. CS电极沿右心房从上向下放置,可见$CS_{1,2}$领先于$CS_{9,10}$,提示可能是由上向下传导;B. VA间期与A图不同,可见该心动过速VA间期不固定;C. 该心动过速AA间期也非固定不变

为明确诊断，在Ensite系统中进行激动标测和电压标测（图25-8），可见上腔静脉口的间隔侧激动最早（图25-9），该处电压较低，为板障向上延伸的区域。根据该激动标测图，推测上腔静脉口间隔侧起源的局灶性房性心动过速可能性大（单纯右心房标测无法排除局部微折返房扑、双房折返房扑、左心房房性心动过速房扑经Bachmann束传至右心房），遂于最早激动点试消融，5 s内心动过速终止，巩固消融后房性心动过速不能再被诱发。

【临床启示】

1968年Fontan施行右心房-肺动脉吻合术，同时缝闭心房间隔缺损，用来治疗三尖瓣闭锁的心脏先天畸形。Fontan手术的目的是将体循环静脉回流到右心房的血液全部引入肺动脉，在不依赖右心室排出血液的情况下进行肺氧合。

经过Fontan术治疗的患者，在进行电生理标测和消融时，存在一些解剖困难：

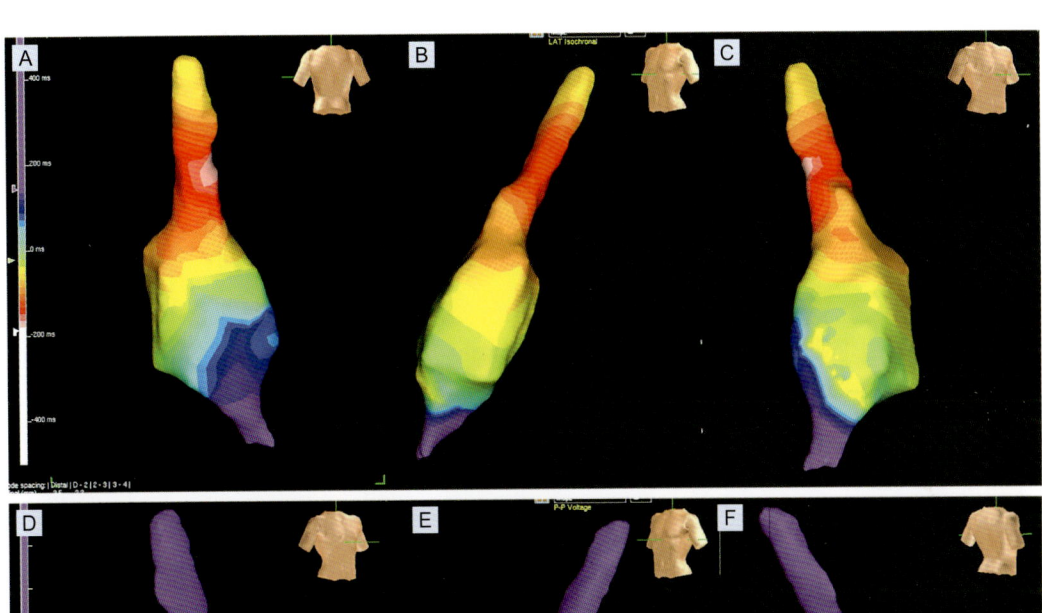

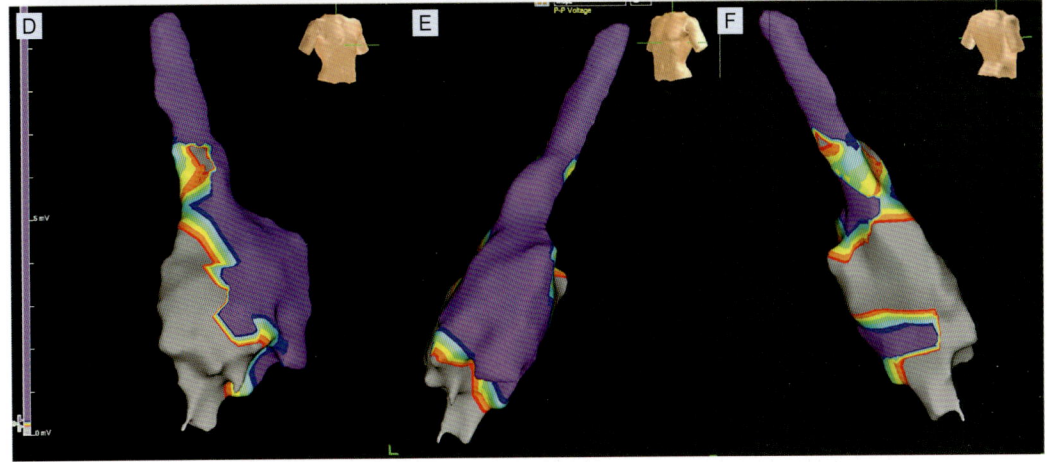

图25-8　心动过速时激动标测和电压标测图。A～C分别为后前位、左前斜位、右前斜位的右心房激动标测图，可见上腔静脉口部激动最早，需要注意的是，此时未进行"左右镜面反转"，所以最早激动位置位于上腔静脉口部间隔侧，与窦房结距离远；D～F分别为右前斜位、左前斜位、后前位（倾斜位以展示瘢痕区）的电压标测图，可见右心房间隔侧存在大片无电压区，推测为板障

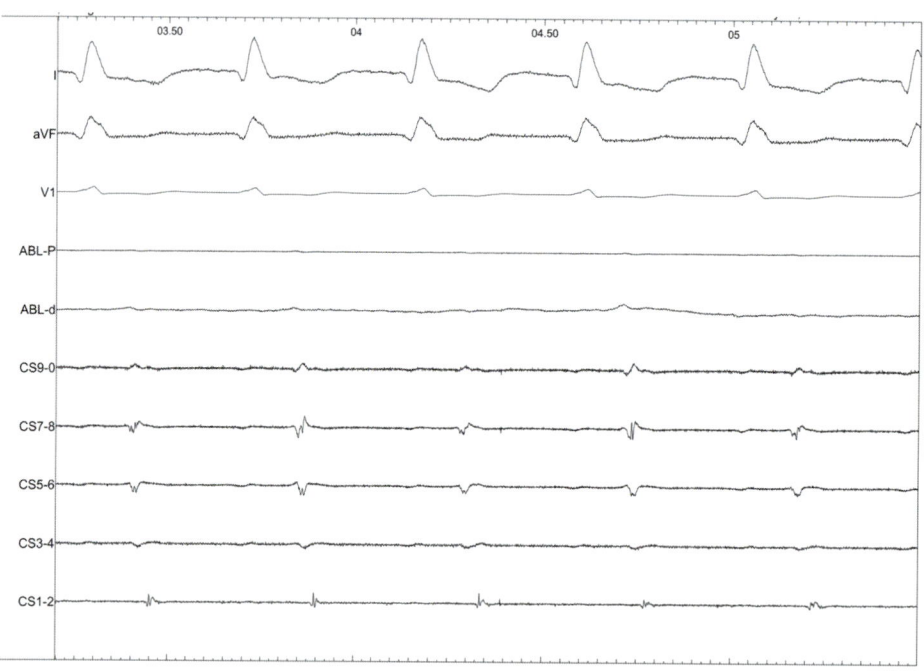

图25-9　消融靶点电位。此时10极电极已调整至右心房游离壁用来清晰稳定地记录电位，消融电极远端可见低振幅多向波但最领先的电位，于该处消融成功

① 由于三尖瓣闭锁，因此电极无法从静脉系统进入心室，无法记录心室电位和进行心室的程序刺激；② 为了封闭房间隔缺损，在右心房的间隔侧将缝合板障，该板障缝合的位置决定了电极从右心房能否进入冠状窦内；③ 如果是左心房相关的心动过速，穿间隔将有一定难度和风险，最好在腔内超声指导下进行；④ 患者往往合并其他心脏畸形，本病例就合并右位心，给影像的理解造成一定困难。术前对患者心脏结构的充分了解起到了关键作用，在本病例中我们利用了外科手术主刀医生绘制的示意图、UCG结果、心脏CTA的图像综合分析，再利用3D打印技术构建了心脏的等大模型，对患者的心脏结构有了充分理解。

2018年Benjamin等对42例进行过Fontan术治疗又存在心动过速的患者进行研究，60次电生理检查+射频消融手术中，有56次诱发了心动过速，其中有1例为AVRT，2例为AVNRT，其余53例均为房性心动过速房扑。可见，Fontan术后心动过速以房性心动过速房扑为主。利用三维标测系统进行激动标测和电压标测，有利于判断心动过速的机制。本例患者通过右心房激动标测和电压标测后，推测为局灶性房性心动过速，并于最早激动点消融成功。但实际上，局部微折返房扑、双房折返房扑、左心房房性心动过速房扑经Bachmann束传至右心房也可以表现为这样的激动标测顺序，如果要到左心房标测消融，手术难度就会进一步加大。有时候做成一台复杂手术，还需要一点运气。

【专家点评】

先天性心脏病外科手术后的房性心律失常很常见，多数为外科切口或补片相关大折返房扑，但局灶性房性早搏、房性心动过速也不少见。因此，需要详细的电生理检查以明确诊断。另外，术后的心脏结构和形态与"正常"心脏差别很大，对于心脏解剖的熟悉能够帮助导管操作到位，成就一台精彩的手术。在这个过程中，心脏CT、MRI、超声等影像学手段，甚至是3D打印技术、VR增强技术等，均可以帮助对解剖结构的精确理解，为复杂手术铺路搭桥。

## 参考文献

[1] Moore BM, Anderson R, Nisbet AM, et al. Ablation of atrial arrhythmias after the atriopulmonary Fontan procedure: mechanisms of arrhythmia and outcomes[J]. JACC Clin Electrophysiol, 2018, 4(10): 1338-1346.

[2] Lim HG, Lee JR, Kim YJ. The effects of modification to lateral tunnel Fontan procedure for prophylactic arrhythmia surgery[J]. Ann Thorac Surg, 2017, 104(1): 197-204.

# 病例26

# 左右为难——后间隔室性早搏的"W"困境

海军军医大学第一附属医院　黄松群

【病史资料】

男性，67岁，反复心悸1年余。入院时体格检查可闻及早搏12次/min，动态心电图提示室性早搏24 663次/24 h，UCG、甲状腺功能等检查排除器质性心脏病。心电图提示室性早搏三联律（图26-1）。

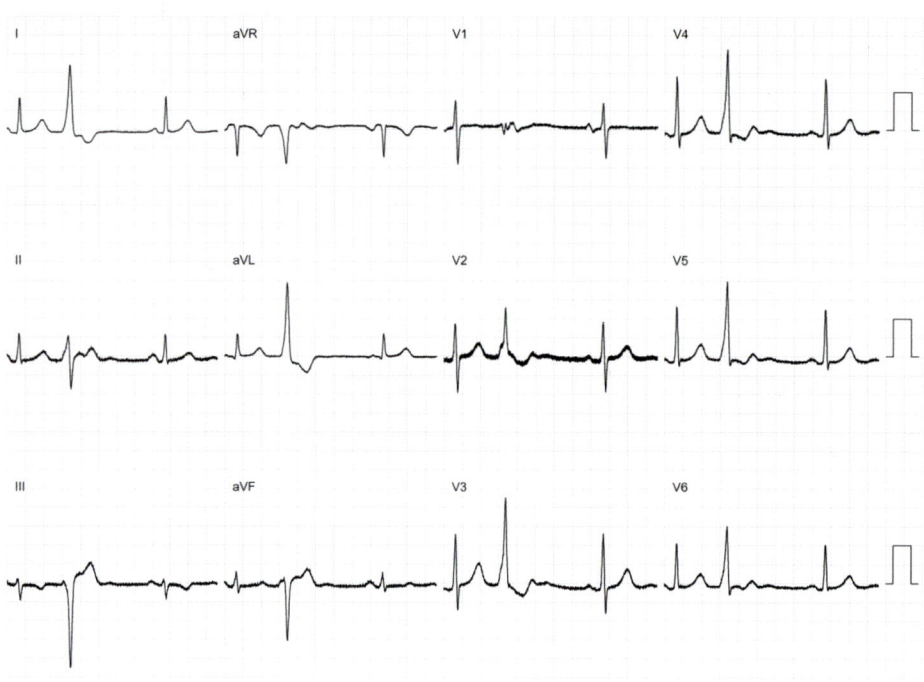

图26-1　室性早搏12导联心电图

【临床诊断】

室性早搏。

【术前讨论：电生理及消融策略】

术前检查未发现器质性心脏病，推测患者室性早搏为特发性室性早搏。根据心电图可以对特发性室性早搏进行初步定位，本患者室性早搏的QRS波群形态有以下特点（图26-2）。

（1）QRS波群较窄（134 ms），推测室性早搏起源点靠近希浦系统或更靠近间隔。

（2）下壁导联（Ⅱ、Ⅲ、aVF导联）主波均向下，提示室性早搏起源点较低，排除流出道起源，更倾向于流入道起源。

（3）胸前导联R/S≥1的转折点在V2导联，推测室性早搏起源点位于心底部，靠近瓣环；QRS波群起始部有一个小"δ波"，提示室性早搏起源后经过一段缓慢传导的径路。

（4）V1导联呈现低振幅、多波折的形态（qs形），类似于一个低振幅的"W"，主波方向向下。

根据以上心电图形态的阅读和分析，推测室性早搏起源于三尖瓣环低位间隔（冠状窦口附近的心室侧）。

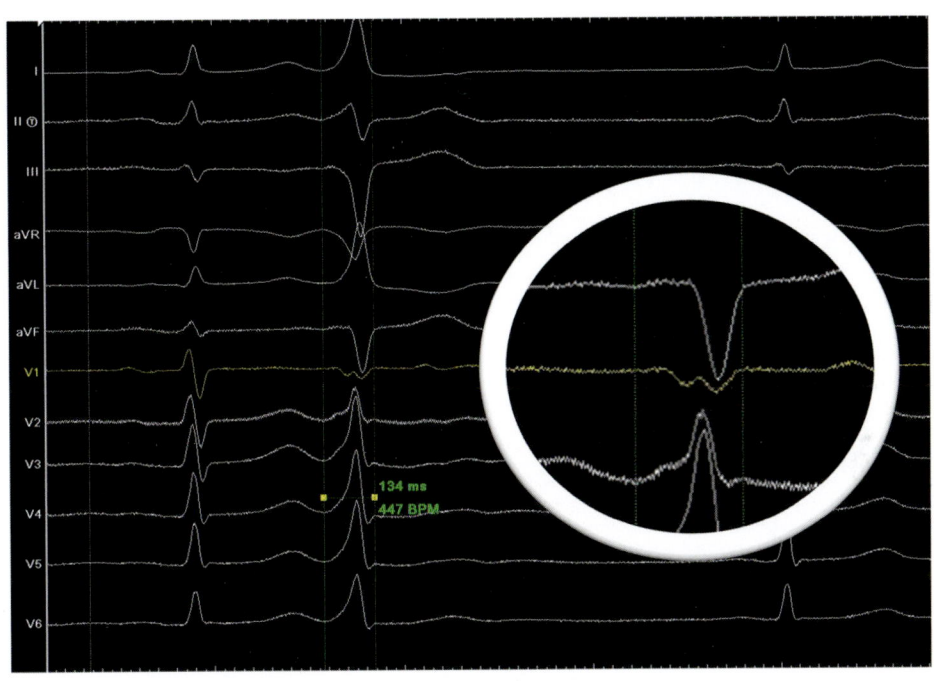

图26-2　室性早搏12导联心电图特点汇总。QRS波群较窄；下壁导联主波向下；V2～V6主波向上，且起始部小δ波；V1呈W形

【电生理检查、标测与消融结果】

常规两次穿刺左股静脉，分别放置10极标测导管于冠状窦，4极标测导管于右心室心尖部。再穿刺右侧股静脉，置入长鞘管，再送入TCQ压力消融电极至右心室，靠近三尖瓣环处行激动标测，发现在三尖瓣环后间隔（5点）附近的心室侧激动最早，该处位置稍离开真正的三尖瓣环（图26-3）。为导管到位，需要长鞘管支撑，TCQ消融导管采用倒U形，塞入隔瓣与室间隔之间的缝隙，局部电位提前体表心电图QRS波群起始12 ms，于该处试消融无效。

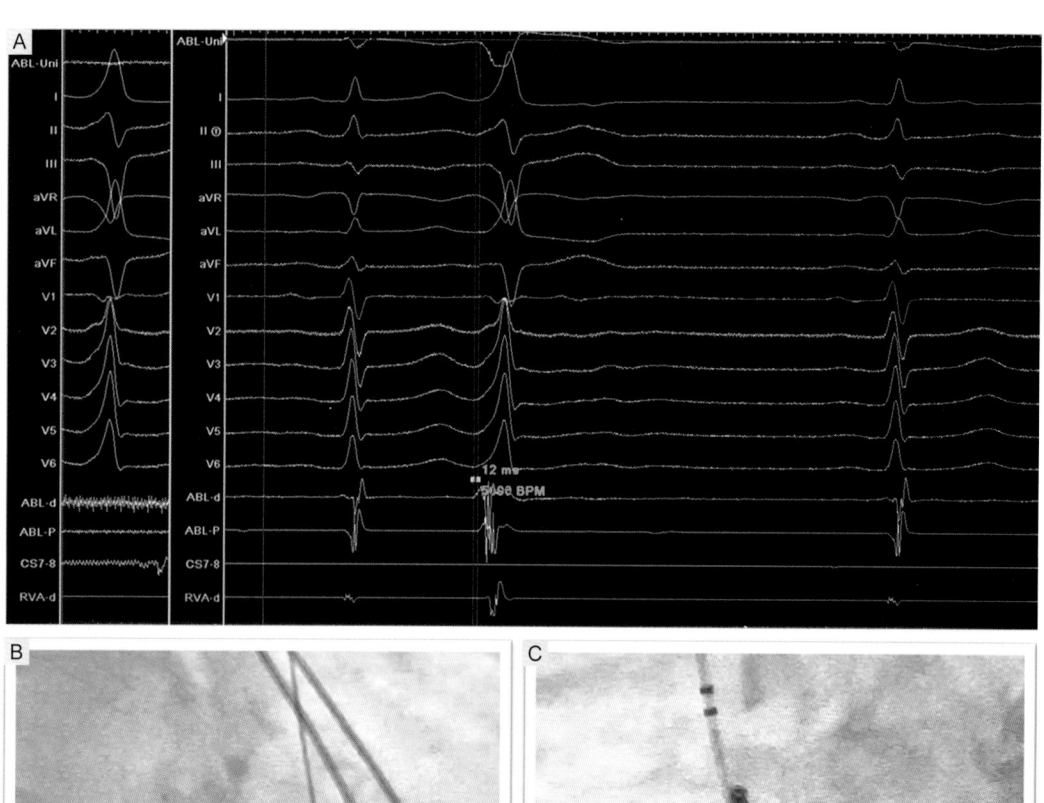

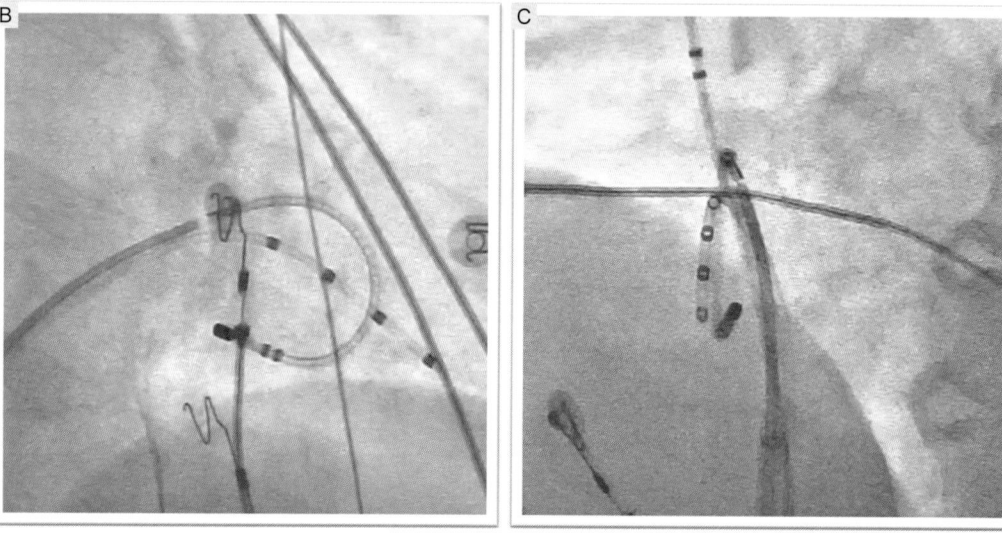

图26-3 右心室标测最早激动点。A. 右心室最早激动点的局部电位图；B. 此时右前斜30°时导管形态；C. 左前斜45°时导管形态；该位置位于三尖瓣环5点的心室侧，在长鞘管的帮助下，TCQ消融导管采用倒U形，塞入隔瓣与室间隔之间的缝隙，稍离开瓣环的位置激动最早（提前QRS波群12 ms），注意该处消融导管远端无a波，并且局部电位起始较远场

三尖瓣环消融未成功，推测有可能左心室起源。遂穿刺右侧股动脉，将消融导管逆行跨主动脉瓣进入左心室，激动标测提示二尖瓣环后间隔处激动最早，提前体表QRS波群20 ms。该处有明显的a波，提示靠近二尖瓣环（图26-4）。于该处行起搏标测提示，消融导管远端起搏后V1为正向波，与本身室性早搏的V1"W"形态不符，其他导联的振幅和形态也与本身室性早搏不一致（图26-5）。设置30 W、43℃、冷盐水流量17 mL/min，于该处消融后室性早搏消失。

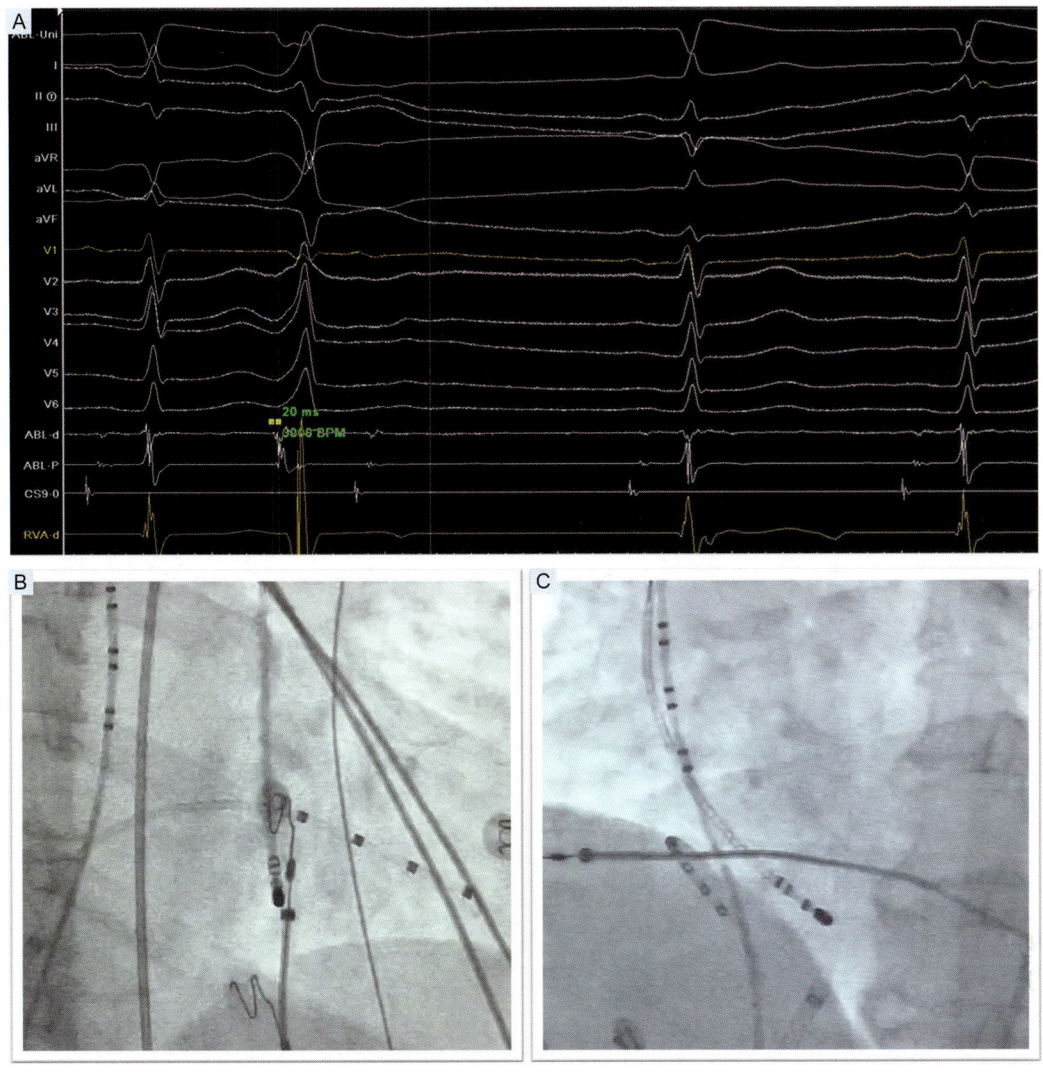

图26-4 左心室最早激动点。A. 左心室最早激动点的局部电位图；B. 此时右前斜30°时导管形态；C. 左前斜45°时导管形态；该位置位于二尖瓣环后间隔，激动提前QRS波群20 ms，注意该处消融导管远端可见明显的a波

将右心室消融点和左心室消融点一起展示于三维标测系统中可见，左心室更早激动，且双侧消融点仅"一墙之隔"，而这里的"墙"就是室间隔下部，从三维标测系统看，该部位呈现三角形（图26-6）。推测室性早搏起源点更靠近左心室，因此于二尖瓣环后间隔标测到最早激动点。但由于室性早搏起源后向右心室和左心室同时传导，因此QRS波群形态与二尖瓣环后间隔处起搏不同。

【临床启示】

对于V1导联呈现为W形的室性早搏，既往临床实践中也曾遇到过几例（图26-7），在室性早搏标测和消融过程中有以下几个特点。

（1）V1导联均呈现W形，振幅较小。

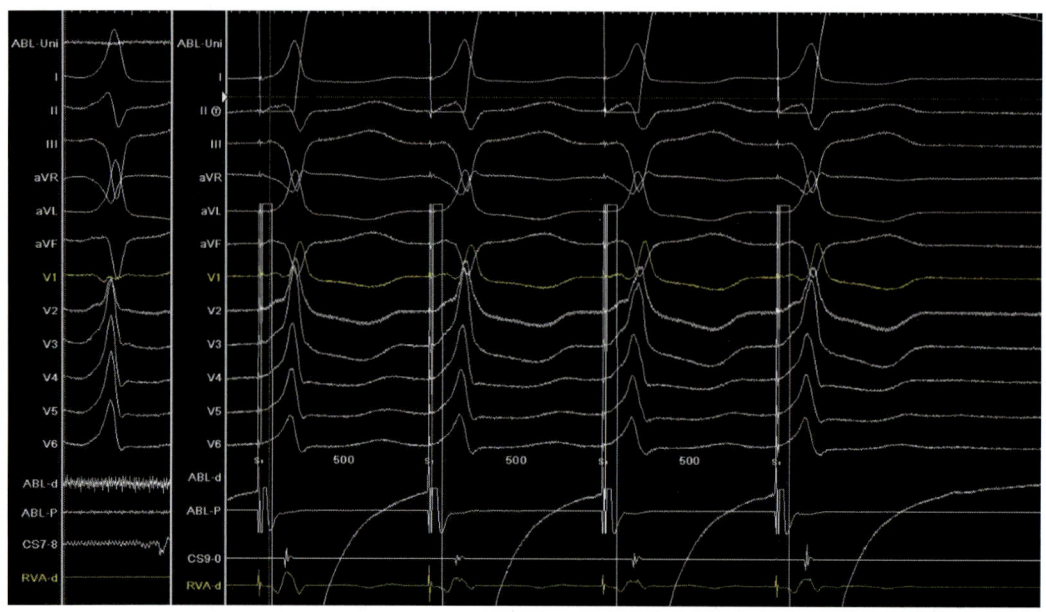

图26-5　左心室二尖瓣环后间隔起搏标测。可见起搏后V1导联为正向波，其他导联振幅和形态也与本身室性早搏有差别

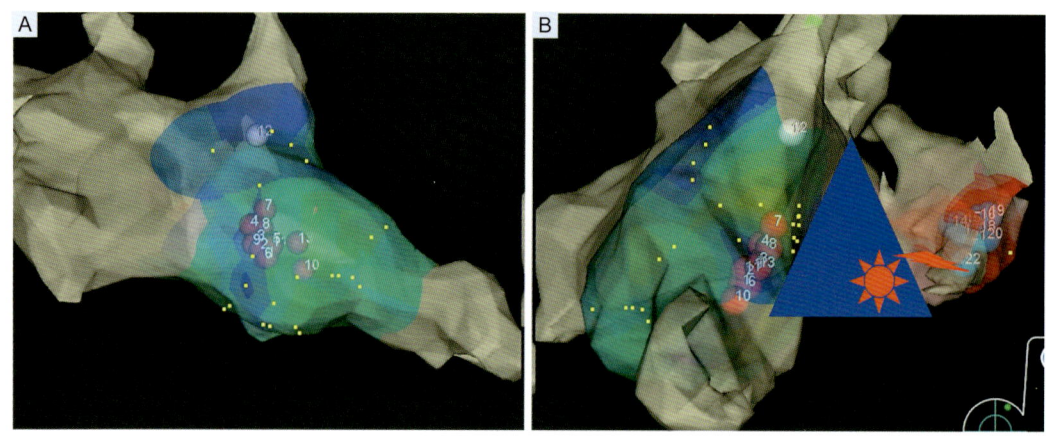

图26-6　三维标测系统中的靶点位置。A为右前斜30°，B为左前斜45°，B图中蓝色三角形示意为室间隔下部形态，其中红色太阳提示室性早搏起源点，由于其更靠近左心室，因此于二尖瓣环后间隔标测到最早激动点；但由于室性早搏起源后向右心室和左心室同时传导，因此QRS波群形态与二尖瓣环后间隔处起搏不同

（2）胸前导联起始部δ波较明显。
（3）三尖瓣环标测不够早，二尖瓣环后间隔标测最早。
（4）二尖瓣环后间隔起搏不像。
（5）右侧消融无效，左侧消融有效。

天津市泰达医院在2021年曾做过一项关于二尖瓣环室性心律失常电生理特征的研究，发现特发性室性心律失常中，二尖瓣环后间隔部位起源的占4.6%。在这25例二尖瓣环后

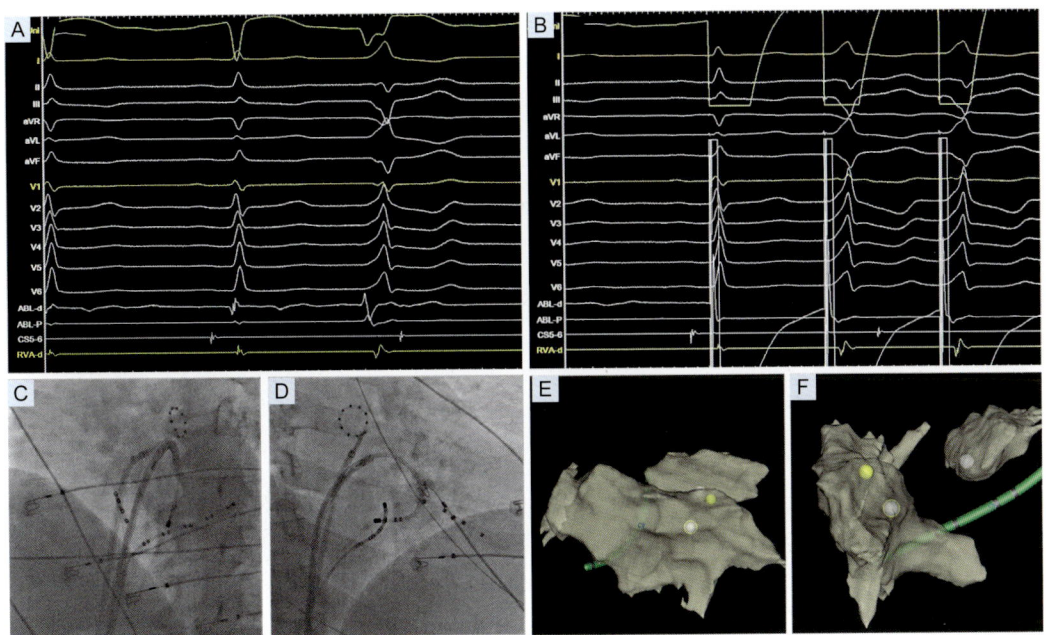

图 26-7 穿间隔顺行法消融二尖瓣后间隔室性早搏。A. 靶点处的心电图和心内心电图,可见 V1 导联呈现为低振幅的 W 形,消融导管远端有很小的 a 波;B. 该处起搏时 QRS 波群形态,V1 导联为正向波;C、D. 分别表示左前斜 45°和右前斜 30°体位下,穿间隔顺行法所需要的倒 U 形;E、F. 分别为三维标测系统中,右前斜 30°和左前斜 45°体位,右心室侧消融点和左心室侧消融点的位置分布

间隔起源的室性心律失常中,有 4 例(16%)在 V1 导联呈现为 qs 形态,也就是 W 形。

我们也对三尖瓣环后间隔和二尖瓣环后间隔位置的室性早搏形态进行对比(图 26-8),发现起源于三尖瓣环后间隔的室性早搏,V1 导联为 QS 形态,也可表现为 W 形,但负向振幅更大。而真正起源于二尖瓣环后间隔的室性早搏,V1 导联应为正向波。两者之间的三角地带起源的室性早搏,在 V1 导联表现为特征性的低振幅 W 形,这时候右心室侧往往消融无效,需要在左心室侧消融。

关于二尖瓣环后间隔区域的导管到位方法,可分两种:主动脉逆行法和穿间隔顺行法。多数情况下,这两种方法均可到位。主动脉逆行操作时,导管进入左心室后,需要避开腱索和瓣膜,所以需要微调操作,导管将轻轻贴在后间隔区域(图 26-4)。穿间隔顺行操作时,需要穿间隔位置合适,配合鞘管和导管本身的弯形,利用倒 U 形造型来达到贴靠(图 26-7)。

【专家点评】

二尖瓣环附近为室性心律失常的高发区域,既往的流行病学调查提示,二尖瓣环起源室性心律失常占特发性室性心律失常的 10% 左右。早在 1996 年,Mcguire 等解剖学和组织学专家就对二尖瓣环附近区域详细研究,发现二尖瓣环周围存在很多自律性细胞,推测为胚胎发育过程中自律性细胞的迁移和残留所致,这也成为室性心律失常发生的温床。近年来,对于二尖瓣环的研究更加深入,发现二尖瓣环分离心律失常综合征有可能是该区域室性心律失常发生的机制,并增加猝死风险。可见二尖瓣环区域将成为之后研

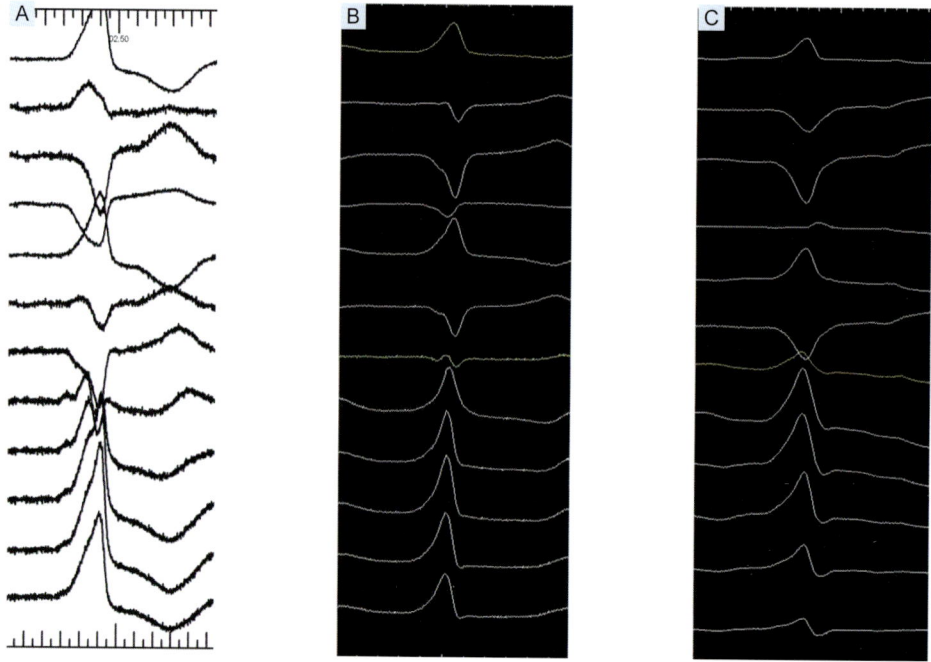

图26-8 瓣环后间隔区域起源的室性心律失常QRS波群形态。A. 三尖瓣环后间隔起源室性早搏，V1导联为QS形态，负向振幅较大；B. 起源于左右心室之间的后间隔的室性早搏，V1导联为低振幅W形；C. 二尖瓣环后间隔起源室性早搏，V1导联为正向波

究的热点之一。

在二尖瓣环起源的室性心律失常中，后间隔区域起源的室性心律失常比较特殊。本病例从心电图、腔内图、导管操作等方面，较全面地介绍了二尖瓣环后间隔起源室性心律失常的标测和消融方法，对临床实践有实际的指导意义。尤其是关注到V1导联的低振幅W形，强烈提示室性早搏起源于左右之间的三角区域，并且更偏向左心室侧，对消融策略的选择有很大的实际应用价值。

在导管操作方面，主动脉逆行法和穿间隔顺行法在多数情况下都可以到位。主动脉逆行法优点在于操作过程相对简单，缺点在于左心室内腱索和瓣膜对操作有影响。另外，瓣环的贴靠力相对较弱。穿间隔顺行法的优点在于贴靠力较强，但对穿间隔的位置要求较高，或需要可调弯鞘辅助到位。实际操作过程中，可以根据心脏结构和现有的导管状态，选择合适的消融策略。

## 参考文献

[1] Gatti M, Palmisano A, Esposito A, et al. Feature tracking myocardial strain analysis in patients with bileaflet mitral valve prolapse: relationship with LGE and arrhythmias[J]. Eur Radiol, 2021, 31: 7273-7282.

[2] Di C, Gao P, Wang Q, et al. Electrocardiographic and electrophysiological characteristics of idiopathic ventricular arrhythmias with acute successful ablation at the left ventricular basal inferoseptum recess near the mitral annulus[J]. J Interv Card Electrophysiol, 2023, 66: 281-290.

[3] McGuire MA, de Bakker JM, Vermeulen JT, et al. Atrioventricular junctional tissue. Discrepancy between histological and electrophysiological characteristics[J]. Circulation, 1996, 94: 571-577.

# 病例27

# 内外兼修，化繁为简——外科术后房扑

海军军医大学第一附属医院　黄松群

【病史资料】

男性，73岁，反复胸闷、心悸3年，加重2周。3年前因心悸查心电图提示房颤、房扑。4个月前查UCG提示风湿性心脏病二尖瓣狭窄，左心房血栓，遂行二尖瓣生物瓣置换+左心耳切除+左心房血栓清除+三尖瓣成形+房颤外科消融术。3个月前再次心悸，心电图提示房扑。服用胺碘酮后促甲状腺激素（TSH）明显升高，后停用。

入院后完善相关检查，胸部X线片提示心影不大，左心房CTA提示左心耳缺如，三维重建后也发现左心耳缺如（图27-1）。

入院心电图提示房扑2∶1下传，其中下壁导联F波呈现为正负双向，胸前导联F波均为正向（图27-2）。

【临床诊断】

风湿性心脏瓣膜病，二尖瓣狭窄，三尖瓣反流，外科换瓣术后，左心耳切除术后，三尖瓣成形术后，持续性房颤、房扑，外科消融术后。

甲状腺功能减退症。

【术前讨论：电生理及消融策略】

根据患者病史特点及术前检查结果，分析手术过程中可能遇到的困难如下。

1. 操作困难　房间隔穿刺是操作的难点之一，由于进行过房间隔切开缝合，有可能给房间隔穿刺带来困难。

2. 标测困难　由于外科术后心房内有多发的、大片的低电压区，导致激动标测、基质标测、拖带标测都很困难。

3. 解读困难　外科术后的房扑机制复杂，心房内又存在很多碎裂电位、双电位和低电压区，甚至有多种心外膜传导，造成机制解读困难。

4. 消融困难　因为存在很多心外膜传导，而心内膜消融很难透壁，造成消融困难，尤其是二尖瓣峡部消融时，由于人工瓣和心房折叠缝合的影响，很难阻断心外膜传导。

针对这些可能遇到的困难，我们可以应用心腔内超声来指导房间隔穿刺，可以用Marshall静脉酒精消融消除一部分心外膜传导，可以用各种新型的高精密度标测工具来展现真实的心房电位。那么，接下来最关键的问题是评估心房的瘢痕。外科手术的每一步似乎都在制造瘢痕，这些不完整的瘢痕都可能造成不同部位和不同机制的房扑（图27-3）。

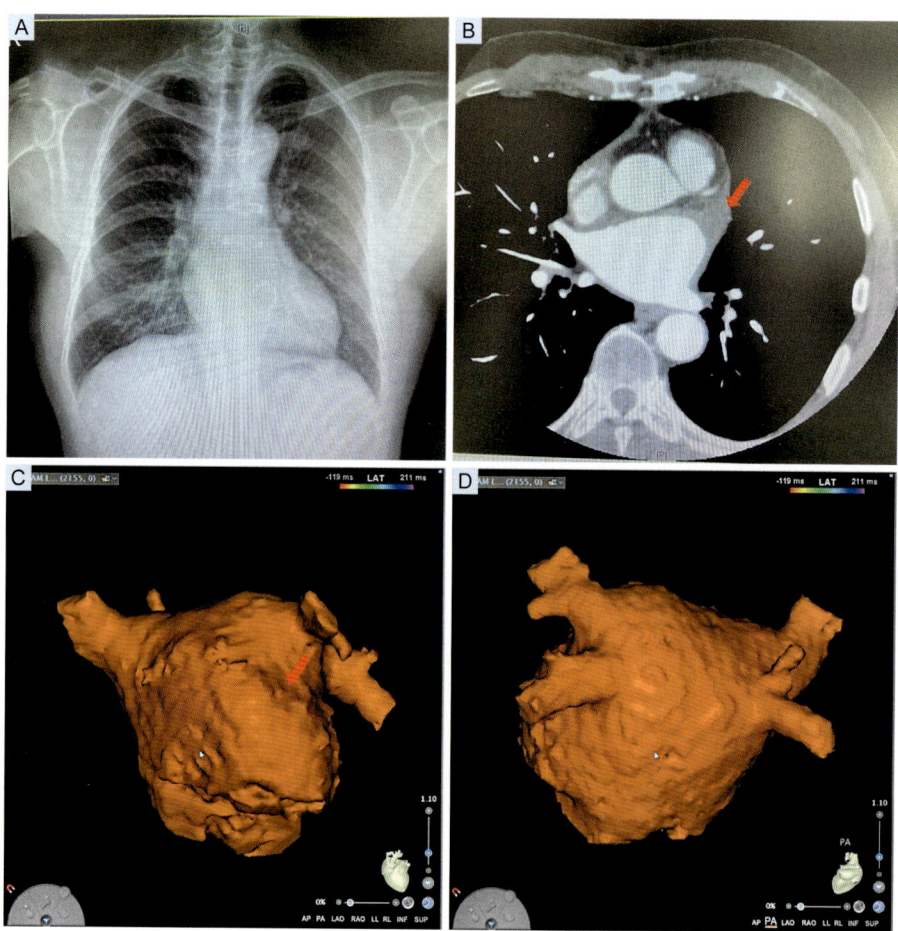

图27-1 术前检查评估左心房结构。A. 术前胸部X线片，可见心影不大；B. 左心房CTA横断面，红色箭头所示为左心耳区域无造影剂填充；C、D. 重建后左心房，分别以左前斜、后前位展示，红色箭头所示为左心耳缺如

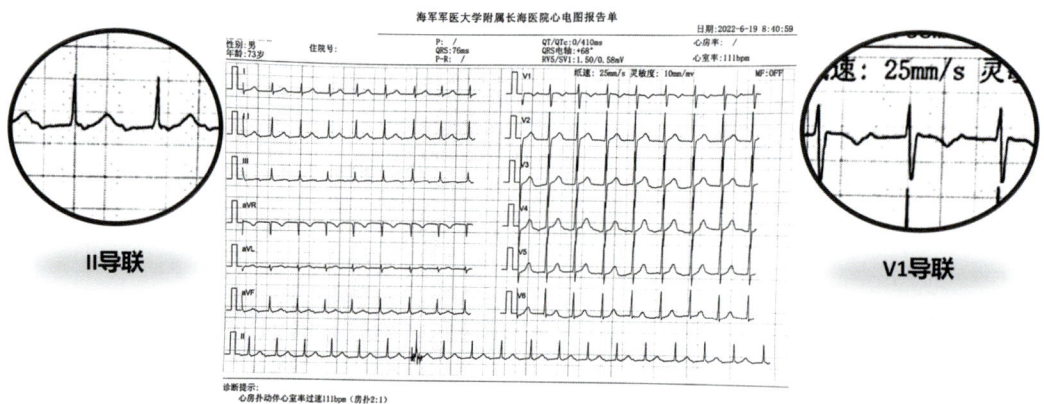

图27-2 房扑的12导联心电图。F波在Ⅱ、Ⅲ、aVF导联表现为正负双向，V1～V6导联均为正向

(1) 体外循环：上下腔静脉相关瘢痕。
(2) 三尖瓣成形：三尖瓣相关瘢痕。
(3) 右心房切开，房间隔切开：切口瘢痕。
(4) 二尖瓣置换：二尖瓣相关瘢痕。
(5) 左心耳切除：左心耳切口相关瘢痕。
(6) 肺静脉电隔离：肺静脉前庭瘢痕。
(7) 左心房顶部线+后壁线消融：房顶及后壁相关瘢痕。
(8) 不全的二峡线和前壁线：二尖瓣峡部瘢痕。
(9) 不全的三峡线：下腔静脉-冠状窦口-三尖瓣环相关瘢痕。
(10) 上下腔静脉线：右心房后游离壁瘢痕。

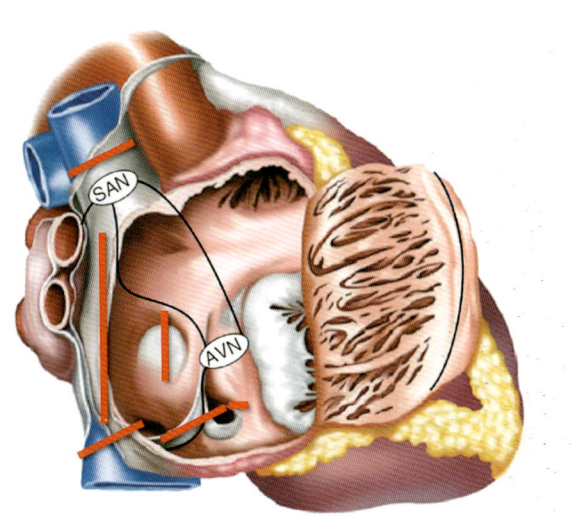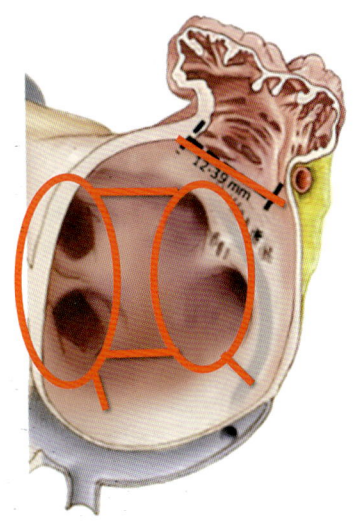

图 27-3　心房瘢痕的可能存在区域

**【电生理检查、标测与消融结果】**

常规两次穿刺左股静脉，分别放置10极标测导管于冠状窦（$CS_{7,8}$位于冠状窦口），4极标测导管于右心室心尖部。可见，房扑周长为352 ms，CS激动顺序为$CS_{1,2}$激动最早。以330 ms分别拖带$CS_{7,8}$、$CS_{5,6}$、$CS_{3,4}$、$CS_{1,2}$，可见PPI-TCL均>30 ms，排除了三尖瓣峡部、二尖瓣峡部依赖房扑。从CS激动顺序和拖带结果来分析，推测为左心房、双房或房间隔相关房扑。

两次穿刺右侧股静脉，置入长鞘管和可调弯鞘，在心腔内超声指导下两次穿刺房间隔后，再送入Pentaray标测导管和STSF压力消融电极至左心房。利用Pentaray标测导管在左心房构建电解剖模型。基质标测提示左心房前壁有多发的、大片的瘢痕区和低电压区（电压定义0.05～0.3 mV），双侧的肺静脉无传导恢复，后壁BOX内无电位，二尖瓣峡部存在不完整的阻滞线，左心房前壁也存在不完整的阻滞线。在左心房前壁两段消融线之间，存在一个小的"隙口"，成为缓慢传导的通道（图27-4）。在左心房前壁和二尖瓣峡部附近，可以看到多处呈现长时程、低振幅、多向波折的碎裂电位（图27-5）。

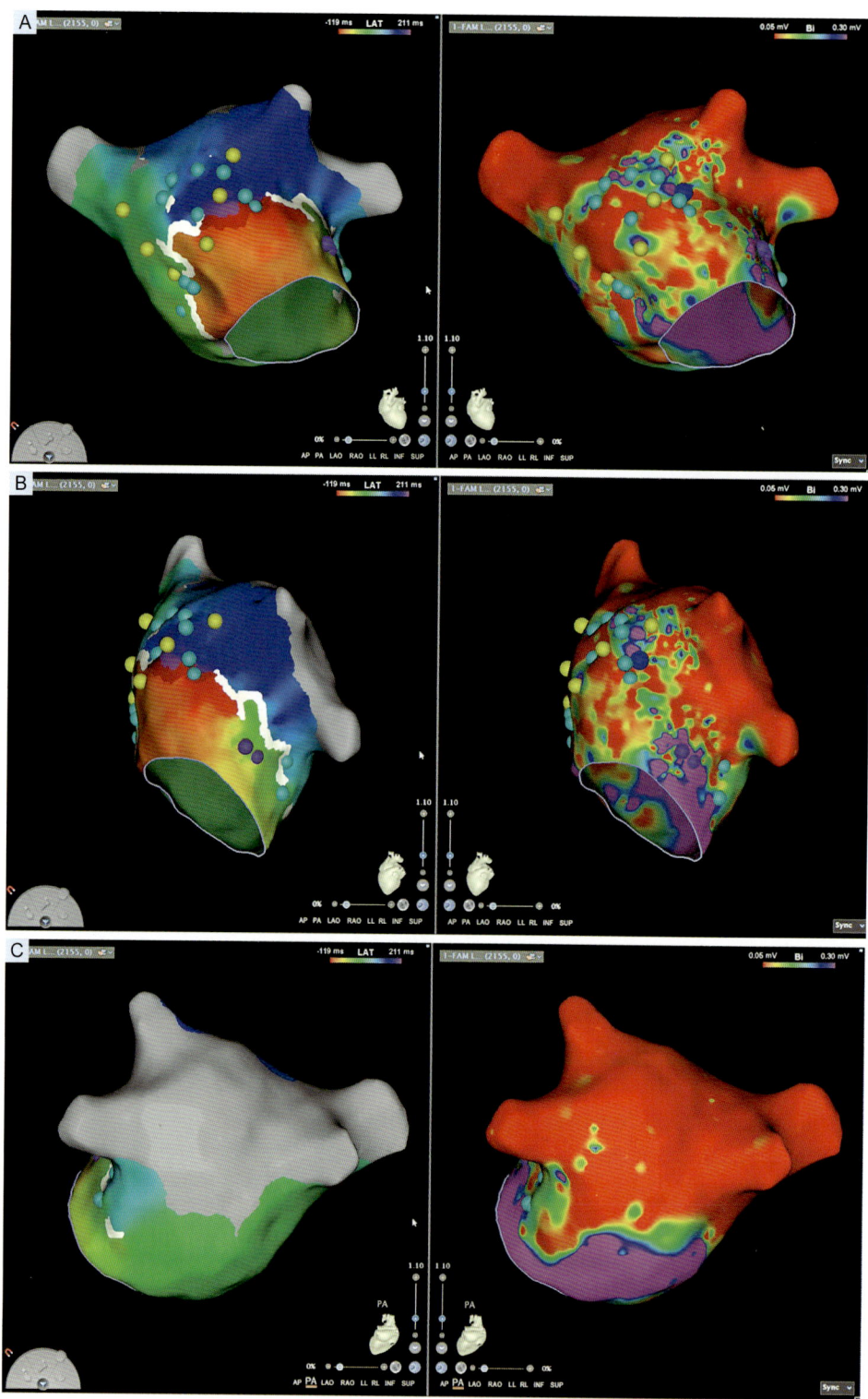

图27-4 左心房的激动标测和基质标测。A. 前后位；B. 左前斜位；C. 后前位，左图为激动标测图，右图为基质标测图

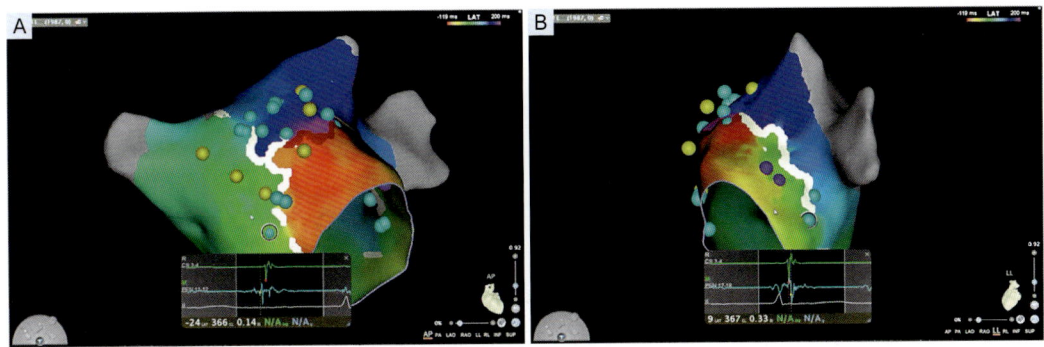

图 27-5　左心房前壁的碎裂电位。A. 前后位；B. 左侧位。图中青色点所示为长时程、低振幅、多向波折的碎裂电位

行激动标测，提示激动从左心房前壁的"隘口"处，由上向下缓慢传导，突破"隘口"以后分别向左向右传导；向右的激动，突破了前壁消融线上另一个小缺口（靠近二尖瓣），传至间隔部，再由下向上传导至前壁房顶处；向左的激动，突破了二尖瓣峡部消融线上的缺口，传导至左下肺静脉前壁，并沿着华法林嵴由下向上传导至前壁房顶处；两股激动在前壁房顶处汇合，再向下传导至"隘口"，完成折返。由此可见，该房扑为两个折返环构成的"8"字折返，而"隘口"位置为传导的关键峡部（图 27-6）。

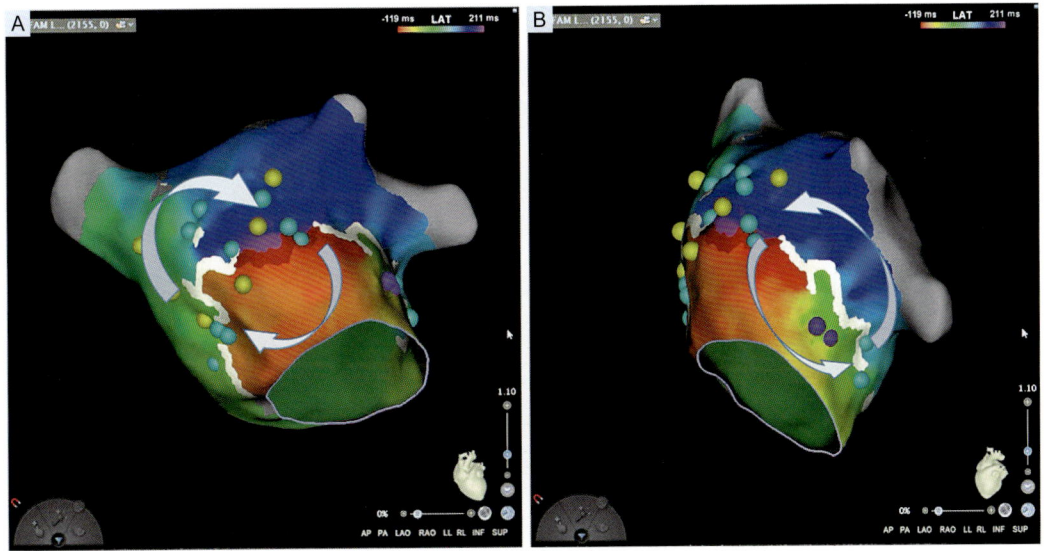

图 27-6　激动传导示意图。A. 右折返环（间隔侧）；B. 左折返环（游离壁侧）

为明确房扑的主折返环，我们进行拖带标测。用消融电极在右折返环和左折返环径路上分别进行拖带标测，发现沿着右折返环（靠间隔侧）的径路，拖带 PPI-TCL 均 <30 ms；而沿着左折返环（靠游离壁侧）的径路，拖带 PPI-TCL>30 ms（图 27-7）。由此可见，右折返环为此"8"字折返的主折返环。

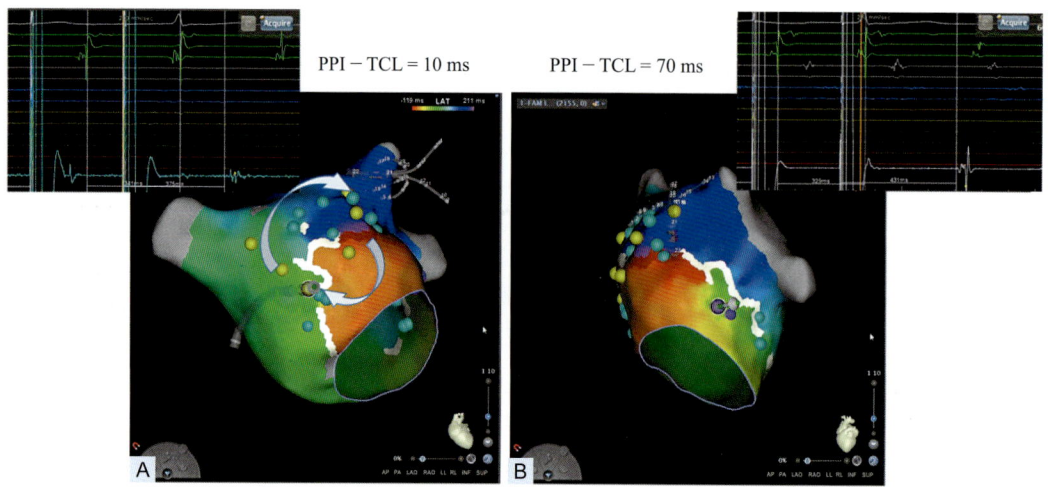

图 27-7　拖带标测。A. 前后位；B. 左侧位。图中黄色点所示为拖带 PPI-TCL<30 ms 的点，紫色点所示为拖带 PPI-TCL>30 ms 的点

确定右折返环（间隔侧）为主折返环后，为验证该推论，消融策略选择为先阻断间隔低位的突破点（图 27-8A）。若该突破点被阻断，则右折返环也将被阻断，激动可能经过左折返环（游离壁侧）继续折返，房扑周长可能突然延长。但于该处多点消融后，房扑周长无变化，推测该处存在心外膜传导，不再继续消融。

为阻断该"8"字折返的两个折返环，消融策略更改为阻断"隘口"位置（图 27-8B）。于该处消融 2 个点，房扑周长就逐渐延长，直至房扑终止，转为窦性心律（图 27-8D）。为阻断该"隘口"附近的其他折返环，将消融线向左上方延伸至左上肺静脉前壁（图 27-8C）。

消融结束后，窦性心律状态下再次行左心房激动标测，可见"隘口"位置的激动被完全阻断，低位间隔处的突破点（第一次消融点）区域仍然存在缓慢传导，推测为心外膜传导（图 27-9）。术后再行 RA S1S1 刺激，未能再诱发房扑。

### 【临床启示】

心脏外科对于心房有切开缝合的过程，所以术后在心房内将产生多发的瘢痕区域，这些心房瘢痕可能造成缓慢传导和折返，成为房扑、房颤发作的温床。心脏外科术后的房扑最常见的仍为三尖瓣峡部依赖房扑，但左心房的房扑也不少见，尤其是经历过外科消融的患者。

外科消融的优势是直视下位置判断更准确，消融线规则且透壁，容易处理心外膜。但是，为了避免消融时对回旋支的损伤，外科二尖瓣峡部消融线或前壁线有时候并不能达到完全阻滞，在瓣环侧可能存在漏点。同时，心房肌厚薄不均，心房表面凹凸不平，导致外科消融有可能在消融线中存在漏点。因此，外科消融后的房扑机制更加复杂，对手术过程的了解对于诊断至关重要。

要揭示这些房扑的具体机制，就需要综合运用激动标测、基质标测、拖带标测等电生理技术。利用激动标测可以初步分析激动的传导方向和速度；基质标测可以了解心房

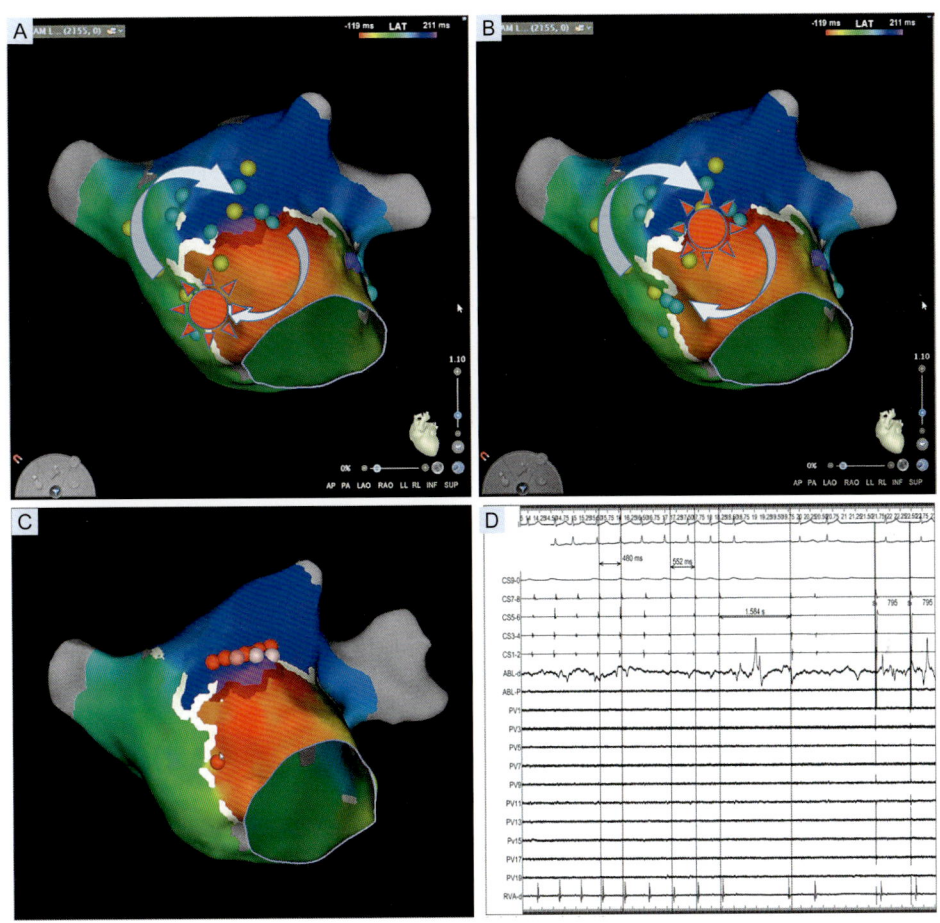

图 27-8 消融策略及效果。A、B. 第一次消融和第二次消融的靶点选择;C."隘口"消融后将消融线向左上延伸至左上肺静脉;D. 第二次消融过程中房扑周长延长,直至房扑终止,转为窦性心律

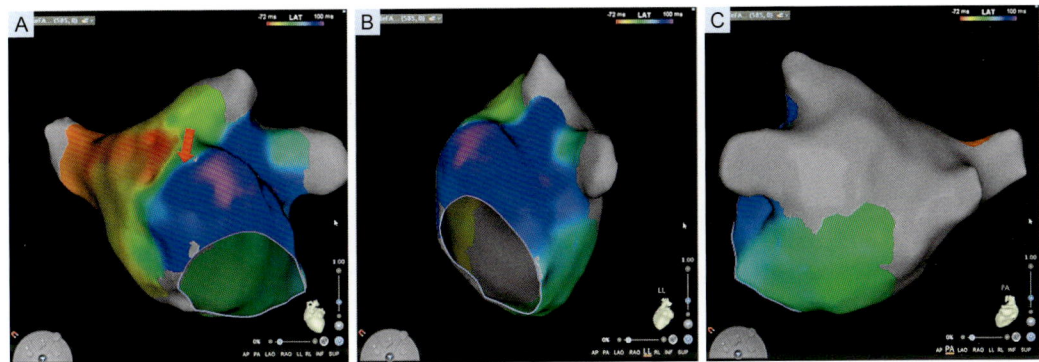

图 27-9 消融后窦性心律下激动标测图。A、B 和 C 分别为前后位、左侧位、后前位的左心房激动图,可见"隘口"位置(红色箭头所示位置)的传导已阻断

内低电压区的分布范围，加上一些空间想象，对机制的理解更加透彻；再利用拖带标测来验证这些分析。这个过程中，新型的标测导管和标测系统给临床提供了很大的帮助，强生公司的Pentaray标测导管、雅培公司的HD-Grid标测导管、波科公司的Orion网篮标测导管，在复杂房扑的标测中均能达到事半功倍的效果。

【专家点评】

近些年，随着心脏外科手术的增多，术后出现各种房性心律失常的患者在逐渐增加，尤其是房扑。外科术后出现的房扑在穿刺、标测、消融方面有诸多困难。外科术后瘢痕可能造成不同部位和不同机制的房扑。常常需要结合激动标测、基质标测、拖带标测等多种标测方法。找到关键折返环路是准确消融的关键。

本病例从困难估计、腔内图、导管操作等方面，较全面地介绍了心脏外科术后房扑的标测和消融方法，对临床实践有实际的指导意义。

## 参考文献

[1] Sadrpour SA, Srinivasan D, Bhimani AA, et al. Insights into new-onset atrial fibrillation following open heart surgery and implications for type II atrial flutter[J]. Europace, 2015, 17: 1834-1839.

[2] Chou CY, Chung FP, Chang HY, et al. Prediction of recurrent atrial tachyarrhythmia after receiving atrial flutter ablation in patients with prior cardiac surgery for valvular heart disease[J]. Front Cardiovasc Med, 2021, 8: 741377.

[3] Yang G, Du X, Ni B, et al. Prevention of postsurgical atrial tachycardia with a modified right atrial free wall incision[J]. Heart Rhythm, 2015, 12: 1611-1618.

# 病例28

# "隐形"的分支——左前分支室性早搏

海军军医大学第一附属医院　黄松群

【病史资料】

男性，26岁，反复心悸4个月。否认慢性病史。外院动态心电图示室性早搏26 130次/24 h。UCG未见明显异常。拟行室性早搏射频消融术。

【临床诊断】

频发室性早搏。

【术前讨论：电生理及消融策略】

患者室性早搏的心电图如图28-1所示，室性早搏出现时相较晚，QRS波群前与窦性P波重叠，对QRS波群形态的识别有一定干扰。偶尔室性早搏出现较早时，可以看清QRS波群的形态，测量QRS波群宽度为98 ms（图28-2）。根据室性早搏时QRS波群形态，推测室性早搏起源于左前分支。

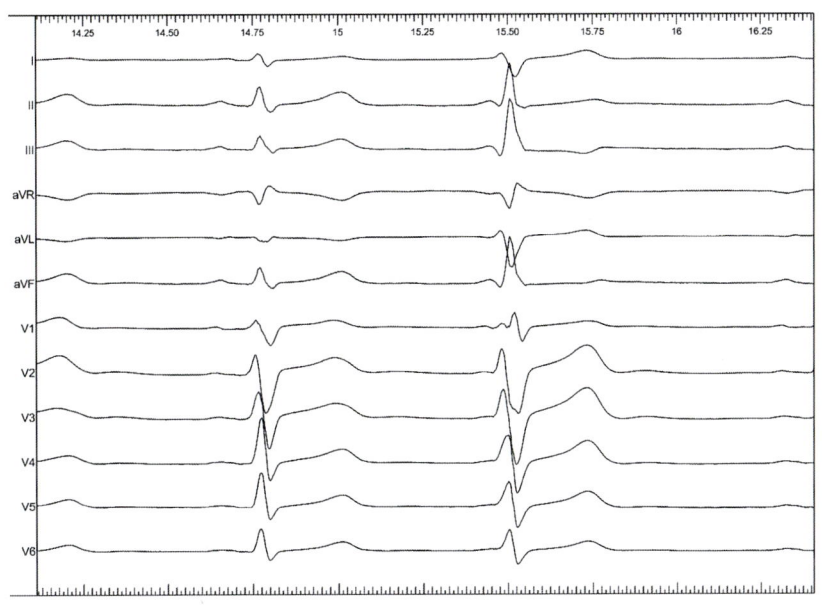

图28-1　窦性心律和室性早搏时的12导联心电图。室性早搏出现时相较晚，QRS波群前与窦性P波重叠，对QRS波群形态的识别有一定干扰

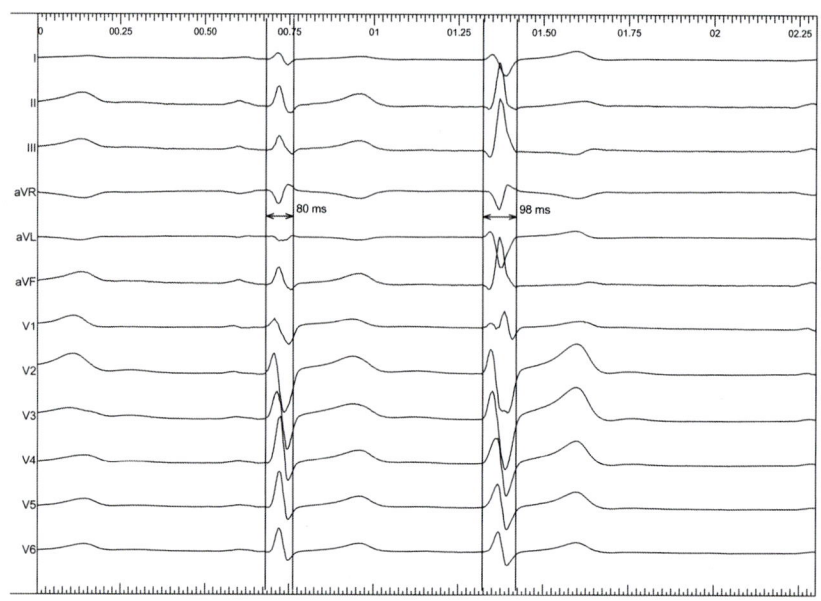

图 28-2 室性早搏时 QRS 波群较窄。窦性心律时 QRS 波群宽度为 80 ms，室性早搏时 QRS 波群宽度为 98 ms。V1 导联为特征性的 rR's 形态，V2～V6 导联形态与窦性心律时相似，下壁导联呈现 qR 形态，Ⅰ 和 aVL 导联呈现 rS 形态

术前 QRS 波群形态定位到左前分支，设计标测和消融的策略（更注重安全性，避免造成房室传导阻滞）。

（1）主动脉窦内标测：穿刺股动脉后，消融导管先到主动脉窦，标测左冠窦、右冠窦内的 V 波，排除主动脉窦起源室性早搏。

（2）希氏束标测和定位：将消融导管送入左心室后，打小弯顺时针旋转，缓慢回撤可记录希氏束电位，测量 HV 间期为 35～55 ms，可定义为希氏束电位，并做标记；在希氏束处测量窦性心律下 HV 间期和室性早搏时 HV 间期。

（3）左前分支和左后分支的标测和定位：将消融导管打小弯顺时针旋转，贴靠到室间隔下部时，可记录到左后分支的 P 电位，标记位置；将消融导管打大弯勾到左心室前间隔时，可记录到左前分支的 P 电位，标记位置并测量窦性心律下 PV 间期和室性早搏时 PV 间期；左前分支和左后分支交汇的位置即为左束支主干远端。

（4）根据窦性心律下 PV 间期和室性早搏时 PV 间期，以及激动标测最早位置，判断左前分支室性早搏起源点与希氏束和左束支主干的距离，能量滴定法逐渐增加功率消融。

（5）备选 AMC：消融导管勾至主动脉瓣下，标测 AMC 位置的激动顺序。

【电生理检查、标测与消融结果】

常规两次穿刺左股静脉，分别放置 10 极标测导管于冠状窦（$CS_{7,8}$ 位于冠状窦口），4 极标测导管于右心室心尖部。再穿刺右侧股动脉，送入 STSF 压力消融电极至主动脉窦，进行激动标测，左冠窦和右冠窦内 V 波均落后于体表 QRS 波群（图 28-3）。

将消融电极置入左心室，标记左前分支、左后分支的 P 电位（图 28-4 中青色点所

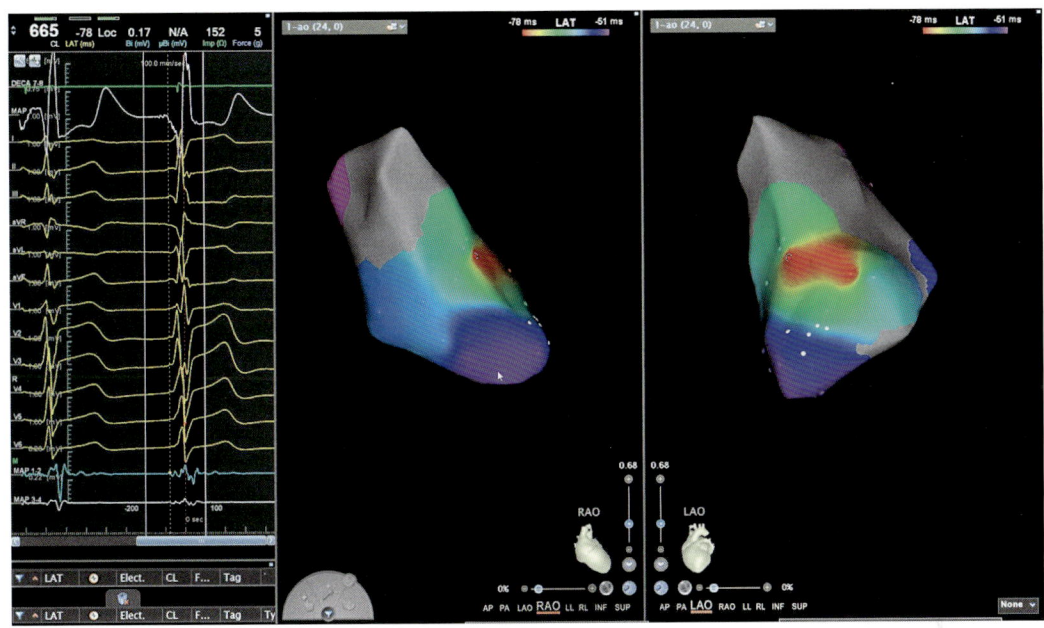

图28-3 主动脉窦内激动标测图。消融电极远端电位碎裂，但落后于体表QRS波群

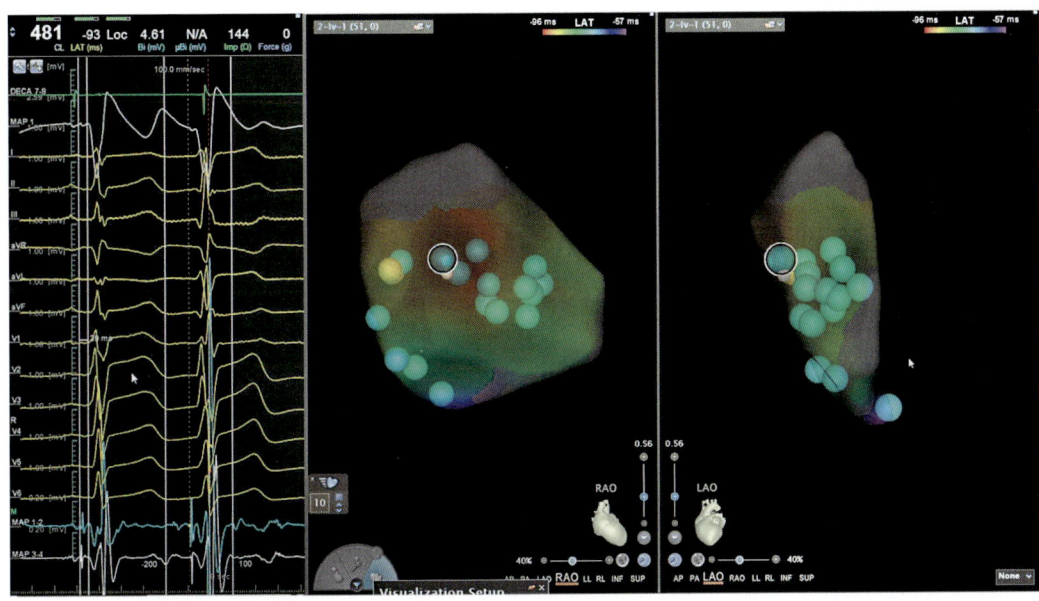

图28-4 左心室间隔面激动标测图。图中青色点为左前分支和左后分支P电位的分布位置，黄色点为左前分支和左后分支汇合的位置，也就是左束支主干远端；室性早搏时P电位的激动标测可见最早激动点为左前分支近段，该处窦性心律时PV间期为32 ms，室性早搏时PV间期为32 ms；黄色点处窦性心律时P'V间期为40 ms，室性早搏时P'V间期为24 ms

示），并标记左束支主干远端（图28-4中黄色点所示），并根据P电位行激动标测，可见左前分支近端激动早。通过测量窦性心律和室性早搏时PV间期，可计算得出室性早搏起源点距离左束支主干远端传导8 ms（图28-5）。

根据以上标测结果和分析过程，推测P点为室性早搏起源的靶点位置，P点距离P'点传导仅需要8 ms，距离很近。因此，在P点10 W消融20 s×3次，但消融无效（图28-6A）。从图28-6B中可以看到，消融点距离P'点很近。

拟将消融导管继续向上打弯，希望到位AMC的位置时，发现左前分支向上仍有一个"隐形"的分支，局部也可记录到P电位，而且位置越高，室性早搏时的P电位越提前，这一隐形分支一直延伸到主动脉窦下（图28-7和图28-8）。

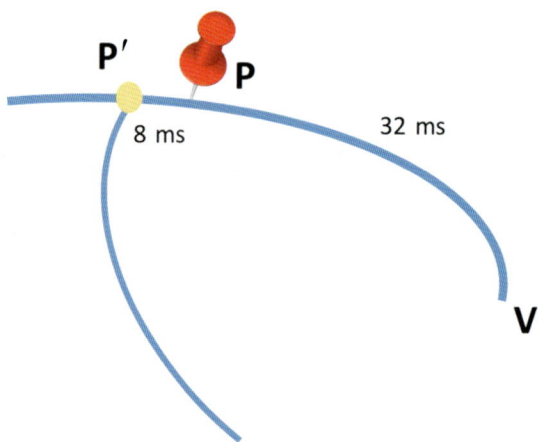

图28-5　左前分支传导时间示意图。P'（黄色点）所示为左束支主干远端，P（红色图钉）所示为左前分支上最早的激动点；窦性心律PV间期=32 ms，室性早搏PV间期=32 ms；窦律P'V间期=40 ms=8 ms+32 ms，室性早搏P'V间期=24 ms=32 ms−8 ms

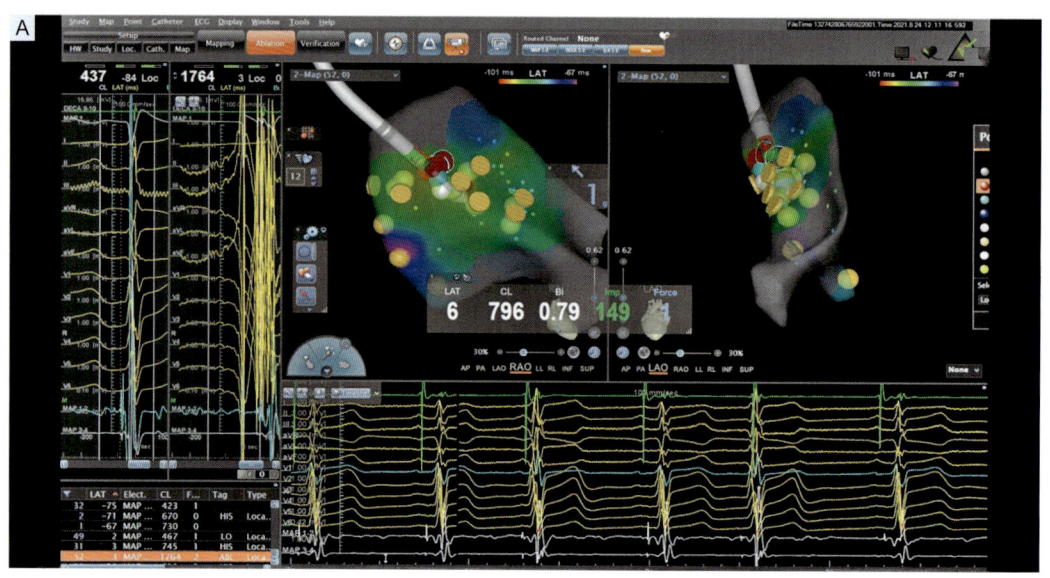

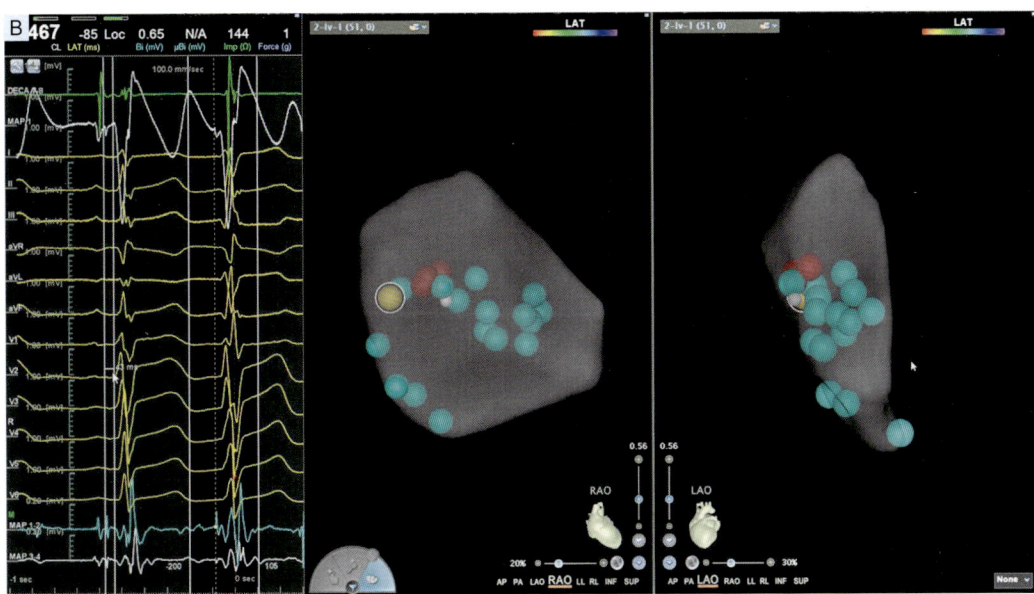

图 28-6　第一次试消融。A. 在 P 点 10 W 消融 20 s×3 次，但消融无效，仍有室性早搏出现；B. 3 次消融点距离 P′点（黄色点）很近

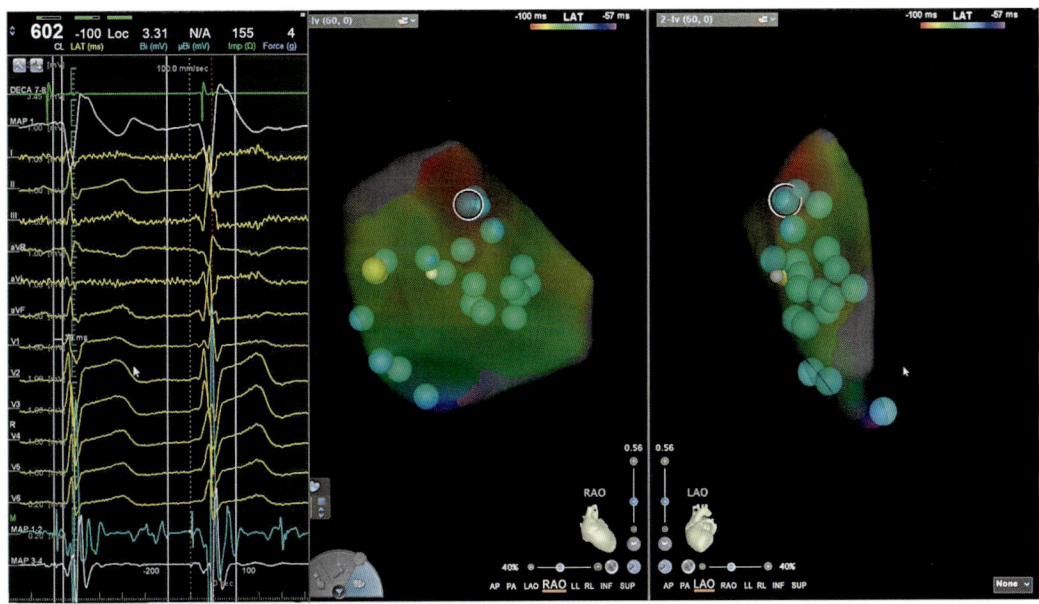

图 28-7　寻找"隐形"的分支。将消融导管继续往上打弯，可见导管远端电极上仍可见明显的 P 电位，提示左前分支近段分出一个"隐形"的分支向上延伸到主动脉窦下

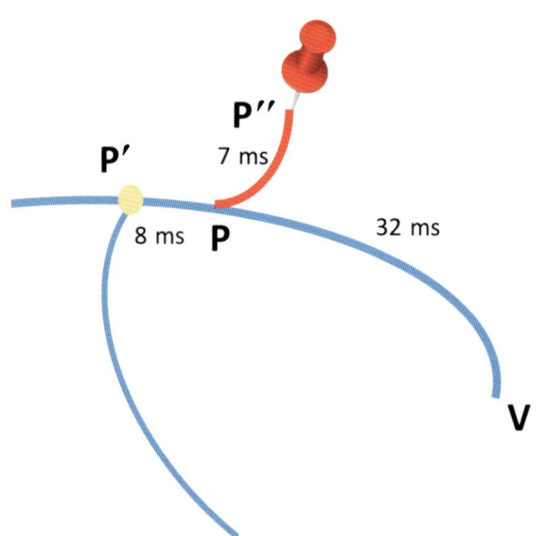

图28-8 左前分支的"隐形"分支传导时间示意图。P'（黄色点）所示为左束支主干远端，P所示为左前分支近段最早的激动点，P"（红色图钉）所示为"隐形"分支远端；窦性心律PV间期=32 ms，室性早搏PV间期=32 ms；窦性心律P'V间期=40 ms=8 ms+32 ms，室性早搏P'V间期=24 ms=32 ms-8 ms；窦性心律P"V间期=25 ms=32 ms-7 ms，室性早搏P"V间期=39 ms=7 ms+32 ms

根据以上分析，提示P"点（"隐形"分支的远端）为室性早搏的起源点，于该处消融7 s，发现有"交界区心律"，当时考虑可能对房室结有影响，不再继续消融。但实际上术后回顾发现，这时候的"交界区心律"实际上是室性早搏出现了（图28-9）。

遂将消融导管撤至右冠窦内，导管向前向下贴靠至右冠窦的窦底靠前（对着P"点），10～20 W滴定消融60 s，AV间期无延长，室性早搏消失。再继续巩固消融，20～35 W滴定消融144 s，AV间期无延长，无室性早搏出现（图28-10）。需要注意的是，第三次消融的靶点无P电位，局部V波落后于QRS波群，似乎"隐形"的分支继续向上延伸已经达到右冠窦前下方。

【临床启示】

早在1976年，Wenink等就提出四环传导束假说，指出室性早搏的出现可能是由于胚胎发育过程中的传导束细胞未完全退化，残留在心室肌中保留了自律性功能，在一些特殊情况下自律性增加就导致室性早搏。这就解释了特发性室性早搏最常见的位置为肺动脉瓣、主动脉瓣、三尖瓣、二尖瓣附近，或者起源于希浦系统。本病例中的室性早搏起源于左前分支向上的一个"隐形"分支中，这一分支为盲端，并不与心室肌相连，有可能是胚胎发育过程中的传导束退化残留所致。

近年来，有多项研究发现左前分支近段有一向上延伸至主动脉瓣下的分支，称为主动脉根部逆行分支（retro-aortic root branch, RARB），从解剖位置和走形路径来看，与本病例中的"隐形"分支相同。通过传导时间计算和解剖文献分析，向上的这个"隐形"的分支为盲端，其远端并不与心室肌相连。2022年Zhang等报道了22例存在主动脉根部逆行分支的室性早搏病例，其中45.5%的患者可以在右冠窦内消融成功。这就给我们

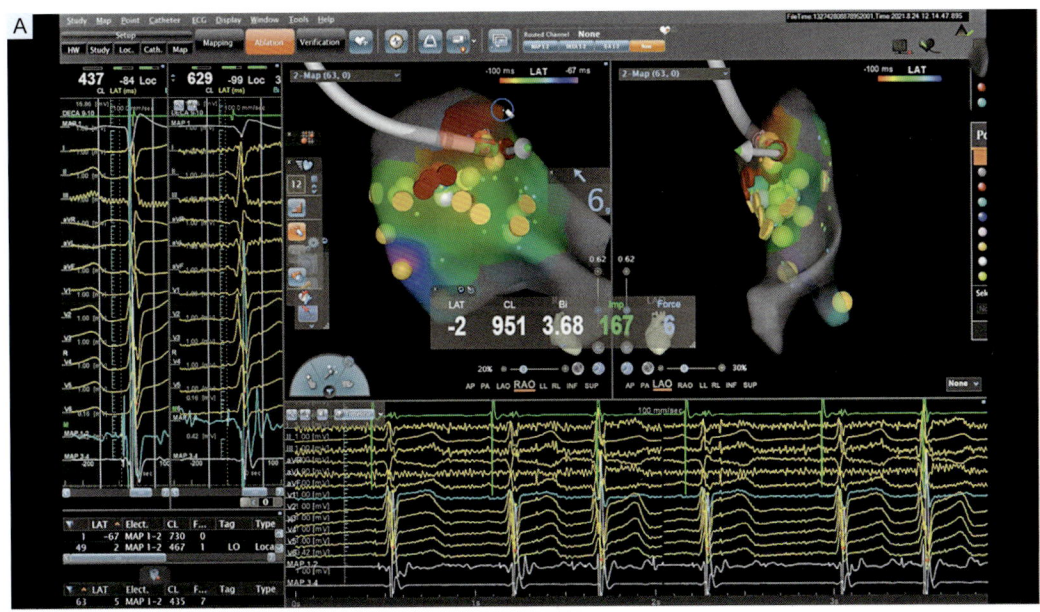

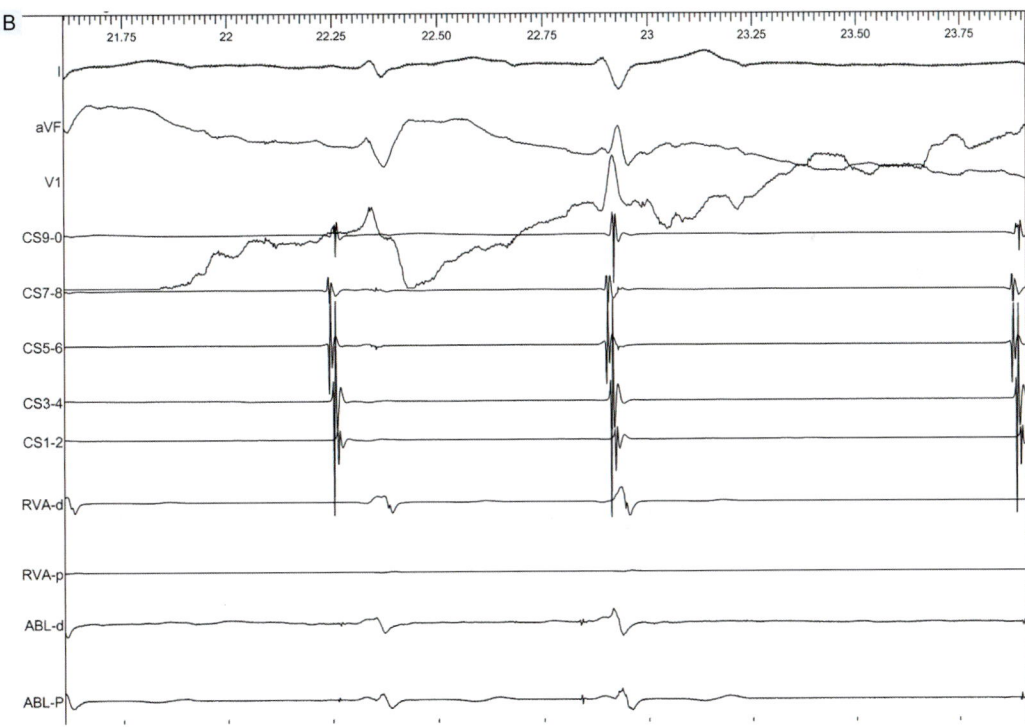

图 28-9　第二次试消融。A. 试消融 7 s 后，看到"交界区心律"，遂停止消融；术后回顾时发现由于体表 QRS 波群的干扰，误将出现的室性早搏当作"交界区心律"；B. 该"交界区心律"时 QRS 波群形态为室性早搏形态

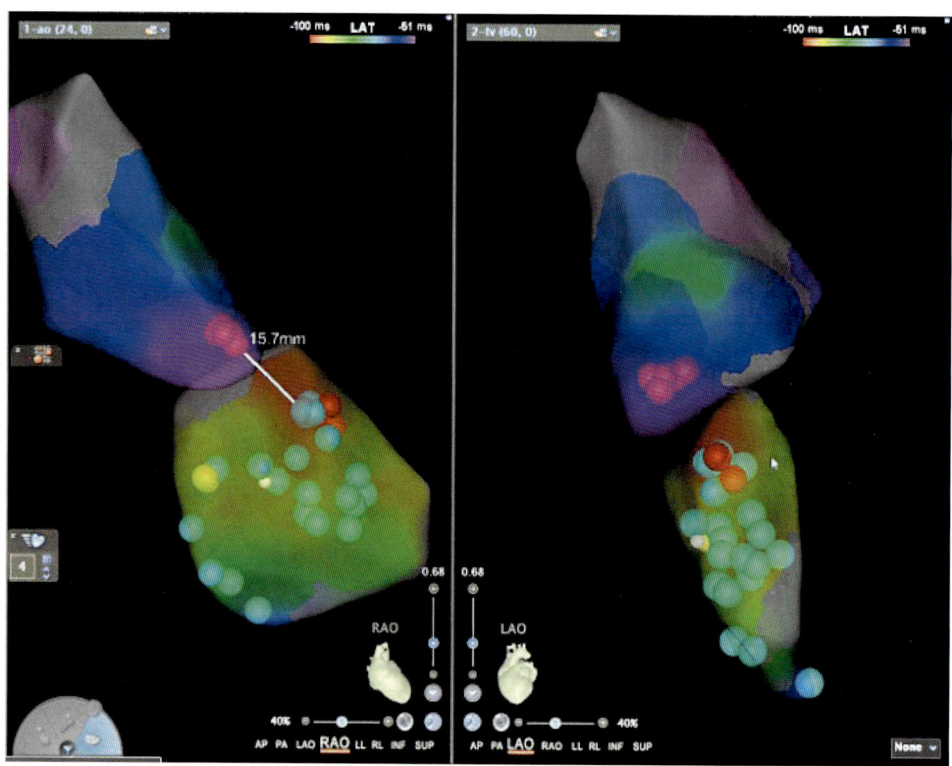

图28-10 第三次消融的靶点。第三次消融靶点在右冠窦的窦底靠前，距离P″点15.7 mm，该靶点处无P电位，且局部V波落后于QRS波群

很好的启示，如果标测到左前分支近段起源的室性早搏，需要仔细寻找主动脉根部逆行分支。为了消融安全，可以首先在右冠窦内试消融，这样可以大大降低主动脉瓣下消融所导致房室传导阻滞的风险。

【专家点评】

窄QRS室性早搏中，完全性右束支传导阻滞图形合并电轴右偏通常被认为起源于左前分支近段（PLAF），消融难度很大，复发率高，消融导致完全性房室传导阻滞的风险也很高。主动脉根部逆行分支（RARB）是左束支的一个分支，窦性心律下RARB与PLAF几乎同时激动，室性早搏时RARB的束支电位提前于PLAF，电解剖发现RARB距离左心室传导系统主干道有充分的安全距离，并且与右冠窦极为邻近，在右冠窦底或左心室内膜面RARB消融成功率高且损伤正常传导束的风险很低，大大提高了手术安全性和有效性。ICE重建左心室及分支系统，在该类手术中有一定指导价值。

主动脉根部解剖结构复杂，是主动脉的近端部分。近端与心肌及二尖瓣前叶延续，远端与升主动脉延续，外侧则毗邻左心房、右心房、右心室流出道等结构。相关心律失常和结构性心脏病学研究十分重要。

参考文献

[1] Zhang JL, Li K, Ding YS, et al. Terminal end of retro-aortic root branch: an unrecognized origin for

"proximal left anterior fascicle" premature ventricular complexes with narrow QRS duration[J]. Heart Rhythm, 2022, 19(10): 1631-1639.

[2] Chen SW, Lu XF, Peng S, et al. Ablation at right coronary cusp as an alternative and favorable approach to eliminate premature ventricular complexes originating from the proximal left anterior fascicle[J]. Circ Arrhythm Electrophysiol, 2020, 13(5): e008173.

[3] Wenink AC. Development of the human cardiac conducting system[J]. J Anat, 1976, 121(Pt 3): 617-631.

# 病例 29

# 希氏束旁旁道

海军军医大学第一附属医院　黄松群

【病史资料】

男性，23岁，入职体检心电图提示预激。体格检查、常规检验、UCG、胸部X线片等均未见明显异常。ECG图提示B型预激（图29-1）。

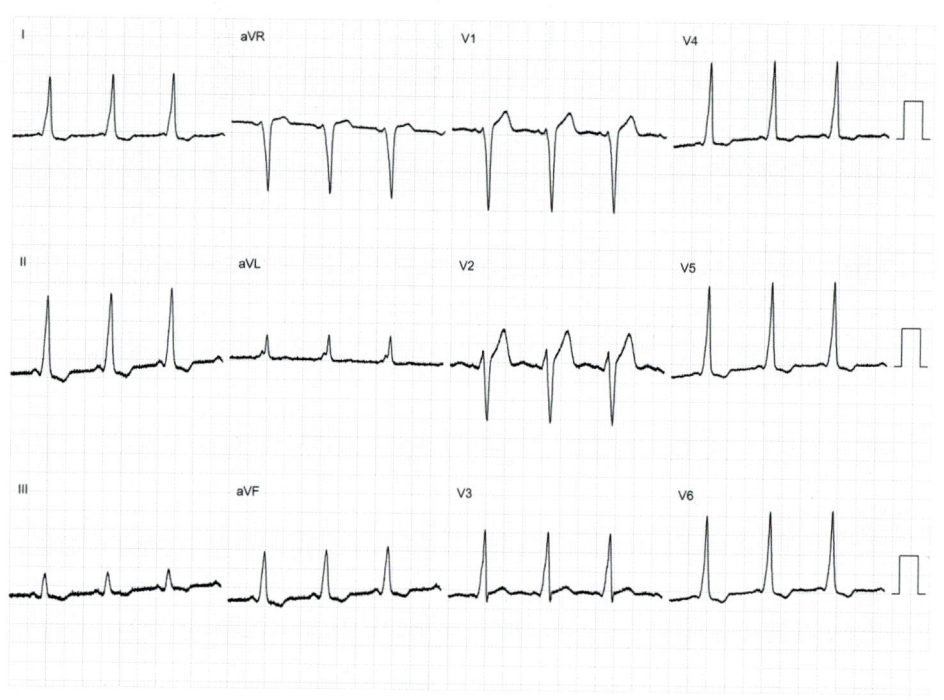

图29-1　入院心电图（25 mm/s走速）

【临床诊断】

心室预激。

【术前讨论：电生理及消融策略】

患者心电图特点（图29-2）如下。

（1）PR间期缩短，QRS波群增宽，QRS波群起始部δ波，继发性ST-T改变，诊断为心室预激。

（2）V1导联呈现rS型，且r波小而尖，推测为右侧旁道，间隔部起源可能性较大。

（3）Ⅱ、Ⅲ、aVF导联的δ波均为正向，提示旁道位置较高，也就是说右侧前间隔旁道可能性较大（希氏束旁）。

希氏束旁旁道的诊断较容易，但是消融时需避免医源性房室传导阻滞。因此，消融应采用温控模式，从小能量逐渐递增，滴定法消融可以有效降低房室传导阻滞发生的风险。

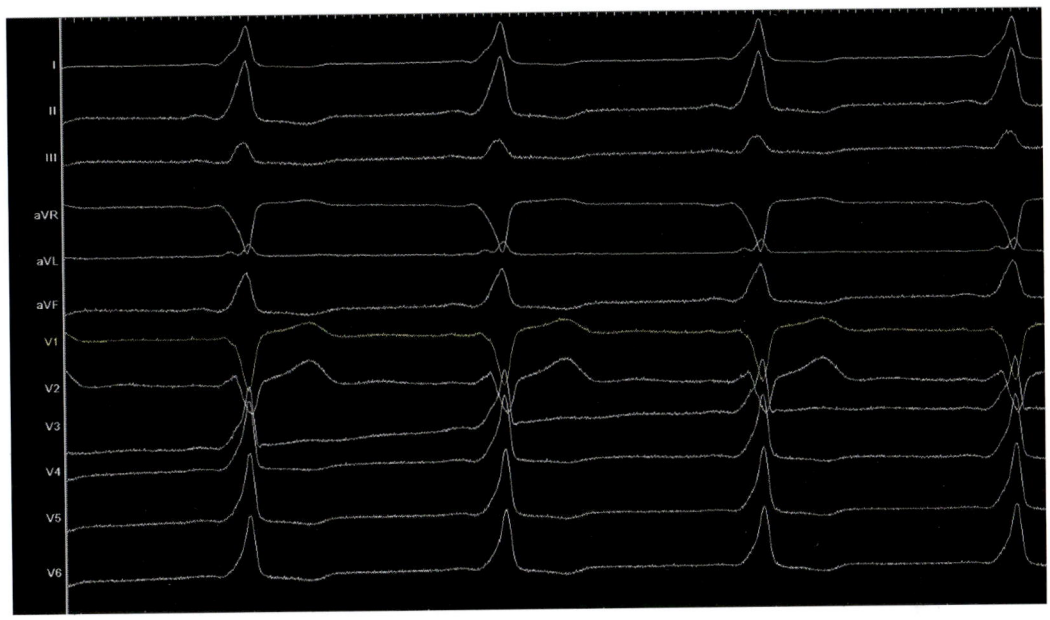

图29-2　体表心电图（100 mm/s走速）

【电生理检查、标测与消融结果】

常规两次穿刺左股静脉，再穿刺右侧股静脉，分别放置10极标测导管于冠状窦（$CS_{7,8}$位于冠状窦口），4极标测导管于右心室心尖部和高位右心房。

电生理检查提示：RV S1S1 500 ms VA分离（图29-3）；RA S1S1 350 ms 可出现间歇性房室结下传（图29-4）；RA S1S2 500/330 ms AP-AVNERP（图29-5）。通过以上电生理检查，我们得知房室结和旁道均无逆传功能，房室结和旁道均有正传功能，因此该旁道无法导致AVRT发生。此时如果旁道正传功能很好，旁道不应期很短的话，需消融以避免发作房颤时的风险。

心诺普温控消融导管围绕三尖瓣环标测，发现在最大希氏束位置上方5 mm位置，V波最早激动，提前体表QRS波群28 ms，注意此时消融导管远端电极可以看到小希氏束电位（图29-6）。于该处进行第一次试消融，放电5 s后旁道阻断，但是停止放电后很快旁道就恢复传导（图29-7）。

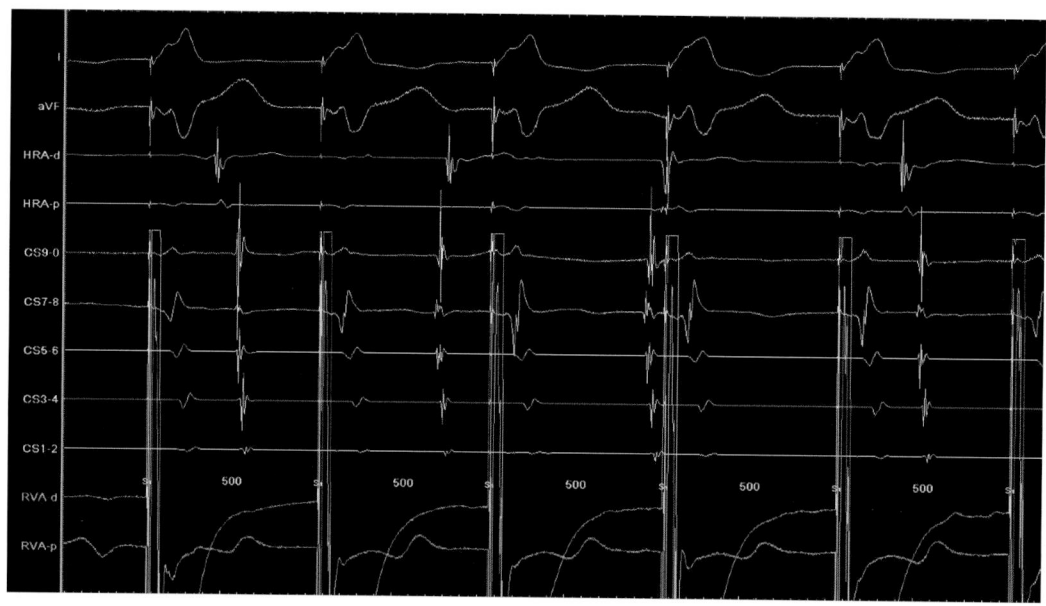

图29-3 RV S1S1提示VA分离

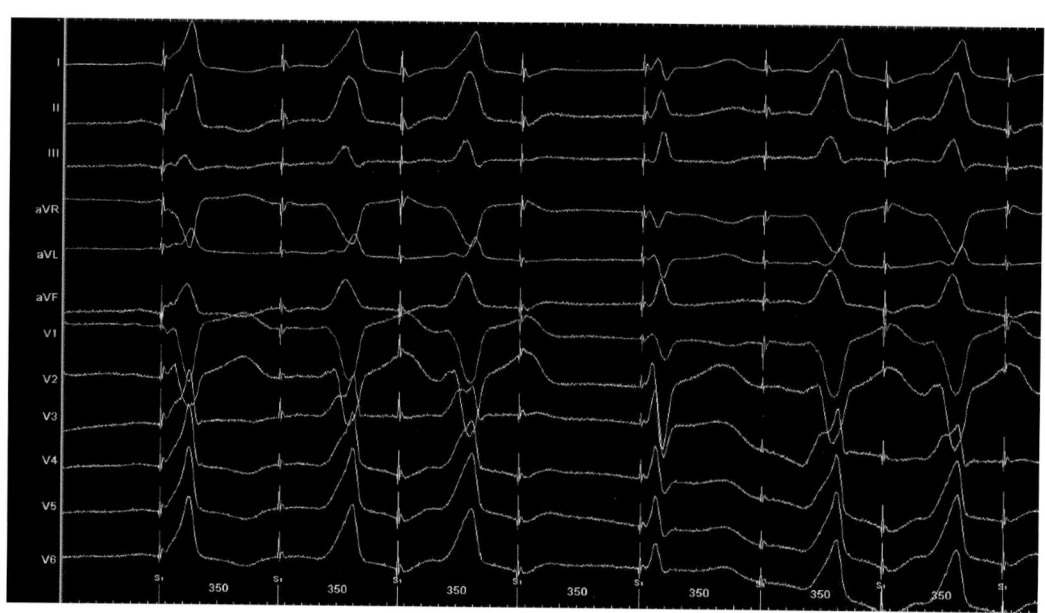

图29-4 RA S1S1可出现间歇性房室结下传

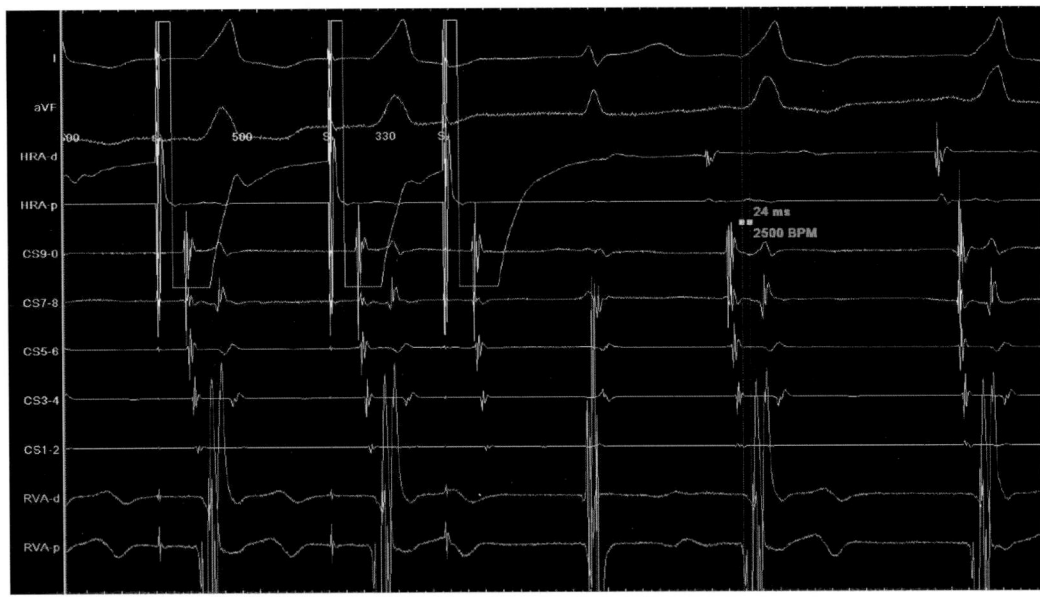

图 29-5　RA S1S2 500/330 ms AP-AVNERP

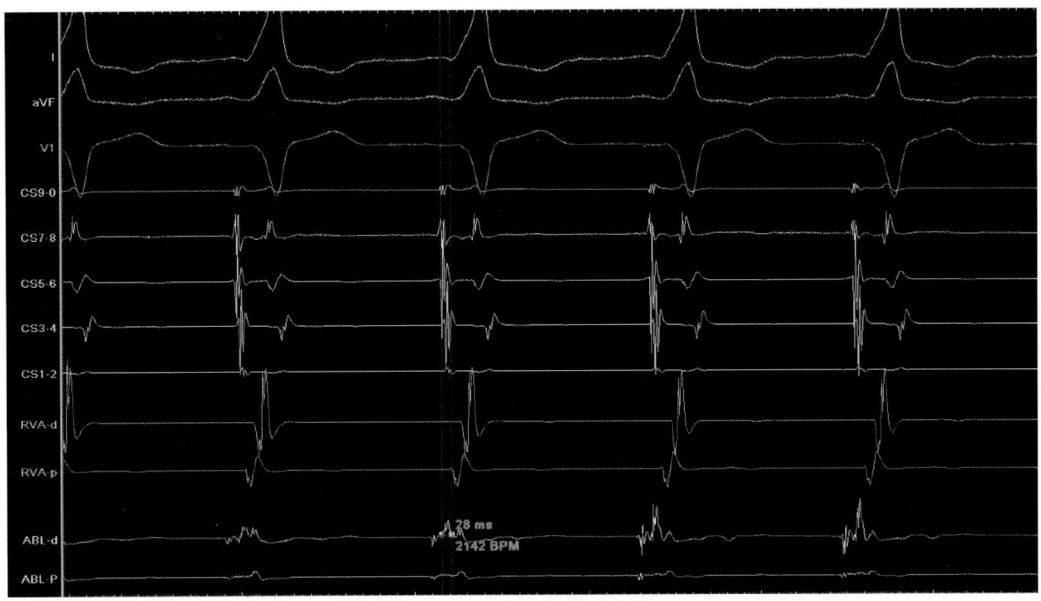

图 29-6　第一次试消融靶点

将消融导管置于大希氏束的位置，标测提示局部V波提前QRS波群仅14 ms，但局部稍用力压迫可出现旁道阻断，遂在该处10～20 W试消融（图29-8），停止放电后很快旁道再恢复传导。

穿刺右侧股动脉，将另一根消融电极置于无冠窦内，轻打小弯向下向前贴靠，局部V波提前体表QRS波群30 ms，且局部稍用力贴靠就可机械阻断旁道（图29-9）。于该处滴定法进行第三次试消融，10～30 W逐渐增加消融功率，旁道传导无恢复，房室传

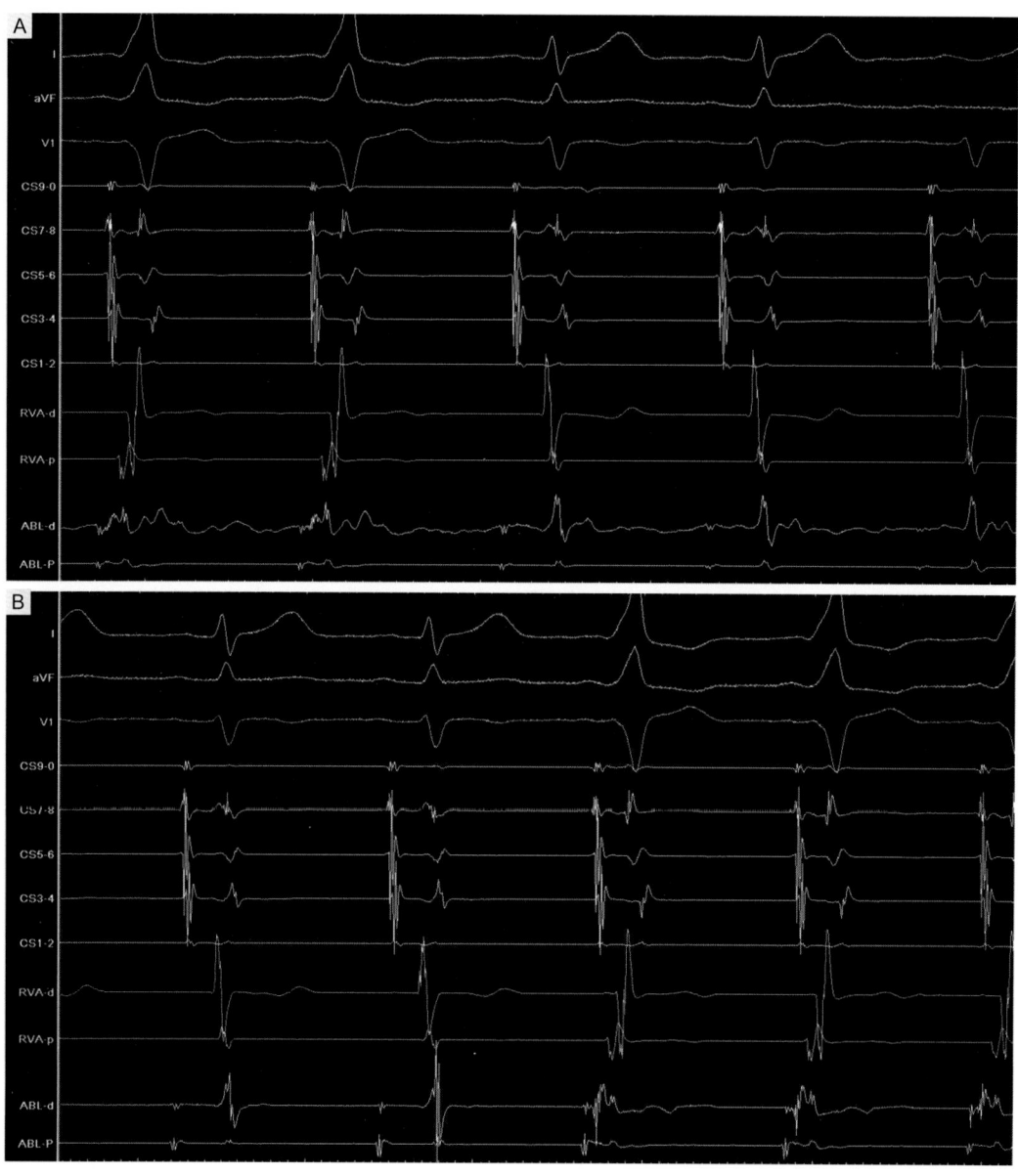

图29-7　第一次试消融结果。A. 消融5 s后旁道阻断，此时消融导管远端可见小希氏束电位；B. 停止放电后旁道传导很快恢复

导未受影响。术后位置分析发现，无冠窦内的消融靶点位于前两次试消融点的靠后靠上方，距离很近（图29-10）。

【临床启示】

早在1976年，Wenink等就提出四环传导束假说，指出胚胎发育过程中的传导束细胞未完全退化，可能导致房室旁道。理论上讲，围绕三尖瓣环和二尖瓣环的每个位置都可能出现旁道（二尖瓣环前间隔处无心室肌连接，出现旁道的可能性极小），当旁道靠

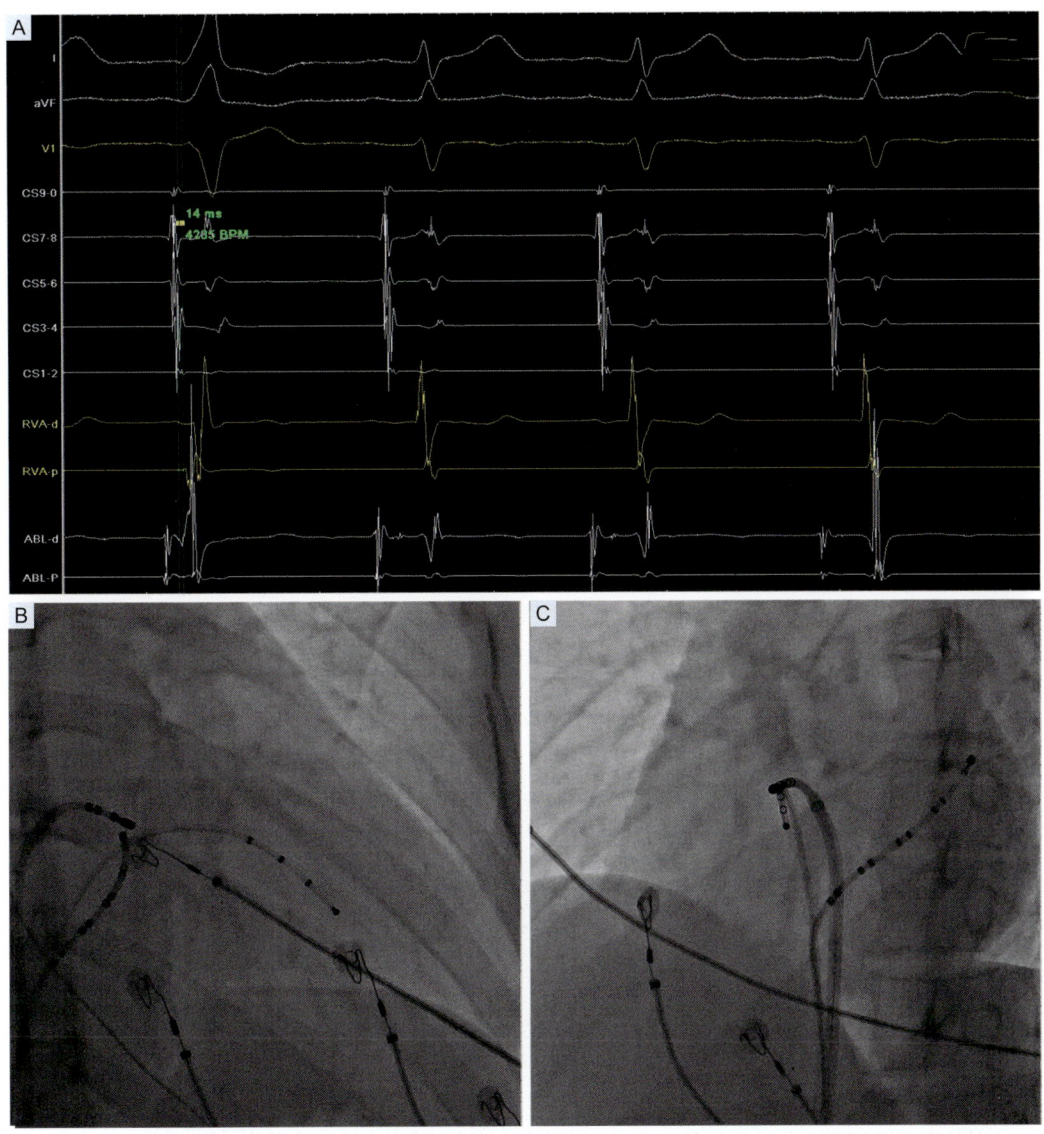

图29-8 第二次试消融。A. 局部V波提前QRS波群仅14 ms，但局部稍用力压迫可出现旁道阻断，旁道阻断后可见较大希氏束电位，于该处试消融（实际上，该处V波提前不多，而且A波很大，消融有风险，不应该放电）；B、C. X线下右前斜30°和左前斜45°的试消融位置

近希氏束时，消融的难度和危险性都明显增加。能量滴定法虽然可以降低消融过程中发生房室传导阻滞的风险，但是术者在消融过程中仍然会高度紧张。

近年来，多项研究证实主动脉窦内消融更加安全，这就使医源性房室传导阻滞的风险明显降低。右冠窦后部、无冠窦前部靠近三尖瓣环前间隔，所以在无冠窦和右冠窦内消融成为希氏束旁旁道治疗的另一个选择，甚至有可能是最优选择。

无冠窦前部和右冠窦后部的位置比三尖瓣环标测到的希氏束更靠后，也更高一些。

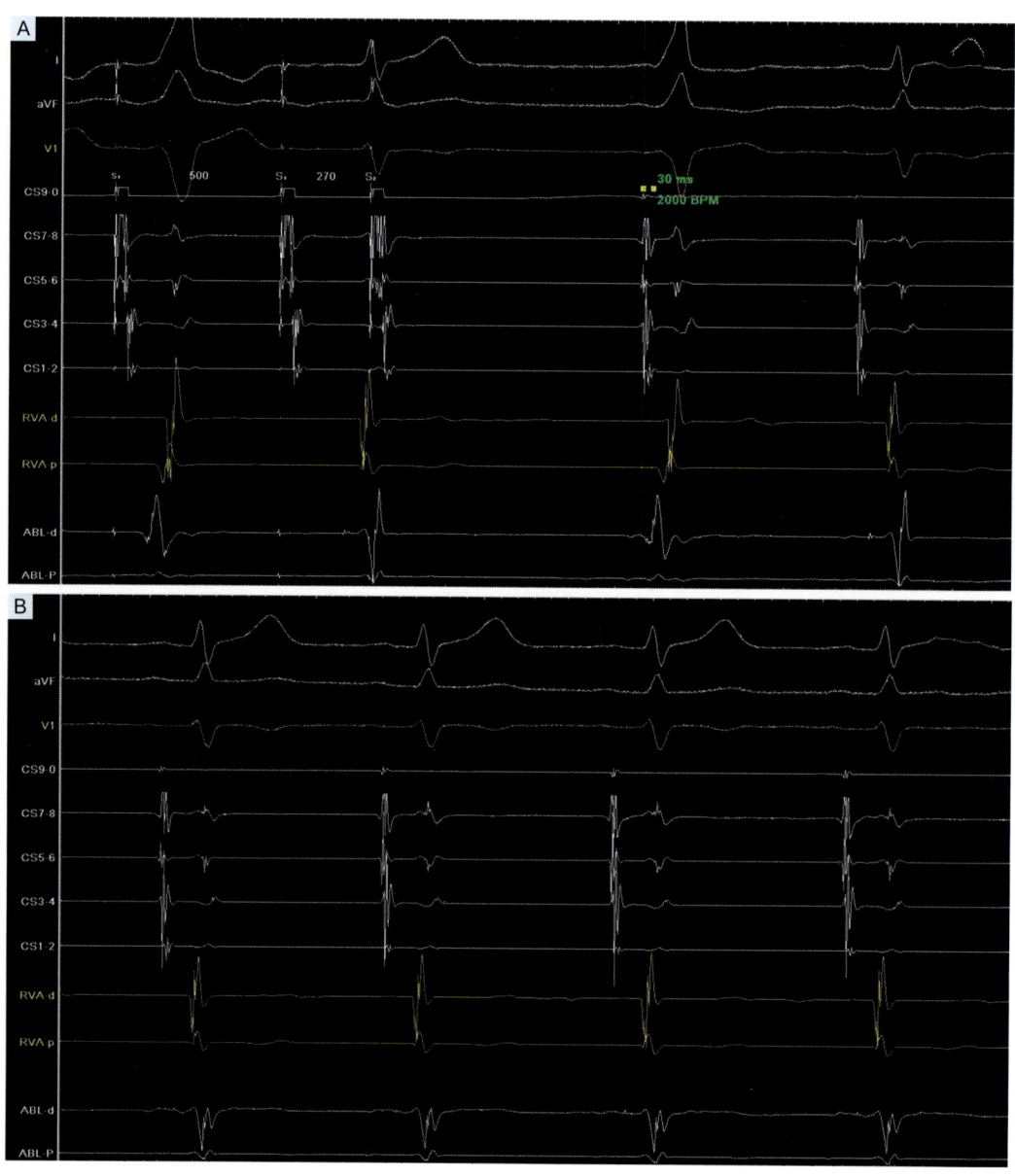

图 29-9　无冠窦内靶点。A. 无冠窦内标测到最早的 V 波提前 QRS 波群 30 ms，局部可见较明显的希氏束电位，局部稍用力贴靠可机械阻断旁道；B. 消融后的心内心电图，可见消融导管远端 V 波形态发生变化，相较于消融前，V 波终末部变为负向波

因此，如果我们在标测希氏束旁旁道的时候，如果三尖瓣环能量滴定法不能完全消除旁道传导，而在希氏束稍高稍后的位置激动更早，我们可以穿刺动脉到无冠窦、右冠窦去标测和消融。这种消融策略可以达到安全有效、事半功倍的结果。

【专家点评】

希氏束旁旁道消融的危险性较大，在临床实践中需要避免希氏束损伤。如果希氏束旁旁道有逆传功能，并可诱发AVRT，或者前传不应期短，甚至有房颤发作，这时候

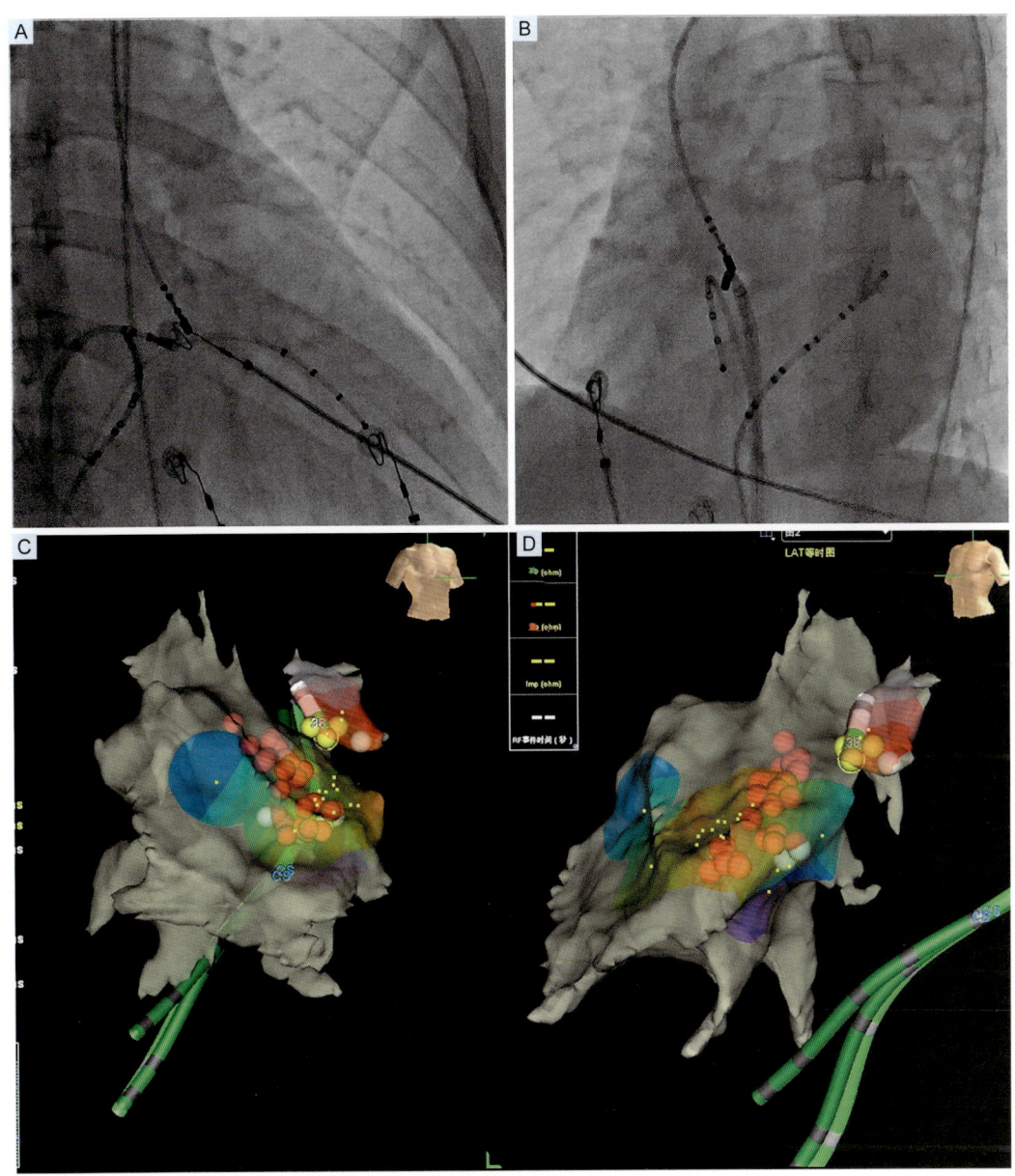

图29-10 三次试消融靶点位置。A、B. X线下右前斜30°和左前斜45°的试消融位置，可见有2根消融电极，分别位于右心房希氏束旁和无冠窦内，2根消融电极距离很近；C、D. 三维标测系统中右前斜30°和左前斜45°的试消融位置，可见消融位置距离很近

去除旁道就很有必要。希氏束附近的消融需要精确定位希氏束和消融靶点，采取由远及近的策略，由低到高逐渐滴定消融能量，观察房室传导情况，及时停止消融。主动脉瓣上区域，特别是无冠窦、右冠窦区域，靠近希氏束，可以成为希氏束旁旁道消融的靶位置，并且消融的安全性好，可以作为三尖瓣环消融失败的备选方案。

---

参考文献

---

［1］Wenink AC. Development of the human cardiac conducting system[J]. J Anat, 1976, 121（Pt 3）: 617-631.
［2］Liu Q, Shehata M, Lan DZ, et al. Accurate localization and catheter ablation of superoparaseptal accessory pathways[J]. Heart Rhythm, 2018, 15(5): 688-695.
［3］Huang H, Wang XX, Ouyang FF, et al. Catheter ablation of anteroseptal accessory pathway in the non-coronary aortic sinus[J]. Europace, 2006, 8(12): 1041-1044.

# 病例30

# 第五心腔——后间隔旁道

海军军医大学第一附属医院　黄新苗　整理　曹　江　点评

【病史资料】

男性，55岁，反复心悸13年。13年前因心悸、胸闷，当地查心电图诊断为房颤，后每年类似发作2～3次，曾多次在当地医院急诊应用胺碘酮转复为窦性心律。此次拟行房颤消融治疗收入院。

入院后超声心动图：心脏各房室大小正常，瓣膜启闭正常，左心室收缩功能正常（射血分数66%）。

【临床诊断】

阵发性房颤。

【术前讨论：电生理及消融策略】

根据患者病史特点及术前检查结果，患者心悸发作时心电图为房颤，阵发性房颤诊断明确，影像学检查左心房不大，肺静脉结构正常，拟采用冷冻球囊隔离肺静脉。同时术中常规行电生理检查，判断是否合并其他心律失常机制。

【电生理检查、标测与消融结果】

常规两次穿刺左股静脉，分别放置10极标测导管于冠状窦（$CS_{7,8}$位于冠状窦口），4极标测导管于右心室心尖部。穿刺右侧股静脉，穿刺房间隔后，送入FlexCath可调弯长鞘和带有Achieve环状标测导管的第二代冷冻球囊（28 mm，Arctic Front Advance，Medtronic）。

窦性心律下行电生理检查，右心室RV S1S1 250 ms起搏时室房2∶1传导，RV S1S2室房无文氏传导现象，心房（$CS_{7,8}$）RA S1S1可见反复出现心房回波（图30-1）。RV S1S2诱发心动过速，周长为312 ms，冠状窦电极记录激动$CS_{5,6}$领先，VA间期为78 ms（图30-2）。心动过速时RV 300 ms拖带，拖带停止后呈现V-A-V现象，PPI减去周长为60 ms（图30-3）。电生理检查结果符合隐匿性间隔旁道参与的房室折返性心动过速。

先进行肺静脉电隔离，使用冷冻球囊隔离肺静脉后，交换射频消融导管。RV S1S2起搏下标测旁道逆传心房的激动，以$CS_{5,6}$作为参考，先沿二尖瓣环标测，最早激动位于左侧中间隔，局部提前$CS_{5,6}$约10 ms，试消融无效。再沿三尖瓣环标测，激动均晚于$CS_{5,6}$。至冠状窦内标测，最早激动位于冠状窦口内前壁，提前$CS_{5,6}$ 14～16 ms（图30-4

和图 30-5），在此位置多点消融后阻断旁道（图 30-6）。复查电生理检查，RV S1S1 可见间歇出现 $CS_{3,4}$ 领先（图 30-7），提示还存在左侧游离壁隐匿性旁道，操作消融导管至左心房标测并阻断二尖瓣环游离壁隐匿性旁道。

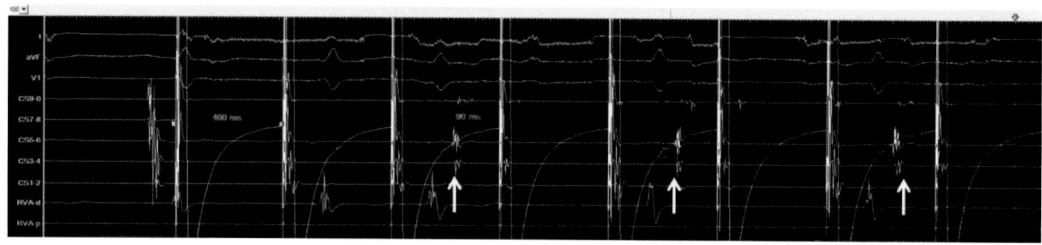

图 30-1　心房（$CS_{7,8}$）S1S1 400 ms 反复出现心房回波（白色箭头所指），CS 口领先，VA 间期为 90 ms

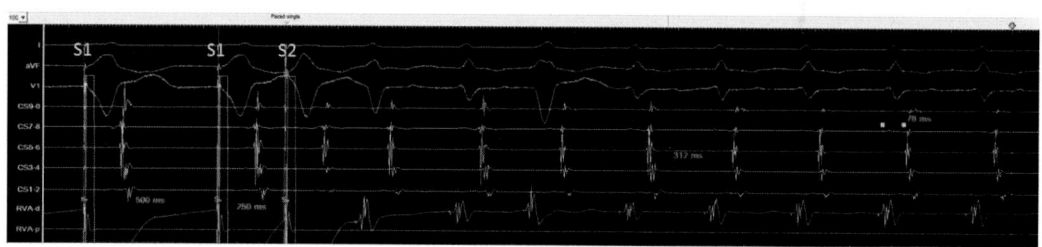

图 30-2　右心室 S1S2 500/250 ms 诱发心动过速，周长为 312 ms，$CS_{5,6}$ 领先，VA 间期为 78 ms

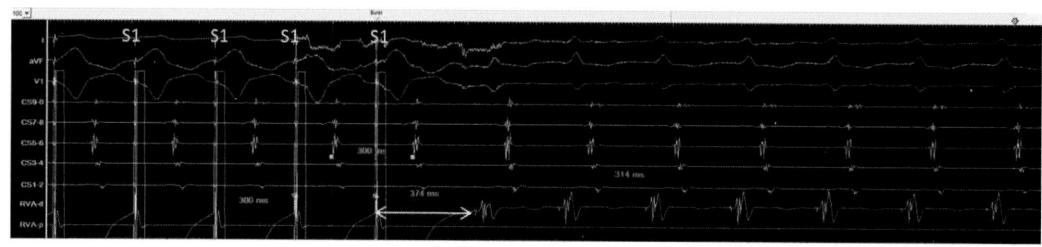

图 30-3　右心室 300 ms 拖带，出现 V-A-V 现象，PPI-TCL=374-314=60 ms（<115 ms）

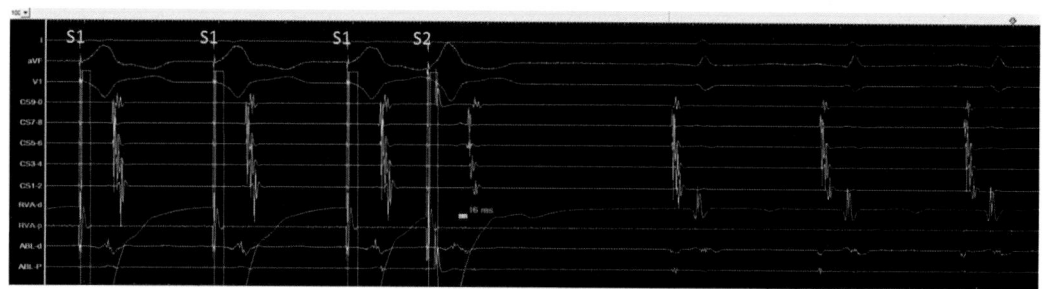

图 30-4　右心室 S1S2 500/300 ms 标测，冠状窦口内前壁消融导管头端（ABL-d）局部电位提前 $CS_{5,6}$ 16 ms（RV S1S2 500/300 ms，S1 时 $CS_{7,8}$ 领先，而 S2 时 $CS_{5,6}$ 领先，CS 激动顺序与心动过速时一致，考虑 S1 时存在旁道和房室结同时逆传，因此只标测 S2 的逆传）

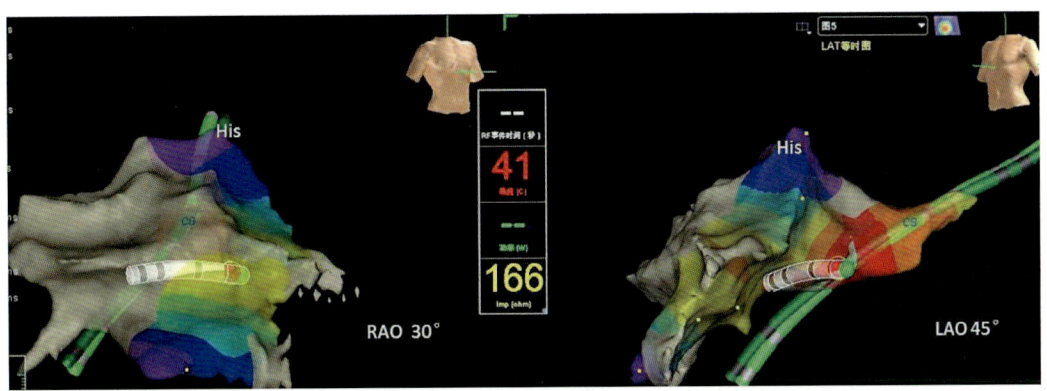

图30-5 激动标测示冠状窦口内前壁逆传激动最早提前$CS_{5,6}$ 14～16 ms（消融导管头端所在位置）

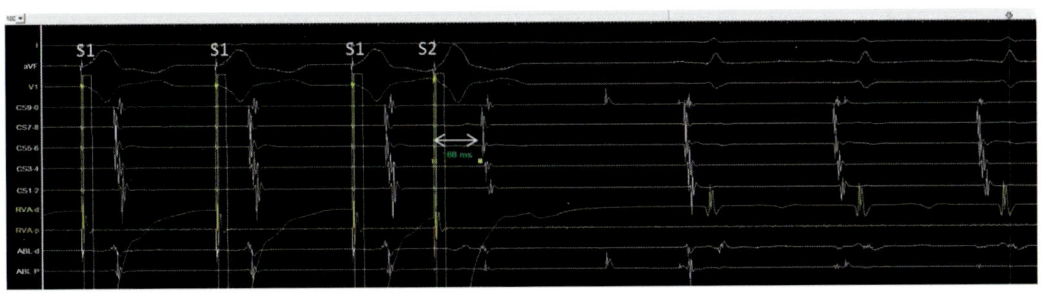

图30-6 冠状窦内消融后复查电生理示RV S1S2 500/300 ms S2的VA间期显著延长，而且CS激动顺序与S1一致，提示间隔旁道已阻断

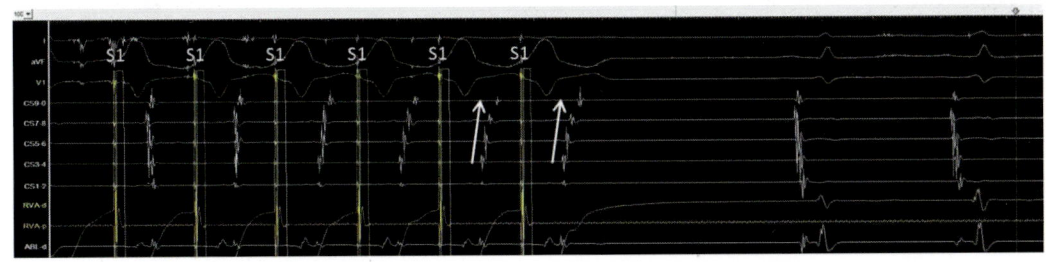

图30-7 消融后复查电生理检查RV S1S1出现$CS_{3,4}$领先（白色箭头），提示还存在左侧游离壁旁道

【临床启示】

本例患者在拟行阵发性房颤消融的电生理检查中发现存在隐匿性旁道，并且能诱发房室折返性心动过速。对于拟行房颤消融而既往无室上性心动过速记录的患者，不同人群电生理检查发现室上性心动过速的比例并不相同。一组平均年龄55岁的房颤患者中，1.7%的患者电生理检查发现房室结折返性心动过速，1.2%患者发现房室折返性心动过速，而另一组年龄不超过30岁的房颤人群，近1/4的患者可诱发出室上性心动过速。旁道的存在，特别是逆传多旁道，常是房颤的诱发因素，部分患者只消融旁道就可使室上性心动过速和房颤均不再发作。一项研究入选116例既有旁道又有阵发性房颤病史的患者，只进行旁道的消融治疗，长期随访发现年龄是唯一预测房颤复发的危险因素。年

龄小于50岁的人群中只有12%的患者复发房颤，年龄大于50岁有35%患者复发房颤，而年龄大于60岁的患者中55%复发了房颤。因此，对于阵发性房颤合并房室旁道的年轻患者，可能单纯消融旁道即可使房颤不再发作，而对于年龄较大的患者（如＞50岁），同时做旁道和房颤的消融可能是合理的选择。

　　本例患者存在隐匿性双旁道，分别为后间隔旁道和左侧游离壁旁道。后间隔旁道的诊断和消融有时较困难，最常见的原因是可能存在冠状窦肌束参与室房传导的所谓外膜旁道。旁道越过房室瓣连接心室和心房肌的外膜，理论上所有旁道都可以称为外膜旁道。但由于瓣环附近的心肌较薄，可以通过内膜面消融阻断旁道。因此在临床实践中，外膜旁道通常指位置距离房室瓣环较远，沿房室瓣环消融不能阻断的一类旁道，如与冠状窦及分支和心室连接的旁道或心耳-心室连接的旁道等。

　　本例患者的后间隔旁道沿二尖瓣、三尖瓣环标测时显示左侧中间隔逆传心房激动最早，但试放电无效，因此至冠状窦内标测，发现最早逆传激动位于冠状窦口内前壁，考虑冠状窦肌束参与的外膜旁道，在此处消融后阻断旁道。在房室旁道的标测中，除了左右心房室四个心腔需要仔细标测外，常需在所谓的第五心腔，即冠状窦及心中静脉内进行标测，除了标测冠状窦远近，还需仔细标测冠状窦的顶部、底部、前壁和后壁。后间隔旁道标测的另一个常见问题是如果同时存在房室结逆传，会干扰旁道传导的识别，难以辨别逆向传导是通过房室结、旁道，或者两者都有。因此，标测后间隔旁道时首先需对照不同的起搏周长或S1S2起搏下冠状窦激动顺序的变化，并与心动过速发作时的激动顺序比较，选择合适的起搏周长以获得纯旁道室房传导用于激动标测。

【专家点评】

　　本例患者以心悸为主诉，反复发作且起病年龄相对年轻，曾在发作时心电图示房颤。而在电生理检查过程中发现隐匿性旁道并能诱发房室折返性心动过速。这类患者在房颤消融手术中并不少见，忽略常规电生理检查常遗留旁道而使患者需再次手术。对于这类患者是否需肺静脉电隔离需结合年龄、房颤危险因素等情况分析决定。本例患者的另一个特点是存在后间隔外膜旁道。冠状窦肌束参与传导的后间隔外膜旁道，多需要在冠状窦内消融。而且与普通二尖瓣、三尖瓣环旁道不同，由于冠状窦及分支的肌袖通常存在多个连接点参与连接心房和左心室，需多点消融才能阻断这类旁道，而且常需使用盐水灌注消融导管。另外，需注意在冠状窦内消融存在损伤冠状动脉的风险。

---

参考文献

---

[1] Katritsis DG, Giazitzoglou E, Wood MA, et al. Inducible supraventricular tachycardias in patients referred for catheter ablation of atrial fibrillation[J]. Europace, 2007, 9(9): 785-789.

[2] Yalin K, Ikitimur B, Aksu T, et al. Catheter ablation for atrial fibrillation in patients ≤30 years of age[J]. Am J Cardiol, 2022, 166: 53-57.

[3] Iesaka Y, Yamane T, Takahashi A, et al. Retrograde multiple and multifiber accessory pathway conduction in the Wolff-Parkinson-White syndrome: potential precipitating factor of atrial fibrillation[J]. J Cardiovasc Electrophysiol, 1998, 9(2): 141-151.

[4] Dagres N, Clague JR, Lottkamp H, et al. Impact of radiofrequency catheter ablation of accessory pathways on the frequency of atrial fibrillation during long-term follow up[J]. Eur Heart J, 2001, 22(5): 423-427.

# 病例 31

# 三尖瓣峡部依赖房扑

海军军医大学第一附属医院　黄新苗　整理　黄　冬　点评

【病史资料】

女性，49岁，反复心悸5个月余。

否认冠心病、高血压、糖尿病等慢性病史。否认饮酒、抽烟史。曾口服胺碘酮、美托洛尔（倍他乐克）等药物，效果不佳。

肝肾功能、电解质、甲状腺功能均正常。入院时心电图示房扑（2～3）：1下传心室（图31-1）。UCG示三尖瓣少量反流，余未见异常。

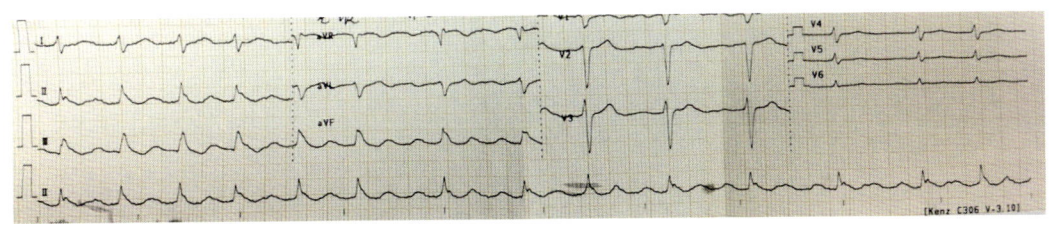

图31-1　心悸发作时心电图，房扑（2～3）：1下传心室

【临床诊断】

心律失常：房扑。

【术前讨论：电生理及消融策略】

根据患者心悸发作时心电图特征，诊断为房扑。对于无消融或心脏外科手术病史的患者，发生房扑大多为三尖瓣峡部依赖的房扑，但患者心电图的扑动波为非典型的锯齿状，可能与心房自发瘢痕相关。因此，电生理检查时首先应放置冠状窦（CS）和高位右心房（HRA）电极，在房扑时如果CS激动从近端至远端，可首先拖带CS远端，如PPI-TCL＞30 ms，不支持围绕二尖瓣环折返的房扑，再拖带CS近端，如PPI-TCL<30 ms，可能为三尖瓣峡部依赖房扑，最后拖带高位右心房以确认是否为三尖瓣峡部依赖房扑。如为三尖瓣峡部依赖房扑，则常规行线性消融阻断三尖瓣峡部；如为瘢痕相关折返的房扑，则行相应的瘢痕至解剖屏障线性消融以阻断折返环。无论哪种机制的房扑，均应关注是否存在触发因素，并给予处理。

【电生理检查、标测与消融结果】

手术当天体表心电图示房扑已自行终止。穿刺左股静脉,分别放置10极标测导管于冠状窦,4极标测导管于右心室心尖部,冠状窦电极S1S1刺激诱发房扑,房扑周长为358 ms,再次穿刺右侧股静脉,送入20极Halo导管沿三尖瓣环放置,显示沿三尖瓣环逆时针折返的房扑,右心房内较多低电压区(图31-2)。在Ensite三维标测系统指导下,采用盐水灌注导管(功率30 W,温度43 ℃)三尖瓣峡部线性消融终止房扑并阻断三尖瓣峡部传导(图31-3)。

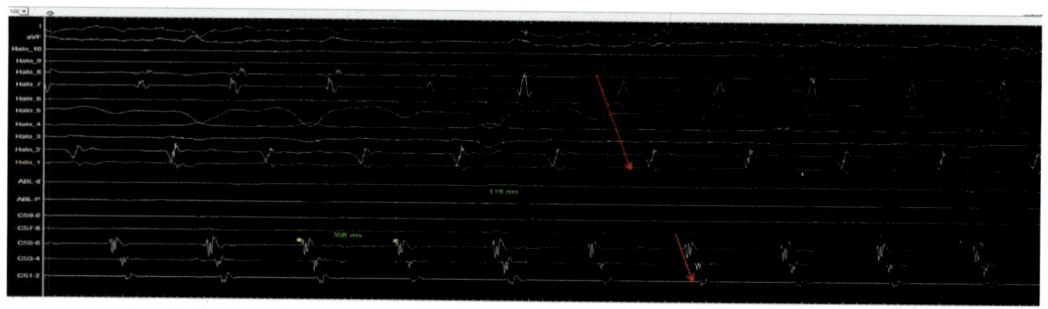

图31-2 冠状窦S1S1刺激诱发房扑,20极Halo导管显示沿三尖瓣环逆时针折返的房扑,TCL=358 ms,Halo1至冠状窦口的间期为118 ms(Halo电极4、5、6、9、10电极对对应处为低电压)

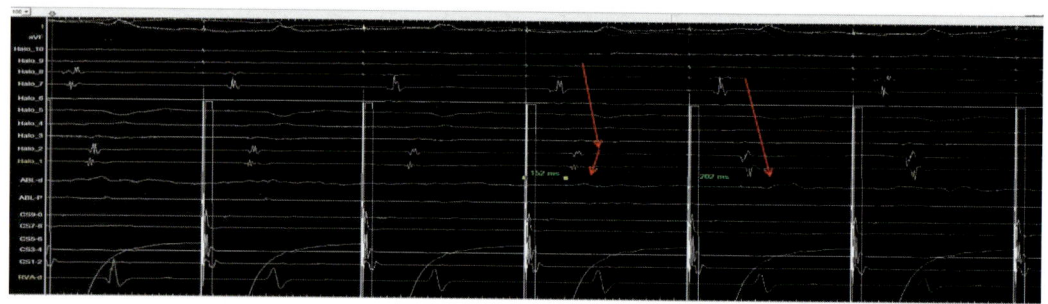

图31-3 三尖瓣峡部消融过程中,房扑周长延长并终止,在冠状窦口起搏下继续消融阻断三尖瓣峡部(红色箭头)

三尖瓣峡部线性消融结束后观察期间可见反复自发心动过速,冠状窦口部S1S1亦可诱发心动过速,Halo导管和CS导管记录到的心房激动顺序与三尖瓣房扑发作时类似,考虑一种可能是三尖瓣峡部存在缓慢传导,心动过速机制仍为围绕三尖瓣折返的房扑;另一种可能为三尖瓣峡部已阻断,间隔侧或左心房房性心动过速,传导至三尖瓣环的激动沿同一个方向传导,出现类似三尖瓣环折返房扑的假象。虽然心动过速可自发和易诱发,但不能持续,因此难以实现拖带,并且三尖瓣峡部区域存在大片低电压区,峡部传导的激动标测较困难。仔细观察心动过速发作时的周长变化较大(404~520 ms)(图31-4),从腔内心电图的测量看,冠状窦口至Halo1的时间基本固定不变(180 ms),而Halo1至冠状窦口的时间长短不一(224~340 ms),心动过速周长随之改变(图31-5)。由于测量Halo1至冠状窦口(即三尖瓣峡部)的时间长短不一而且没有明显的规律,不支持激动从三尖瓣峡部从游离壁侧至间隔侧传导构成的沿三尖瓣环折返房扑，更有可能是三尖瓣峡部已经阻滞而三尖瓣环只是被动激动。在心动过速时激动标测示三尖瓣环5点附近局部心房电位最早，提前$CS_{5,6}$约26 ms，在此处消融后房性心动过速不能被诱发（图31-6）。最后诊断为三尖瓣峡部依赖房扑，右心房房性心动过速。

图31-4　心动过速周长自发改变，TCL为404～520 ms，无明显规律

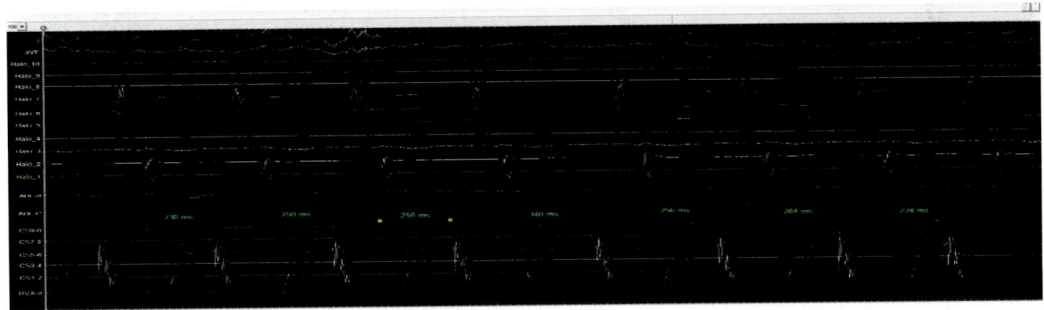

图31-5　Halo1至冠状窦口的时间变化范围从224～340 ms，心动过速周长也随之改变

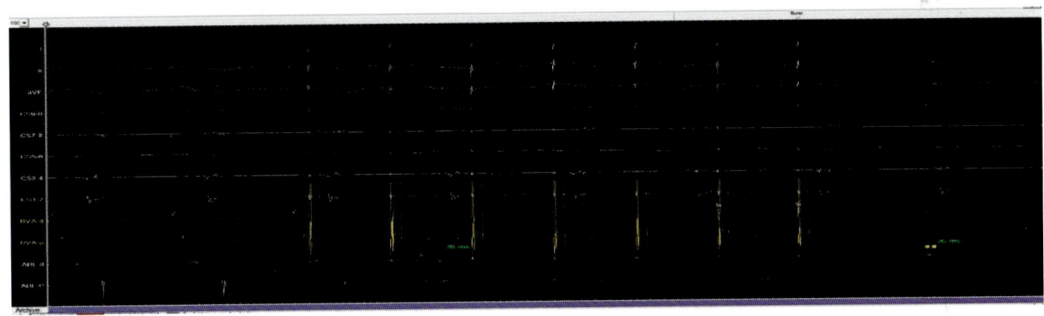

图31-6　消融导管头端在三尖瓣环5点附近，房性心动过速时心室刺激停止后显示ABL-d的局部心房电位（无心室成分）提前$CS_{5,6}$为26 ms

【临床启示】

本例患者为三尖瓣峡部依赖房扑，在消融阻断三尖瓣峡部后自发和可诱发另一种心动过速，初步标测提示是冠状窦口起源房性心动过速。房性心动过速发作时Halo导管和CS导管的激动顺序和三尖瓣峡部依赖房扑相似，首先需要鉴别是三尖瓣峡部缓慢

传导构成的围绕三尖瓣折返房扑，还是另一种机制的心动过速。如果能在心动过速发作时，在三尖瓣峡部游离壁侧拖带或在消融线两侧仔细标测激动传导方向，均能判断是否仍为三尖瓣峡部依赖房扑。但本例由于心动过速不能持续，拖带难以完成，同时三尖瓣峡部区域存在大片低电压区，三尖瓣峡部线两侧的激动传导方向难以标测清楚，导致第二种心动过速的机制判断较困难。最后，我们通过第二种心动过速周长自发变化的特征，判断三尖瓣环折返房扑的可能性较小，并通过标测右心房间隔侧、左心房及冠状窦，最后诊断为局灶性房性心动过速并消融成功。

本例患者入院时心电图为房扑，但第二天消融时房扑已自行终止，为阵发性房扑。对于反复发作的房扑，即使是三尖瓣峡部依赖的典型房扑，也应关注房扑的诱发因素。本例患者在线性消融三尖瓣峡部时终止房扑，但在观察过程中反复出现短阵房性心动过速，考虑该患者可能是这种自发的房性心动过速诱发了三尖瓣峡部依赖房扑反复发作。有文献报道由肺静脉触发房扑的情况，如有报道显示41例典型房扑接受三尖瓣峡部线性消融的患者，既往均无房颤发作史，术后随访13个月，8例（19%）出现了房颤。因此，有学者认为房扑和房颤一样也常存在触发因素，即使对于典型房扑的患者，同时进行三尖瓣峡部线性消融和肺静脉电隔离有助于减少房性心律失常的复发。因此，对于反复发作的阵发性房扑，应尽可能多地获取患者发作时的心电图，寻找可能的触发机制并进行干预。

【专家点评】

房扑可见于有/无导管消融术或心脏外科手术的患者，也可见于自身心房纤维化病变的患者。拟行导管消融前详细的病史采集和自身房扑心电图的阅读，对于评估患者心律失常的可能机制具有重要意义。如果术前房扑心电图中F波锯齿形不显著或形态多变，都提示患者心肌可能存在病变，远期随访房颤发生概率较高。此外，对典型房扑三尖瓣峡部消融后高频刺激可诱发房颤也是远期房颤发生的预测因子。因此，以上情形建议干预房扑的同时对肺静脉进行电隔离，甚至增加必要的左心房基质改良，以降低房颤的远期发生率。此外，本病例还体现了局灶性房性心动过速可能诱发典型房扑的机制，这在临床上偶有报道。这提示，我们在对典型房扑进行常规三尖瓣峡部线消融后，无论在有/无自发性房性心律失常的情况下，不能忽视心房整体的状况，如基质情况、心动过速相关触发灶等进行评估，如有应尽可能进行干预，以减少日后再发心动过速的可能性。

### 参考文献

[1] Philippon F, Plumb VJ, Epstein AE, et al. The risk of atrial fibrillation following radiofrequency catheter ablation of atrial flutter[J]. Circulation, 1995, 92(3): 430-435.

[2] Steinberg JS, Romanov A, Musat D, et al. Prophylactic pulmonary vein isolation during isthmus ablation for atrial flutter: the PReVENT AF Study I[J]. Heart Rhythm, 2014(9): 1567-1572.

[3] Romero J, Diaz JC, Di Biase L, et al. Atrial fibrillation inducibility during cavotricuspid isthmus-dependent atrial flutter ablation as a predictor of clinical atrial fibrillation. A meta-analysis[J]. J Interv Card Electrophysiol, 2017, 48(3): 307-315.

# 病例32

# 房室结折返性心动过速

海军军医大学第一附属医院　黄新苗　整理　黄　冬　点评

【病史资料】

女性，49岁，反复发作心悸10余年，发作时心电图诊断为阵发性室上性心动过速，曾两次在外院电生理检查均未能诱发心动过速。

入院后血液学常规及生化、尿检查均未见异常。胸部X线片：心、肺、纵隔未见活动病灶。UCG：左心室顺应性下降，其余未见异常。

【临床诊断】

阵发性室上性心动过速。

【术前讨论：电生理及消融策略】

根据患者突发、突止的病史特点及心悸发作时心电图，诊断为阵发性室上性心动过速。但患者既往曾行电生理检查未能诱发心动过速，近期因发作频繁拟再次入院拟行电生理检查。本病例电生理检查过程中先常规使用S1S1、S1S2刺激诱发，如果不能诱发心动过速，考虑静脉使用异丙肾上腺素和阿托品以增加诱发成功率，必要时可增加S3S4刺激诱发。

【电生理检查、标测与消融结果】

经股静脉途径分别放置冠状窦、右心室（RV）、高位右心房电极（HRA），记录基础心率为73次/min，PR间期为126 ms，QRS波群为96 ms。RV S1S1 400 ms，VA文氏传导，RV S1S2 500/440 ms时VA跳跃300 ms，房室结不应期为500/330 ms。HRA S1S1 400 ms，AV文氏传导，HRA S1S2 500/390 ms，AV跳跃262 ms；房室结不应期500/350 ms。静脉使用异丙肾上腺素后RA S1S1诱发心动过速（图32-1），周长为380 ms，VA间期等于0，右心室拖带后出现V-A-V现象，PPI-TCL=174 ms（图32-2）。根据电生理检查结果，诊断为慢快型房室结折返性心动过速。经右侧股静脉途径送入8F消融导管至常规慢径消融区域（冠状窦口前缘和三尖瓣环之间），设置温度55℃，功率30 W，放电10 s出现交界性心律，消融114 s。消融后复查电生理检查：HRA S1S1 400 ms，文氏传导；房室结不应期500/340 ms，AV跳跃消失。RV S1S1 500 ms，反复出现VA跳跃伴回波，提示慢径逆传仍存在（图32-3）。静脉滴注异丙肾上腺素后HRA S1S1诱发长RP心动过速，TCL=318 ms（图32-4），心动过速时可见自发AV逐渐延长伴心室脱落（图32-5），排除了房室折返性心动过速。房室1∶1时心室拖带，出现假性V-A-A-V现象（图32-6），PPI-TCL=194 ms，支持快慢型房室结折返性心动过速。消融导管至慢径逆传心房的最早激动区域（冠状窦口），设置温度55℃，功率30 W，放电过程中出现交接区心律，消融后复查电生理检查：RA 500/300 ms，房室结有效不应期（ERP）；AV传导无跳跃现象。RV S1S1 500 ms，VA文氏传导，无跳跃和回波。反复HRA、RV刺激并静脉滴注异丙肾上腺素均未诱发出心动过速。

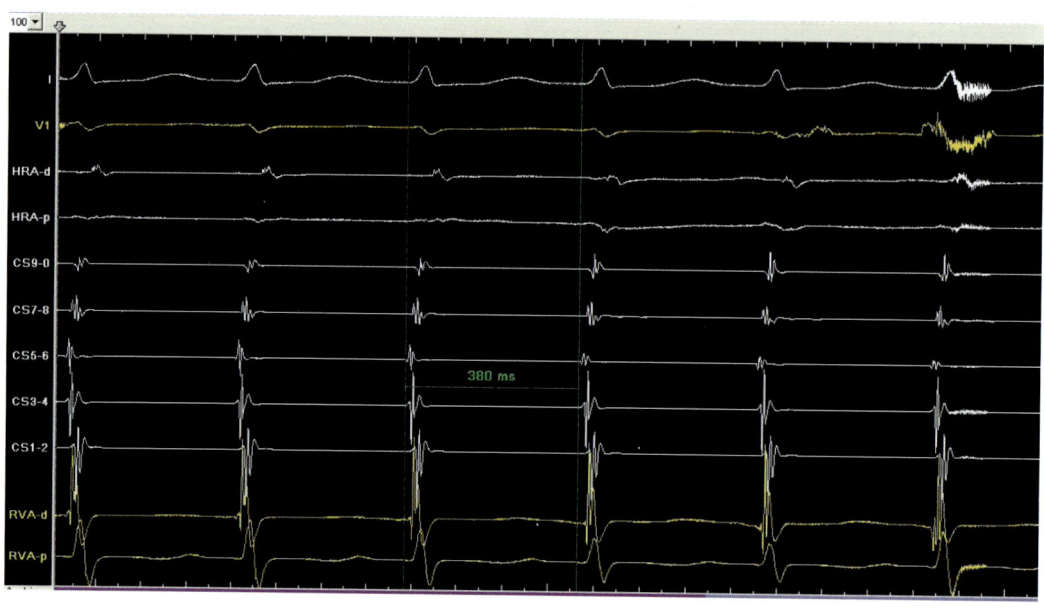

图32-1　心动过速时VA间期为0，排除AVRT

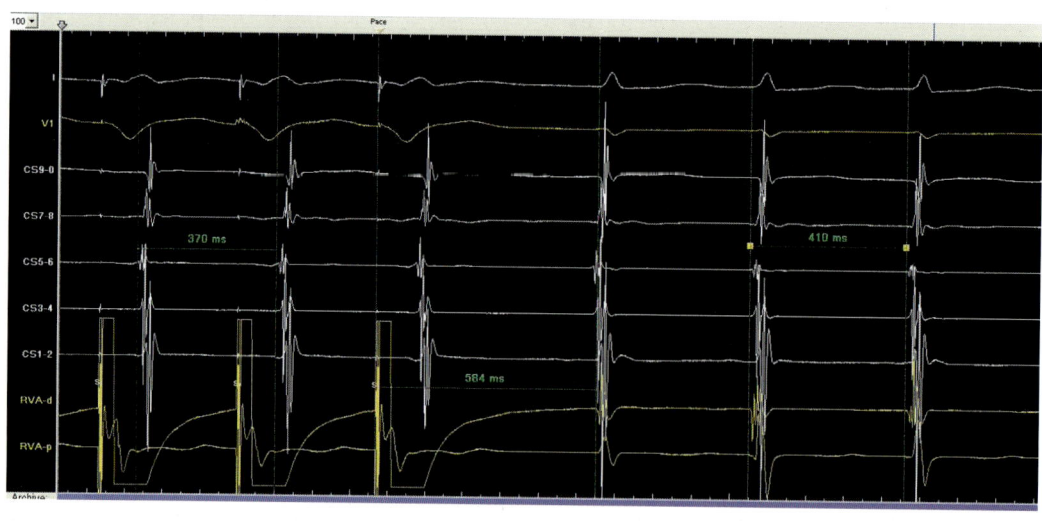

图32-2　心动过速时右心室拖带，出现V-A-V现象，排除房性心动过速，PPI-TCL=174 ms（>115 ms），考虑AVNRT

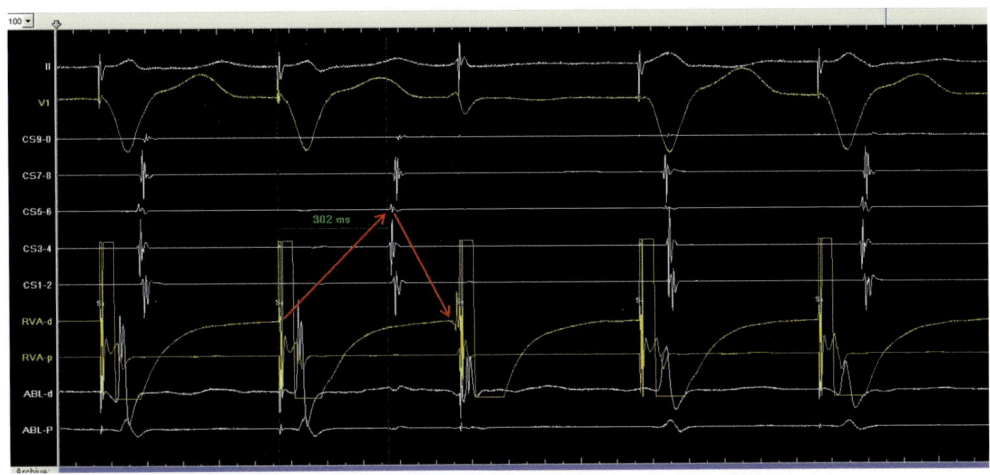

图32-3　RV S1S1刺激可见VA传导伴回波，提示慢径逆传仍存在

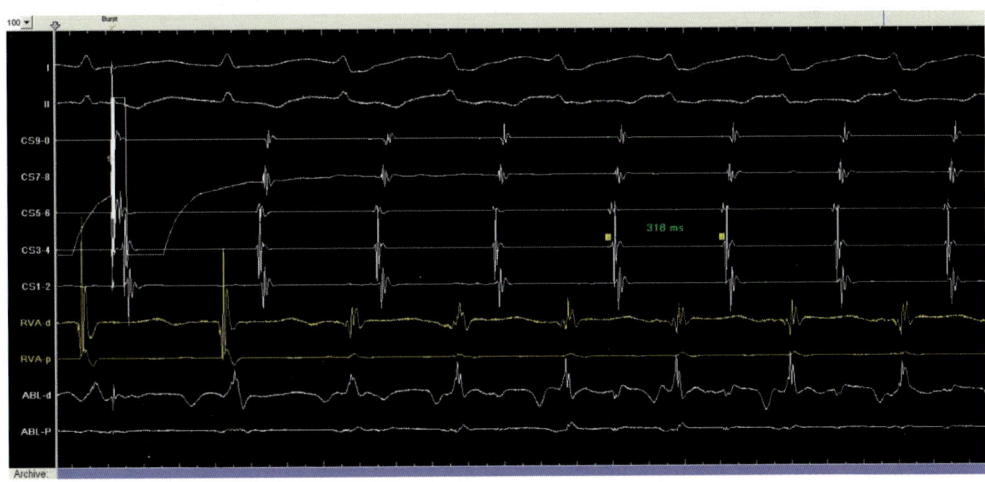

图32-4　HRA S1S1诱发长RP心动过速，TCL=318 ms

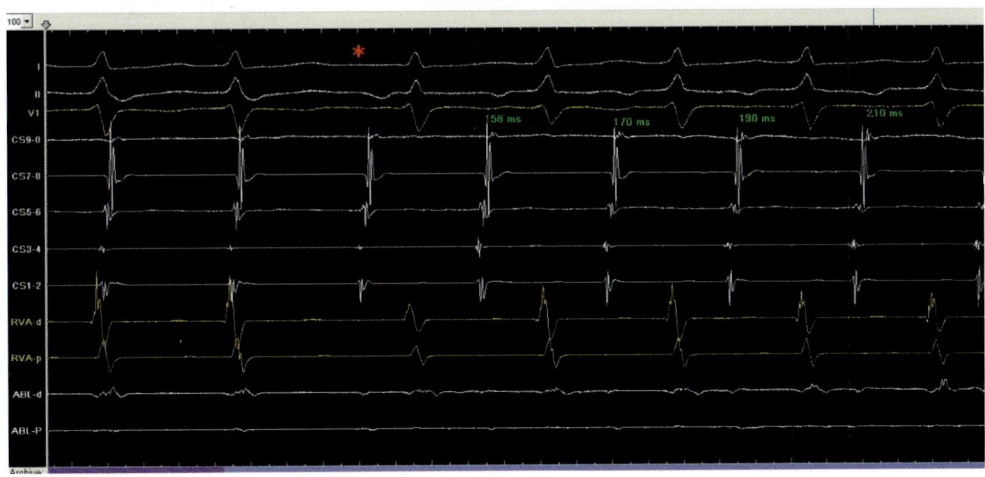

图32-5　第二种心动过速时自发房室逐渐延长伴心室脱漏（*），但心动过速仍持续，可排除AVRT

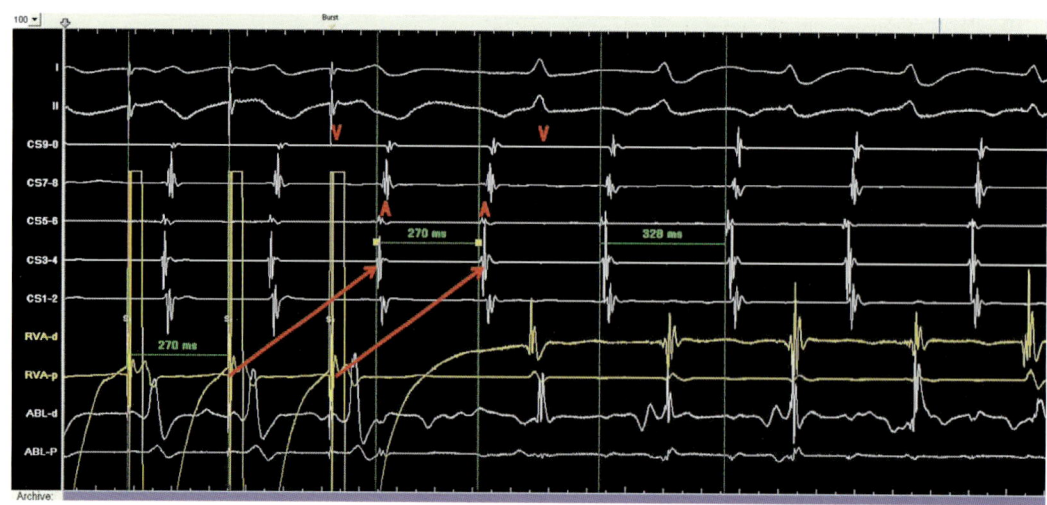

图 32-6　心动过速发作时 S1S1 270 ms 右心室拖带，慢径逆传缓慢，VA 间期大于起搏周长，停止拖带后出现假性 V-A-A-V 现象，起搏停止后的第一个 A 实际上由倒数第二个起搏的 V 逆传（红色箭头），第二个 A 才是最后一个起搏心室逆传（红色箭头），因此起搏停止后应该判断为 V-A-V 现象而非 V-A-A-V 现象，PPI-TCL=194 ms，支持 AVNRT

【临床启示】

本例患者最初诱发出典型 AVNRT，消融后房室慢径顺传消失，但逆传慢径仍存在，并可发作非典型 AVNRT。阵发性室上性心动过速消融前后完整的电生理检查必不可少，对于房室结顺传、逆传均存在慢径现象的患者，不能单纯以慢径顺传消失作为消融终点，还需关注逆传慢径和是否能诱发非典型 AVNRT（快-慢或慢-慢）。对于快慢型 ANVRT 消融方法，一种方法是与慢快型 AVNRT 一样，消融常规的慢径部位；另一种方法是消融慢径逆传最早部位。

非典型 AVNRT 需与房性心动过速或慢旁道参与的房室折返心动过速鉴别。通常心动过速发作时拖带心室，停止拖带时出现 V-A-A-V 现象者支持是房性心动过速，而 V-A-V 现象是阵发性室上性心动过速的特征。当快慢型 AVNRT 时，心室拖带可出现假性 V-A-A-V 现象，由于慢径逆传缓慢，导致 VA 间期大于起搏周长。此时需要仔细测量拖带停止后心房激动的周长，如果 AA 间期与拖带周长一致时，应考虑心房激动是心室起搏的逆传所致，实际上起搏停止后应判定为 V-A-V 现象（图 32-6）。Yoshiaki Kaneko 报道 28 例快慢型 AVNRT 出现 2 例假性 V-A-A-V 现象。

【专家点评】

规范化进行电生理检查，对于快速性心律失常的诊断和鉴别诊断尤其重要。在本例中，经过电生理检查明确为一个慢快性双径路，在对慢径进行首次消融后，慢径不再出现顺传，但还有逆传功能，且能再次程序刺激诱发出另一种周长更长的心动过速，经过再次心室拖带，排除了拖带后 V-A-A 现象，明确为同种机制心动过速，遂再次在逆传到心房的最早激动点处进行消融取得了成功。本病例告诉我们，详细完整的电生理检查，尤其是在室上性心动过速时对心室进行拖带，出现 V-A-A 现象时，需仔细测量起搏周长和AA间期，警惕假性V-A-A现象而诊断为房性心动过速的情况。

---

参考文献

---

[1] Katritsis DG, Marine JE, Contreras FM, et al. Catheter ablation of atypical atrioventricular nodal reentrant tachycardia[J]. Circulation, 2016, 134(21): 1655−1663.
[2] Kaneko Y, Nakajima T, Irie T, et al. Atrial and ventricular activation sequence after ventricular induction/entrainment pacing during fast-slow atrioventricular nodal reentrant tachycardia: new insight into the use of V-A-A-V for the differential diagnosis of supraventricular tachycardia[J]. Heart Rhythm, 2017, 14(11): 1615−1622.